食管癌中西医结合诊疗方案

主审｜李佩文
主编｜贾立群　曹邦伟

科学技术文献出版社
SCIENTIFIC AND TECHNICAL DOCUMENTATION PRESS
·北京·

图书在版编目（CIP）数据

食管癌中西医结合诊疗方案 / 贾立群，曹邦伟主编. —北京：科学技术文献出版社，2025.1
　ISBN 978-7-5235-0734-6

　Ⅰ.①食…　Ⅱ.①贾…　②曹…　Ⅲ.①食管癌—中西医结合—诊疗　Ⅳ.① R735.1

中国国家版本馆 CIP 数据核字（2023）第 169129 号

食管癌中西医结合诊疗方案

策划编辑：薛士兵　责任编辑：郭 蓉 樊梦玉　责任校对：张吲哚　责任出版：张志平

出　版　者	科学技术文献出版社	
地　　　址	北京市复兴路15号　　邮编　100038	
编　务　部	(010) 58882938，58882087（传真）	
发　行　部	(010) 58882868，58882870（传真）	
邮　购　部	(010) 58882873	
官 方 网 址	www.stdp.com.cn	
发　行　者	科学技术文献出版社发行　全国各地新华书店经销	
印　刷　者	北京虎彩文化传播有限公司	
版　　　次	2025 年 1 月第 1 版　2025 年 1 月第 1 次印刷	
开　　　本	710×1000　1/16	
字　　　数	301千	
印　　　张	18.5	
书　　　号	ISBN 978-7-5235-0734-6	
定　　　价	98.00元	

编委会

序

2018年中日友好医院中西医结合肿瘤内科与首都医科大学附属北京友谊医院肿瘤内科共同承担了国家中医药管理局"重大疑难疾病中西医临床协作试点项目——食管癌"相关工作，通过中西医肿瘤学科相互交流协作，建立了中西医诊疗方案与协作机制，顺利完成了中西医协同诊治食管癌专病的攻关任务。我与曹邦伟教授共同牵头制定了《食管癌中西医结合诊疗指南》，该指南于2023年5月发布。本项指南发挥了中西医结合治疗的优势，在临床循证基础上参考最新研究进展，制定了食管癌筛查、预防、诊断、治疗与康复等关键环节中西医协同方案，为中西医结合防治食管癌提供了基本规范与新的策略。在此基础上，编写这部论著，目的是推进中西医结合防治食管癌的诊疗技术应用与研究，提升中西医结合诊治肿瘤临床疑难病症的能力。

食管癌，中医称之为"噎膈"，早在两千多年前《黄帝内经》中就有记载，是中医文献记载最早的恶性肿瘤之一，我国食管癌的发病人数与死亡人数均居世界之首，患者5年生存率仅为20%～30%。食管癌的发病与年龄和衰老密切相关，正如中医文献所言"少无噎膈"。随着我国社会的老龄化发展，食管癌的防治工作更加重要。我国食管癌以鳞癌为特点，与欧美国家的食管腺癌有很大的生物学差异，呈现由食管癌前病变发展至食管癌的演变特征。因此，筛查与预防食管癌前疾病是"治未病"的关键。早在20世纪70年代，中西医结合专家孙燕院士、余桂清教授、李佩文教授等曾在河北、河南、山西、四川等食管癌高发地区开展食管癌筛查与防治工作，以中医舌诊技术提高食管早癌及癌前病变的早检率，并应用中药六味地黄丸、抗癌乙丸等阻断食管癌前病变，利用分子生物学技术阐明食管癌发病机制，研究取得了丰硕成果，为中西医结合防治食管癌奠定了基础。

进入21世纪，放化疗、靶向治疗、免疫治疗等治疗手段与中医辨证论治相结合，进一步助力了中西医结合防治肿瘤的创新与发展。筛查与早诊早治明显降低了食管癌的死亡率，提高了5年生存率；食管癌前病变的防治成为中西医结合"治未病"的关键。中医药联合放化疗发挥了减毒增效的作用，放射性食管炎、化疗所致周围神经疼痛及癌性疲劳等并发症的中西医协同治疗具有明显优势；健脾益肾法可以改善老年食管癌患者的生活质量，延长晚期食管癌患者的生存时间；中西医结合治疗也由术后移至术前，成为食管癌中西医协同治疗新方案，提高了食管癌手术完成率。目前食管癌的诊治已进入免疫治疗时代，基于肿瘤微环境探索中西医协同免疫治疗成为国内外研究的热点，有研究证实黄芪等补益药可以提高肿瘤微环境树突状细胞和 T 淋巴细胞的活性，联合程序性死亡受体 1（programmed death-1, PD-1）抑制剂可以明显提升老年肿瘤的免疫应答效应，显示中医扶正联合免疫疗法可提高老年食管癌的疗效。相信在中西医肿瘤专家的共同努力下，中西医结合免疫治疗食管癌的疗效会取得提升。

1918 年张锡纯编著《医学衷中参西录》开创了中西医汇通之先河。中华人民共和国成立后，国家提出"鼓励西医学习中医"，中西医结合融汇中医学及西方医学，各取所长，包括肿瘤在内的各专业学科得到迅猛发展与深化。经过几代中西医专家的共同努力，中西医结合防治肿瘤取得了丰硕的成果。中医以整体论为主，体现了身心融合、见微知著的认知体系；医学发展正在从"疾病"为中心转向"健康"为中心，逐步形成"生物–社会–心理–环境"的健康模式，体现了中医"以人为本"的整体论观念。人工智能（artificial intelligence，AI）、大数据及系统生物学方法的应用与发展，为中西医结合提供了创新平台。随着中医舌诊、面诊与 AI 识别技术的结合，其为肿瘤早期预警、治疗决策、转归预测及健康指导提供了辅助决策支持，成为交叉创新研究的热点和方向。以整体论为指导，积极吸纳和利用现代科学技术，"宏微并举、系统诊治""说清楚、讲明白"应是中西医结合防治肿瘤的指导思想和发展方向。

贾立群

2023 年 10 月 12 日于北京

目　录

第一章 概 述

第一节 食管癌流行病学

一、食管癌的发病和死亡情况

食管癌是常见的消化道恶性肿瘤，人民的生命健康因此受到了很大威胁。根据世界卫生组织国际癌症研究机构发布的 2020 年全球最新癌症负担数据（图 1-1，图 1-2），每年新发食管癌病例数约为 60 万例，占全球新发癌症的 3.1%。食管癌位居全球恶性肿瘤第 8 位，位于乳腺癌（11.7%）、肺癌（11.4%）、结直肠癌（10%）、前列腺癌（7.3%）、胃癌（5.6%）、肝癌（4.7%）、宫颈癌（3.1%）之后。食管癌死亡率位居全球恶性肿瘤第 6，死亡例数约为 54 万例，占全球恶性肿瘤死亡病例的 5.5%，位于肺癌（18%）、结直肠癌（9.4%）、肝癌（8.3%）、胃癌（7.7%）、乳腺癌（6.9%）后。

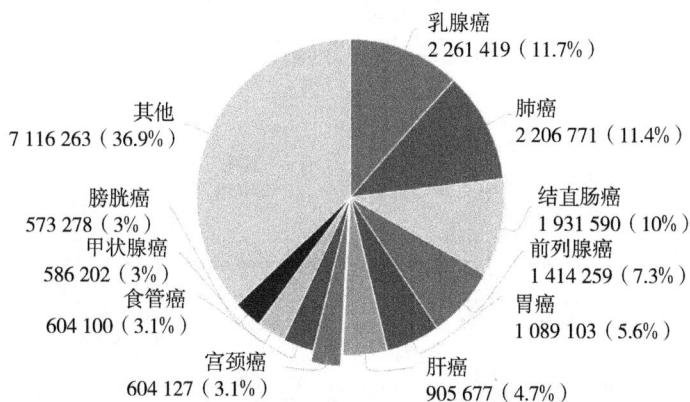

图 1-1 全球癌症发病情况

（资料来源：https://www.iarc.fr/faq/latest-global-cancer-data-2020-qa/）

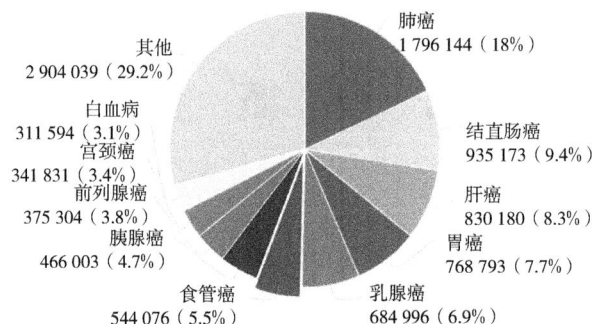

图 1-2　全球癌症死亡情况

（资料来源：https://www.iarc.fr/faq/latest-global-cancer-data-2020-qa/）

我国是食管癌高发国之一，据《2022 年中国恶性肿瘤流行情况分析》调查统计，食管癌发病率位居我国恶性肿瘤第 7 位，每年新发病例约 22.4 万。食管癌死亡率位居我国恶性肿瘤死亡第 5，死亡例数约为 18.8 万例。

二、食管癌的人群、地理、病理、发病部位分布特点

1. 食管癌的人群分布特点

（1）食管癌的性别差异

食管癌在全球或我国的发病率和死亡率均为男性高于女性，男性食管癌占男性全部恶性肿瘤发病的 8.23%（图 1-3），而女性食管癌占女性全部恶性肿瘤发病的 3.88%（图 1-4）。男性食管癌死亡占男性全部恶性肿瘤死亡的 9.26%（图 1-5），而女性食管癌死亡占女性全部恶性肿瘤死亡的 5.94%（图 1-6）。

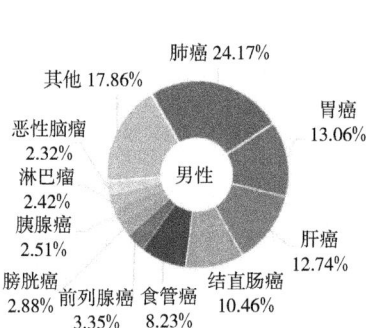

图 1-3　我国男性癌症发病情况

（资料来源：郑荣寿，孙可欣，张思维，等 .2015 年中国恶性肿瘤流行情况分析 [J]. 中华肿瘤杂志，2019（1）：19-28.）

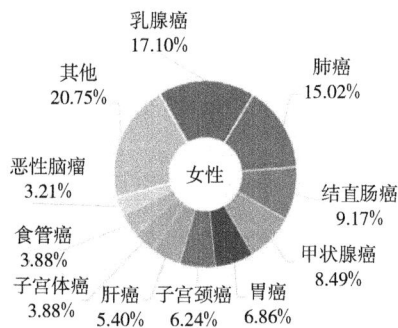

图 1-4　我国女性癌症发病情况

（资料来源：郑荣寿，孙可欣，张思维，等 .2015 年中国恶性肿瘤流行情况分析 [J]. 中华肿瘤杂志，2019（1）：19-28.）

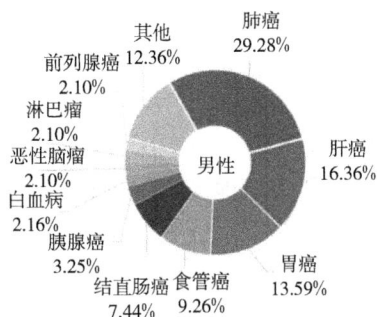

图 1-5 我国男性癌症死亡情况

（资料来源：郑荣寿，孙可欣，张思维，等 .2015 年中国恶性肿瘤流行情况分析 [J]. 中华肿瘤杂志，2019（1）：19-28.）

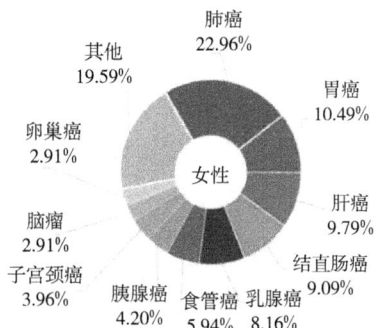

图 1-6 我国女性癌症死亡情况

（资料来源：郑荣寿，孙可欣，张思维，等 .2015 年中国恶性肿瘤流行情况分析 [J]. 中华肿瘤杂志，2019（1）：19-28.）

（2）食管癌患者的年龄差异

食管癌多发生于中老年人群，其发病率在 40 岁之后开始快速升高，除城市男性外，均于 80 岁年龄组达到高峰，85 岁之后有所下降。40 岁以后，无论城市还是农村，男性各年龄段发病率均高于女性；40 岁以后，无论男性还是女性，农村地区各年龄段发病率均高于城市地区（图 1-7）。

一项对于 2015 年四川省食管癌发病及死亡分析研究显示，年龄别发病率和死亡率自 45 岁后增长迅速，食管癌的发病率峰值出现在 75～79 岁组（164.95/10 万），死亡率峰值出现在 80～84 岁组（176.24/10 万）。

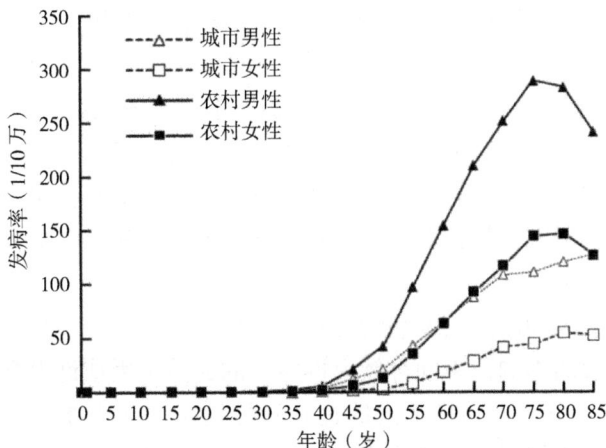

图 1-7 2012 年中国食管癌年龄别发病率

（资料来源：查雨欣，成姝雯，胥馨尹，等 .2015 年四川省胃癌和食管癌发病及死亡分析 [J]. 预防医学情报杂志，2021，37（1）：26-32.）

2.食管癌的地理分布特点

食管癌的地域差异明显，世界范围内的食管癌高发区集中在东北亚，这其中中国食管癌的沉重负担占据重要原因，其次是南非、东非、北欧。佛得角和马拉维的男性和女性发病率分别为全球最高。

而我国食管癌发病率的地域特征更加独特，高发地区主要分布在太行山南段，以河南、河北和山西的三省交界处发病率为著。此外，还集中分布于秦岭东部，以及大别山、四川北部地区、江苏北部地区、闽粤交界山区和新疆等地区。

我国城市地区和农村地区的食管癌发病情况存在差异。食管癌的发病率占城市地区主要高发恶性肿瘤的第 7 位，发病例数为 9.7 万；而在农村地区为第 4 位高发的恶性肿瘤，发病例数 14.8 万。食管癌的死亡率同样是农村高于城市，食管癌为城市地区主要恶性肿瘤死因第 7 位，死亡例数为 7.7 万；食管癌为农村地区主要恶性肿瘤死因第 4 位，死亡例数为 11.1 万。

根据 2017 年全球疾病负担中国分省研究结果，分析 1990—2017 年中国人群食管癌疾病负担及其变化情况。2017 年中国食管癌发病人数和死亡人数分别为 23.46 万和 21.26 万，标化发病率和标化死亡率分别为 12.23/10 万和 11.25/10 万，较 1990 年分别下降了 36.89% 和 45.20%。1990 年与 2017 年中国食管癌标化死亡率均随年龄增加而上升，均有统计学意义（$P < 0.05$）。2017 年食管癌标化 DALY 率为 222.58/10 万，与 1990 年相比下降了 50.14%。2017 年中国食管癌标化死亡率最高的 3 个省分别为江苏（22.83/10 万）、河南（20.26/10 万）和四川（18.61/10 万）。与 1990 年相比，全国食管癌的标化死亡率均有所下降，降低幅度最大的 3 个省分别为河北（–63.11%）、江西（–61.02%）和山西（–60.19%）。可见，2017 年食管癌疾病负担仍处于较高水平，与 1990 年相比，2017 年全国食管癌疾病负担下降，各地区食管癌死亡率均下降，但仍存在差异。食管癌死亡率与人类发展指数呈负相关，人类发展指数越高的国家，其食管癌死亡率越低。美国的食管癌发病率在 1975—2017 年也呈下降趋势。

食管癌在不同种族间的发病情况存在差异。除了环境差异、行为习惯、治疗手段等因素的影响，不同种族人群体内的遗传基因或许发挥着不容忽视的作用。亚洲的中国人和日本人的食管癌的发病率高于欧洲人和美国人，我国新疆的哈萨克族居民的食管癌发病率也远较其他民族为高。在美国人群中，亚裔 / 太平洋岛民后裔食管癌为鳞癌的可能性也较白种人高出 81%。移民中食管癌的发病情况也显示出一定的民族差异性。旅居美国的中国人，第一代的食管癌死亡率明显高于美国白种人。欧洲和日本的食管癌发病率高于美国，这些国家移居美国的第一代移民中的食管癌死亡率远高于本土美国人，但至第二代时这种差别明显缩小甚至消失。

3. 食管癌的病理分布特点

食管癌两种常见的病理组织学亚型为食管鳞状细胞癌（简称"食管鳞癌"）和食管腺癌，虽发生在同一器官，但是两者为完全不同的两种疾病，两者的流行病学也大有区别。

食管鳞癌（esophageal squamous cell carcinoma，ESCC）占全球食管癌病例的70%，是亚洲、非洲的主要食管癌组织类型。食管鳞癌尤其常见于所谓的"食管癌带"，该地带从中国北部（每年发病率高达100/10万），经过中亚共和国，直到伊朗北部。美国白种人中仅有26%的食管癌患者为鳞癌。而在我国，90%左右的食管癌为鳞癌。

食管腺癌为北美和欧洲的主流类型，占70%～80%。巴雷特食管是食管腺癌的一种癌前病变，其表现为正常食管临床上皮的肠化生。无不典型增生的巴雷特食管患者的食管癌年发病率为0.12%～0.14%，伴有低级别不典型增生的患者，年发病率为1%，而伴高级别不典型增生者，年发病率可达5%。

食管鳞癌的发病率呈下降趋势，而食管腺癌的发病率呈递增趋势。在亚洲的某些高风险地区，如中国，食管鳞癌的发病率正在广泛下降，可能得益于经济增长、饮食改善及内镜早筛早诊技术的提高。1989—2008年，中国年度标准化发病率下降了3.3%；1988—2003年，在中国的食管癌高发区，河南林州年龄调整发病率平均每年下降2.59%，河北磁县年龄调整发病率平均每年下降1.15%，食管癌成为发病率下降趋势最显著的恶性肿瘤。在高收入的西方国家（如美国、澳大利亚、法国和英国），食管腺癌占据大多数食管癌病例，其中超重和反流性食管炎是主要危险因素，而酗酒、吸烟及其协同效应是食管鳞癌的主要危险因素。在这些国家中，食管腺癌的发病率显著且持续上升，经年龄调整的发病率平均每年成比例增长，苏格兰为3.5%，夏威夷为8.1%。其中，部分原因是肥胖和腰围增加及胃食管反流病的增加。在低收入国家，包括部分亚洲和撒哈拉以南非洲，食管鳞癌的危险因素可能与膳食的不良成分和结构相关，如缺乏营养和过度摄入亚硝胺。此外，其他疑似的食管鳞癌风险因素包括咀嚼槟榔（如印度）、食用或饮用腌制蔬菜（如中国）和过热的食物及饮料（如乌拉圭、伊朗和坦尼亚）。

4. 食管癌发病部位的分布特点

采用美国癌症联合委员会（American Joint Committee on Cancer，AJCC）和国际抗癌联盟（Union International Cancer Control，UICC）食管分段标准（第8版），以原发肿瘤中心所在部位进行判定（图1-8）。

（1）颈段食管癌：自食管入口（环状软骨水平）至胸骨切迹，距门齿约20 cm。

（2）胸段食管癌：从胸骨切迹至食管裂孔上缘，长度约25 cm，又被分为上、中、下三段。胸上段从胸骨切迹至奇静脉弓下缘，距门齿约25 cm；胸中段从奇静脉弓下缘至下肺静脉下缘，距门齿约30 cm；胸下段从下肺静脉下缘至食管裂孔上缘，距门齿约40 cm。

（3）腹段食管癌：食管裂孔上缘至胃食管交界处，距门齿约42 cm。

胸中段食管癌较多见，下段次之，上段较少见。食管腺癌多发生在食管下段，即胃食管结合部，而鳞癌多发生在食管中上段。

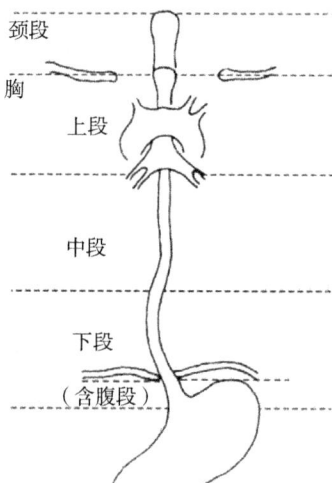

图1-8　食管癌的分段

三、中医对食管癌的认识历程

食管癌属于中医"噎膈"范畴。食管癌最早记载于《黄帝内经》，"膈咽不通，饮食不下，舌本强，食则呕"，《素问·阴阳别论》云："三阳结，谓之隔"，指出"隔"的传变规律，表现出食管癌进食不顺畅、食入即吐的典型症状。

隋代巢元方《诸病源候论》有"忧恚则气结，气结则不宣流，使噎，噎者，噎塞不通也"的论述。朱震亨认为："噎膈……其槁在上，近咽之下，水饮可行，食物难入，间或可入，食亦不多，名之曰噎；其槁在下，与胃为近，食虽可下，难尽入胃，良久复出，名之曰膈。""夫气之初病……饮食不谨……内伤七情或食味过浓，偏助阳气，积成膈热。"具体阐明了噎膈的部位、临床表现及病因。

宋代严用和在《严氏济生方》首次将"噎""膈"合称并做详细陈述，曰："五膈者，忧恚寒热气也；五噎者，忧思劳食气也。其为病也，令人胸膈痞闷，呕逆噎塞，妨碍饮食，胸痛彻背，或胁下支满，或心忡喜忘，咽噎，气不舒。"此与食管癌进食不畅、呕呃、胸骨后不适感相似。另指出"又有下虚，气上控膈，令人心下坚满痞急，肌中苦痹，缓急如刺，不得俯仰，名曰胸痹"，将噎膈与胸痹鉴别开来。

元代朱丹溪所著《脉因证治》曰："膈噎，即翻胃也，噎病也。大概因血液俱耗，胃脘亦槁。在上近咽之下，水饮可行，食物难入，间或可食，入亦不多，名之曰噎。其槁在下，与胃为近，食虽可入，难尽入胃，良久复出，名之曰膈，亦名翻胃。"在《丹溪心法》中又曰："翻胃即膈噎，盖膈噎乃翻胃之渐，《发挥》备言年高者不治。粪如羊屎者，断不可治，大肠无血故也。"指出膈噎病因为血液俱耗、胃脘干槁，为后人所推崇。

明代王肯堂《医学津梁·卷二·噎膈》指出："噎者，咽喉噎塞不通，饮易入食难入也；膈者，胃口隔截而不受，饮食暂下，少顷复吐也。"可见噎病位于食管的上段，以水液可入，而食难入为特征；膈病位于食管的下段或贲门，症状为食虽可入，少顷复吐。而孙一奎在《医旨绪余》中也说："夫饮食入于噎间，不能下噎，随即吐出，自噎而转，故曰噎。膈，是膈膜之膈，非隔截之谓也。饮食下噎，至于膈间，不能下膈，乃徐吐出，自膈而转，故曰膈。"其从患病部位阐述了噎与膈的区别。《说文解字》中称："咽，嗌也。"又有《扬子·方言》曰："嗌，噎也。"此即食物不能下咽喉随而吐出，而膈亦是指膈膜，而不是隔拒截断之意。

明清医家多认为该病的发生多以阴血亏虚，尤其是以肾水的枯竭为本，兼夹痰饮、瘀血、气滞等为标。明代赵献可在《医贯·噎膈论》中说"盖肾主五液，又肾主大小便，肾水既干，阳火偏盛，煎熬津液，三阳热结"，认为肾水的干枯是关键。清代叶天士在《临证指南医案》中记载："食入脘痛格拒，必吐清涎，然后再纳。视色苍，眼筋红黄，昔肥今瘦。云是郁怒之伤，少火皆变壮火。气滞痰聚日拥，清阳莫展，脘管窄隘，不能食物，噎膈渐至矣。"其食管癌发病过程进行了详细记录，食管癌的发生是因为情志失常，导致内火灼津，而至气滞痰凝，久而导致食管发生器质性病变而致狭窄，发于此病。清代陆以湉《冷庐医话》也提到："此证昔与反胃混同立论，其实反胃乃纳而复出，与噎膈之毫不能纳者迥异。即噎与膈亦有辨，噎则原能纳谷，而喉中梗塞，膈则全不纳谷也。"书中通过症状将噎膈与反胃、噎与膈两两相鉴别，并记录了"至为病之源，昔人分为忧、气、恚、食、寒，又有饮膈、热膈、痰膈、虫膈，其说甚纷"，提示了噎膈致病因素的复杂性。徐灵胎《医书十二种》指出："噎膈之症，必有瘀血、顽痰、逆气阻隔胃气。"此外对于性别、年龄与食管癌的关系已有所认识，如赵献可所说"惟男子年高者有之，少无噎膈"，张景岳言"少年少见此证，而惟中衰耗伤者多有之"，吴鞠通谓"大凡噎症，由于半百之年，阴衰阳结"，指出食管癌男性、年老体弱者多发，这与现代的发现一致。噎膈在古代文献中的多个名称，多以患者的症状表现作为依据，因此目前食管癌的中医病名被统一为"噎膈"，原因是两者临床症状极为相似。《中医内科学》中对噎膈的定义为："由于食管干涩，食管、贲门狭窄所致的以咽下食物梗塞不顺，甚则食物不能下咽到胃，食入即吐为主要临床表现的一种病证。"

第二节　食管癌病因与发病机制

一、食管癌病因

食管癌确切病因目前仍不明确，但随着分子生物学研究的进展，发现食管癌的发生发展过程是多因素、多阶段、多基因协同作用的结果，以环境因素为主导，通过基因起主要作用。根据流行病学资料，吸烟、重度饮酒是西欧和北美食管癌发生的重要危险因素，而膳食缺乏维生素、硝酸盐含量增高、食物霉菌污染及其毒素等可能与亚洲中部地区和中国食管癌发生有关。其他可能的病因还包括缺乏某些微量元素及维生素；不良饮食习惯如喜食腌制食物、暴饮暴食、饮用生水、吃熏烤食物、喜食油炸、喜食辣食、吃咸食、不按时进食、喜食干硬食物、进食过快、吃烫食等；食管癌遗传易感因素。

在一项探讨食管癌致病因子及致病因子之间交互作用的研究中，分析东平县食管癌各致病因子病因分值及食管癌家族史与其他各致病因子的交互作用。研究发现，人群病因分值由大到小依次为喜烫食（0.855）、喜食腌制品（0.758）、喜食干硬食物（0.683）、好生闷气（0.464）、饮用水污染（0.459）、食管癌家族史（0.343）、大量饮酒（0.108）；预防分值由大到小依次为大量饮酒（-0.121）、食管癌家族史（-0.520）、饮用水污染（-0.850）、好生闷气（-0.864）、喜食干硬食物（-2.160）、喜食腌制品（-3.133）、喜烫食（-5.907）。在食管癌家族史与其他某一危险因素同时存在并协同作用中，以食管癌家族史+烫食、食管癌家族史+喜食干硬食物最为显著，其交互作用指数均为0.86，均有统计学意义。可见，食管癌家族史、基因遗传与不良生活行为方式的交互作用在食管癌发生过程中尤为重要。

1. 生活饮食习惯

（1）烟酒嗜好

吸烟及重度饮酒被认为是西方国家食管癌发病的主要危险因素，非洲、亚洲、欧洲和美国的研究在不同程度上证明了这一点，表明这一风险因素不是一种地理现象。吸烟在欧美等食管癌相对低发的西方国家和地区是较为肯定的危险因素。病例对照研究显示，与不吸烟者相比，吸烟者发生食管癌的相对危险度（relative risk, RR）为 4.1（95%CI：2.7～6.0）；与不饮酒者相比，饮酒者发生食管癌的 RR 为 3.7（95%CI：2.7～4.9）。西方人群食管癌病例中，男性和女性分别有 80% 和 40% 的大量饮酒和吸烟习惯。来自澳大利亚的研究发现，超过 75% 的食管鳞癌病例可归于大量饮酒的吸烟者；综合使用烟草和酒类的食管鳞癌的优势比（odds ratio, OR）为 21.9。即使在戒烟 10 年后，前吸烟者患食管癌的风险也是不吸烟者的两倍。吸烟也可以促进类似的食管腺癌风险趋势，特别是在巴雷特食管。

近年来，我国学者同时对高发地区、低发地区，以及城市、乡村食管癌进行了大量流行病学调查，多数认为吸烟可能是我国食管癌发生不可忽视的促癌因素。在我国，一项对于中国人群的荟萃分析显示，吸烟和饮酒分别增加食管癌的风险高达 132% 和 123%。饮酒导致的食管鳞癌在人口中所占比例因地域而异，中国只有 10.9% 的病例可归因于饮酒，这可能反映在暴露水平的差异上。风险的增加似乎也取决于酒精摄入量及类型。啤酒摄入量与食管鳞癌呈线性关系，摄入量越高，风险越高。然而，那些适量饮用葡萄酒（每周 3.5～6.4 杯）或烈酒（每周 0.7～1.4 杯）的人与不饮酒者相比，食管鳞癌的风险显著降低，但当饮用更多时，食管鳞癌的风险同样增加。在以人群为基础的研究中，未证实饮酒会显著增加食管腺癌的风险。

"中国慢性病前瞻性研究，51 万人群队列的最新研究进展"："中国成年人中低活性 ALDH2、饮酒与食管癌风险—— 一项人群为基础的队列研究"利用对饮酒率较高的男性人群随访近 10 年的数据进行分析发现，乙醛脱氢酶 2（ALDH2）活性低的个体，如果过量饮酒，其发生食管癌的风险将显著增加。研究显示，与没有饮酒习惯的人比较，有杂合子缺陷（有一个坏基因）的人，每天摄入酒精 30～59 g 的，发生食管癌的风险是没有饮酒习惯的 4.53 倍；而没有缺陷基因的人是 1.96 倍。对应的 60～89 g 和 90 g 以上的饮酒量，有缺陷基因的人风险同样显著高于无缺陷基因的人。

吸烟和饮酒对食管癌的发生和发展具有协同交互作用。吸烟者戒烟后和饮酒者戒酒后的食管癌发病风险分别较不戒烟者、不戒酒者明显降低。吸烟和饮酒存在明显的交互作用。与既不吸烟又不饮酒者相比，只吸烟不饮酒者发生食管癌的 RR 为 1.95（95%CI：1.35～2.82）；只饮酒不吸烟者和既吸烟又饮酒者的 RR 分别为 1.75（95% CI：1.17～2.63），8.00（95%CI：5.67～11.27）。

因此，控制吸烟、适量饮酒可显著降低我国食管癌疾病负担。水果摄入是食管癌发病的抑制因素，其与吸烟和饮酒存在交互作用，当三者同时存在时，水果摄入可降低吸烟和饮酒对食管癌发病的影响。

（2）饮食

微量元素和高纤维饮食：微量元素缺乏和营养不平衡也与食管鳞癌的发展有关，其中包括维生素 C、维生素 E 和叶酸。高摄入量对食管鳞癌有保护作用，建议每天摄入 160 g 非淀粉类蔬菜和 20 g 水果以提供保护效果。叶酸和维生素 C 很容易从这些食物中获得，每日膳食叶酸摄入量增加 100 μg 可降低食管癌风险约 12%，表明饮食和血清叶酸具有预防食管癌发生的作用。

也有证据表明，高纤维饮食可能降低食管癌的风险。然而，在中国食管癌高发人群中，并没有显示胡萝卜素、维生素 E 和硒可降低食管癌的发病率或死亡率。此外，关于维生素 D 及咖啡的荟萃分析均未建立起与食管的保护或伤害的关联证据。食用红肉、盐渍肉或加工肉可使食管鳞癌风险增加多达

57%，食管腺癌的风险增加并不显著。腌制品中除含有微量的苯并芘和亚硝胺外，还有 Roussin 红甲酯，后者可提供一氧化氮与二级胺形成亚硝胺。在那些食用大量肉类的人群中，巴雷特食管的发生有所增加。食用动物肝脏和饮用深井水可以降低食管癌前病变的风险。

此外，很多研究证明了某些微量元素如硒、锌、铜、铁在体内及土壤中含量的变化与食管癌的发生和发展密切相关。黄成敏等在分析食管癌高、低发区土壤中微量元素含量时发现，食管癌高发区的微量元素（铁、锰、铜、锌）有效态含量均显著低于低发区。这提示了微量元素与食管癌的发病密切相关。

烫食、快食、辛辣及油炸食物：2018 年，世界卫生组织国际癌症研究机构对"热饮是否致癌"进行了评估，结果表明经常饮用 65 ℃以上的热饮有致癌风险，"超过 65 ℃的热饮（食）"被正式列为 2A 类致癌物。河南周边地区爱吃烫食、广东地区爱喝烫茶，都与食管癌相关。辛辣食物对食管黏膜的慢性理化刺激，可以损伤食管黏膜上皮，引起局部上皮细胞增生，促使癌症发生。研究表明，弥漫性或局灶性上皮不典型增生是食管癌的癌前期病变。

对食管癌的危险饮食因素进行荟萃分析发现，食用辛辣、油炸、高盐、霉变、硬质食物，以及快速进食和不规律饮食都会增加食管癌的发生风险。常食的传统地方早点包括油条、面窝、欢喜坨等均为油炸食品，在上海人群中的调查研究发现过度油炸食品与食管癌发病有关。此外，生硬食物与食管癌发生风险显著增加有关，与食管鳞癌的发生风险更相关，特别是在亚洲和南美人群中。喜食烫食和生硬食物可增加女性人群食管癌的发病风险，饮绿茶和食水果频率≥3 次 / 周，可降低女性人群食管癌的发病风险。改变人们的饮食习惯对预防食管癌非常重要。

一项使用荟萃分析综合全面评价各饮食因素与食管癌关系的中国人群研究同样验证了以上结论，发现食管癌的危险因素如下：喜食腌制食物、食霉变食物、暴饮暴食、饮用生水、食熏烤食物、喜食油炸、喜食辣食、吃咸食、不按时进食、喜食干硬食物、饮酒、进食过快、吃烫食。三餐按时、吃肉蛋禽奶、喜食蔬菜、喜食水果是食管的保护因素，饮茶与食管癌的关系尚不能明确。2017 年中国可归因于吸烟、饮酒、高体重指数、低水果饮食和嚼用烟草的食管癌死亡比例分别为 44.42%、32.22%、14.94%、20.04% 和 5.83%。

腌制及发霉食物：腌腊制品中常含硝酸盐和亚硝酸盐，而亚硝胺类化合物是一大类强烈的化学致癌物。20 世纪 70 年代，陆士新教授走遍了林县 869

个自然村，掌握了大量翔实的资料，通过测定食管癌高发区河南林县人胃液标本，进行亚硝胺化合物分析，发现95%的胃液标本中含亚硝胺化合物，证明了食管癌高发区居民暴露亚硝胺的量明显高于低发区。

在食管癌高发区和低发区的对比研究中发现，食管癌高发区谷物霉菌污染率明显高于低发区域，提示霉菌在食管癌发病过程中起到一定的作用。对粮食中的霉菌进行分离和鉴定时，发现高发区粮食中的互隔交链孢霉、串珠镰刀菌、烟曲霉的污染较为普遍。这可能与真菌不仅能将硝酸盐还原成亚硝酸盐，还能分解蛋白质，增加食物中胺含量，促进亚硝胺的合成有关。

2. 病毒感染

（1）人乳头瘤病毒

人乳头瘤病毒（human papilloma virus，HPV）是一种易侵犯黏膜的肿瘤病毒，与食管癌关系存在较大争议。大多数研究表明，HPV作为食管癌的一个重要因素受到广泛的关注，且食管鳞癌主要与HPV16型感染有关，食管腺癌主要是HPV18型感染。国内外以原位杂交法和聚合酶链式反应（polymerase chain reaction，PCR）法为主检测HPV感染，大多数高发地区的HPV检出率明显高于低发地区，如中国林县、安阳，南非，墨西哥的HPV检出率分别为49%、100%、46%和88%，而美国、日本、中国北京的检出率仅为2.1%、6.7%和0。HPV与病变严重程度的关系同样存在不一致的情况，对中国安阳的研究表明HPV感染率与食管病变严重程度呈正向关系；而对河南林县的研究报道HPV与食管癌的进程无关。

（2）幽门螺杆菌

世界卫生组织已经将幽门螺杆菌列为1类（确定）致癌物，2015年，全球估计有44亿人感染幽门螺杆菌。幽门螺杆菌的感染已被证明与胃癌的发生和发展相关。但在食管癌中，目前的证据倾向于支持幽门螺杆菌感染患者的食管腺癌风险降低，幽门螺杆菌可通过减少胃酸产生和反流来降低萎缩性胃炎患者发生食管腺癌的风险。而在1985年到2001年中国林县对29 584人的随访研究发现，幽门螺杆菌感染与食管鳞癌未显示出统计学关系。

3. 遗传与基因易感性

一般认为，肿瘤的形成是环境因素与遗传因素共同作用的结果。食管癌的发生也具有遗传易感性，即使是在食管癌高发区，也只有很小一部分人群发病，且常具有家族聚集性，提示遗传因素在食管癌发生中起一定作用。但关于食管癌家族风险的报道一直是矛盾的。美国、意大利和瑞士的研究还没有发现这种关联。然而，中国（食管鳞癌高发国家）的研究表明，一级亲属有食管鳞癌家族史的人群发生食管鳞癌的风险几乎增加了一倍；这些人群的存活率也往往较低。

食管癌发病的家族聚集性在许多地区均有表现。对淮安食管癌高危人群进行遗传因素的病因评价，结果发现，食管癌患者一级亲属的遗传度明显高于二、三级血缘亲属，同时一、二级亲属的食管癌发病或死亡水平均高于当地一般人群，提示遗传因素在食管癌发病中的确起到不可忽视的作用。家庭成员之间共享的环境因素，如饮食、肥胖和吸烟，可能是某些不一致的发现的原因。其他几种癌症的家族史也与食管癌风险的增加有关，如肺癌、前列腺癌、乳腺癌、宫颈癌、口腔癌和咽部癌。裂孔疝家族史也与食管腺癌有关。

遗传因素与食管癌的关系不仅局限于群体遗传流行病学分析和家族性食管癌遗传特征，食管癌相关基因和基因多态性与遗传易感性等越来越发挥重要作用。一些常见的靶点在食管癌的发生中起到重要作用。在食管鳞癌和食管腺癌里，表皮生长因子受体（epidermal growth factor receptor，EGFR）基因突变频率为 5% ～ 10%，EGFR 扩增的频率为 20% ～ 30%，EGFR 过表达的频率为 30% ～ 80%，在食管鳞癌里 EGFR 过表达的频率甚至可达到 95.2%。在食管鳞癌里，人表皮生长因子受体 -2（HER-2）的过表达概率为 23%。血管内皮细胞生长因子受体（vascular endothelial growth factor receptor，VEGFR）在食管腺癌的表达频率为 53.8%。肿瘤癌基因（如 MYC 基因、Ras 基因、黑色素瘤相关抗原 Mage 基因及 microRNA）等会通过基因扩增、基因突变等方式影响食管癌细胞的增殖与分化，促进食管癌发生。目前涉及的基因多态研究包括许多方面，如叶酸代谢基因多态（MTHFR 677C/T、MTHFR 1298A/C）、致癌物代谢基因多态（细胞色素 P450 基因家族）、DNA 修复基因多态、细胞周期控制基因多态（P53 基因、CCND1 基因）等。TP53 突变在 83% 以上的食管鳞癌中可见。EGFR 过表达（高达 76% 的病例）、CCND1（46% 的病例）、CDK4/CDK6（24% 的病例）和 MDM2（6% 的病例）在食管鳞癌中也很常见。CCNE1 的扩增（19% 的病例）、cyclin E（17%）和 MGST1 的突变与食管腺癌有关。全基因组关联分析技术发现 PLCE1 基因的单核苷酸多态性与食管鳞癌发病相关。VEGF-C 表达水平较高的个体通常无事件生存期较短，而 FLT1 基因变异等位基因的患者死亡风险增加 45% ～ 60%。肿瘤坏死因子超家族 15 属于 TNF 配体家族，其遗传变异也是食管癌的遗传易感因素，在食管癌组织中高表达。在内蒙古汉族人群中，研究硒蛋白 S 基因 G–254A 位点多态性与食管癌发病风险的相关性，发现吸烟、饮酒和基因突变是食管癌发病的主要危险因素，吸烟与 *SelS* 基因突变可交互作用增加食管癌发病风险。

4. 肥胖

肥胖是食管腺癌发病的一个研究充分、了解时间长的危险因素。食管腺癌风险与 BMI 或腰围增加之间似乎存在剂量依赖性反应。与 BMI < 25 kg/m² 的患者相比，BMI > 40 kg/m² 的患者发生食管腺癌的风险增加了两倍，且无论胃食管反流病症状如何，这种相关性仍然很强。作为一个连续变量进行全范围评估时，腹部直径每增加 1 cm，癌症风险就增加 10%，且 BMI 高于 25 kg/m² 的男性患食管腺癌的风险增加，BMI 水平越高，患病风险也越高。BMI 已被确定为食管腺癌严重依赖的危险因素。

5. 社会、精神心理

随着医学模式由单纯的生物医学模式转向生物 – 心理 – 社会医学模式，人们越来越多地关注社会、心理因素对肿瘤发生的影响。有人把易患癌的精神心理称为 C 型性格。其表现为感情压抑、温顺、合作、忍耐、不好争斗、逆来顺受，很少表示不满和敌意等。多数研究表明精神创伤史、情绪忧虑增加患食管癌的危险，有研究发现负性生活事件如丧偶、家属重病或亡故、经济状况恶化或长期处于忧郁状态可使食管癌的危险性增加。此外，家庭内刺激性事件在食管癌组有极显著的聚集性，尤其是重大财产损失、重病和家庭矛盾的危险性更大。

近年来，对食管癌病因学进行了广泛探讨，认为食管癌的发生是一个多因素、多阶段、多基因相互作用的复杂过程，并从环境、精神、遗传等多个侧面揭示了食管癌相关病因。

6. 年龄和性别差异

食管癌发病率随着年龄增长而增加，可能是因为这种癌需要几十年的发展时间。美国确诊的平均年龄是 68 岁。88% 的食管癌病例发生在 55 岁以后。2016 年年龄调整发病率（每 10 万人）对于那些 20 ～ 49 岁的提高到 0.3，50 ～ 64 岁的为 8.0，65 ～ 74 岁的为 20.3，75 岁或以上的为 24.9；这与死亡率（每 10 万人）相对应，从 20 ～ 49 岁的 0.3 增加到 50 ～ 64 岁的 6.9，再增加到 65 ～ 74 岁的 17.5。75 岁及以上人群的死亡率最高，为每 10 万人 25 人。在以食管腺癌为主的英国，平均诊断年龄男性为 65 岁，女性为 74 岁。马来西亚的平均诊断年龄为 63 岁；而中国的平均诊断年龄更小，为 61 岁。非洲是食管鳞癌占主导地位的大陆，在 40 岁之前确诊的患者比例过高（约 20%）。

食管癌的发生存在性别差异。2010—2016 年，按性别和诊断分期划分的食管癌 5 年相对生存率中，女性高于男性（图 1-9）。食管癌在男性中比在女性中更常见，男性受影响的程度是女性的 2 ～ 8 倍。然而，在西非 / 中非、非洲之角，以及阿拉伯半岛的一些地区，食管癌在女性中更常见。母乳喂养也被证明可以降低食管腺癌的风险。这些发现表明激素可能与食管癌的发生发展有关。

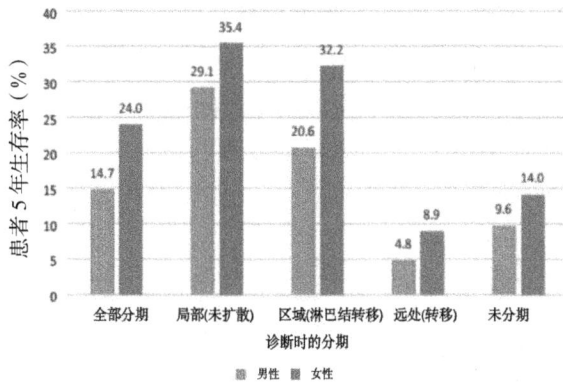

图 1-9　2010—2016 年按性别和诊断分期划分的食管癌 5 年 SEER 相对生存率

（资料来源：UHLENHOPP D J, THEN E O, SUNKARA T, GADUPUTI V. Epidemiology of esophageal cancer: update in global trends, etiology and risk factors[J]. Clin J Gastroenterol, 2020, 13（6）: 1010–1021.）

7. 药物治疗和其他危险因素

一些药物与降低食管癌的风险有关，主要与降低食管腺癌的风险有关。阿司匹林、非甾体抗炎药和他汀类药物参与了多项降低风险的研究，可能是由于它们的抗炎作用。阿司匹林和非甾体抗炎药在降低食管腺癌风险方面的 OR 分别为 0.57 和 0.58。在基础研究中，甲基苄基亚硝胺诱癌模型和裸鼠移植瘤模型证实阿司匹林能够抑制食管癌的发生和生长，对食管癌有一定的预防作用。通过体外试验证实，阿司匹林能够降低食管癌细胞克隆形成能力和成球能力，降低肿瘤干细胞特性。非甾体抗炎药和他汀类药物联合使用具有协同保护作用，风险比（hazard ratio, HR 0.22）为 0.22。另一项研究也显示出类似的趋势，表明随着他汀类药物使用时间的延长，食管腺癌的风险进一步降低。质子泵抑制剂在使用超过 2 年后，巴雷特食管发展为食管腺癌的风险降低了 71%。有证据表明，食管下括约肌张力的降低可能有助于巴雷特食管的发展，从而导致食管腺癌。抗胆碱能药物、苯二氮䓬类药物、激动剂和硝酸甘油等药物在使用 5 年以上时会增加食管腺癌风险。食管鳞癌的另一个危险因素是嚼槟榔，最常见于印度和东南亚地区。当结合饮酒、吸烟和嚼槟榔时，食管鳞癌的风险增加 41 倍以上。职业接触石棉、杀虫剂、混凝土 / 砖石工程，以及生物燃料、煤 / 油和野火的燃烧产品与食管癌呈剂量依赖性相关。

8. 巴雷特食管

巴雷特食管化生为一级癌前病变，为发生食管腺癌的危险因素之一。巴雷特食管患者比一般人群发生食管腺癌的危险性增加 30 ～ 125 倍，约 10% 的巴雷特食管患者合并有食管腺癌。在美国，与巴雷特食管相关的食管腺癌发病率已居胃肠恶性肿瘤的前 5 位。由于诊断时大部分患者已经成为进展期食管腺癌，5 年生存率小于 5%，若早期发现并积极治疗巴雷特食管，可使食管腺癌的 5 年生存率提高到 25%。

二、西医发病机制

1. 生活饮食习惯

（1）烟酒嗜好致食管癌机制

吸烟及重度饮酒被认为是食管癌发病的重要危险因素。现已发现香烟的烟和焦油含有多种致癌物，烟草中有多环芳烃、苯并芘、亚硝基化合物等致癌物质和氧化剂，此外烟雾中还有大量一氧化氮、二氧化氮和烃类反应生成的烷类和烷氧自由基，可攻击细胞的脂肪、蛋白质和核酸等成分，造成食管上皮细胞的 DNA 损伤或引发慢性食管炎，最终可能导致食管癌的发生。

饮酒引起食管癌的主要发病机制包括乙醇代谢产物乙醛的直接致癌作用、乙醇代谢相关酶类的基因多态性、活性氧的致癌作用、乙醇引起的营养物质代谢紊乱（维生素 A 代谢异常、锌元素缺乏、铁元素超负荷和 DNA 甲基化）、乙醇与烟草的协同作用。乙醛是乙醇在人体内的代谢产物之一，被国际癌症研究机构列为 1 类人类致癌物。而乙醇诱发食管癌也与乙醇代谢过程中一系列的基因突变及乙醇的摄入频率、含量密切相关。李立明教授团队发表的"中国成年人中低活性 ALDH2、饮酒与食管癌风险——一项人群为基础的队列研究"显示，人体内的 ALDH2 是专门负责清除乙醛的酶。如果个体的 ALDH2 活性低，饮酒后就不能及时清除乙醛，导致乙醛在体内大量堆积，少量饮酒后就出现脸红，这种情况常见于亚洲人，也被称为"亚洲红脸"，同时还伴有头晕、心跳过速等不舒服的感觉。虽然近年来对乙醇导致食管癌的发病机制进行了很多研究，但缺乏临床试验及动物实验模型，具体的分子机制依然有待进一步探索。

吸烟和饮酒具有致食管癌的协调作用。其机制可能为大量的饮酒能诱导肝脏和胃肠道黏膜产生细胞色素 P4502E1，其能够增强烟草致癌物的活性。此外，乙醇增加细胞膜通透性，并作为溶剂促进致癌分子如多环芳烃渗透到黏膜上皮的细胞内；也有研究显示，烟草是口腔细菌群体的调节剂，有长期饮酒史、吸烟史和口腔卫生环境差的人，口腔中含有较多的需氧革兰阳性菌和酵母菌，这些菌群可以氧化乙醇产生大量的乙醛，以直接或间接的方式将口腔乙醛浓度提高数倍。

（2）食物因素致食管癌机制

微量元素缺乏和营养不平衡也与食管鳞癌的发展有关，其中包括维生素C、维生素 E 和叶酸。维生素 C 对食管上皮细胞增生有一定的逆转作用，其营养状况对肿瘤的发生、发展有一定的影响。维生素 C 可清除和降低亚硝酸盐的含量，以减少亚硝酸盐与二级胺作用生成的亚硝基化合物，维生素 C 的缺乏会影响到细胞基质的完整性，使肿瘤生长失去限制或影响肿瘤包膜的形成，导致肿瘤生长扩散，并且机体中维生素 C 营养水平的低下还会导致机体的免疫保护和免疫监视能力下降，导致损伤、增生甚至启动肿瘤的发生。

长期吃过烫食物，可造成食管黏膜的热损伤，从而对致癌因素更为敏感。多位学者通过研究热损伤与某些亚硝基化合物的联合作用，均证实热损伤能促进肿瘤的发生，或为肿瘤的发生创造条件。进食速度快、饮食不规律等不良饮食习惯会加重消化系统的负担，增强食管不良刺激及增加慢性损伤的机会，增加细胞变性的可能性。常食油炸食品的传统也是导致食管癌发生发展的重要因素，该类食品经过高温油炸、煎烤，油脂反复加热后使用还易产生丙烯醛，而该物质已被动物实验证明会增加多种癌症发病的风险。

腌腊制品中常含硝酸盐和亚硝酸盐，亚硝胺类化合物是一大类强烈的化学致癌物，广泛分布于人类生活环境中，而且在真菌的作用下，还可以在人体内合成。已发现的数百种亚硝胺类化合物中约80%有致癌作用，可诱发多种动物不同器官的肿瘤，是引起食管癌的重要原因，陆士新院士从霉变食品中发现了致癌物亚硝胺；首次在河南林县人胃液与膳食中分离与鉴定出能特异地诱发动物食管癌的 N- 甲基 -N- 苄基亚硝胺（NMBzA）和促癌物——

Roussin 红甲酯，并首次用 NMBzA 成功地诱发出人胎儿食管上皮癌，为确立食管癌亚硝胺病因做出了贡献。

此外，我国食管癌的高发与真菌对食物的感染有关。在河南省林州地区等食管癌高发区的粮食中，发现了串珠镰刀霉、黄曲霉等霉菌。这些霉菌除了产生直接的致癌物，还能还原硝酸盐为亚硝酸盐，并且能促进亚硝胺的合成，增加食管癌的患病风险。

2. 病毒感染

近年来，随着分子流行病学的发展，发现 HPV 具有放大癌基因 *C-myc* 和 *H-ras* 的作用，并能使抑癌基因 *P53* 失活，提示 HPV 感染可能在食管癌的发生发展中发挥着重要作用。

3. 基因突变

食管癌遗传学改变涉及 *EGFR*、*HER-2*、*c-MET*、*PIK3CA*、*Akt* 等，有的是 DNA 水平上的突变，有的是蛋白的过量表达。一项研究表明，对于 64 名中国食管癌患者的样本，检测 45 个基因的 737 个热点，发现主要的突变基因是 *TP53*、*PIK3CA*、*FBXW7* 和 *KRAS*，其中 *TP53* 突变频率是最高的。*PIK3CA* 的突变位点为 E542K 和 E545K，而 *KRAS* 的突变位点是 G13D，*FBXW7* 的突变位点为 R465C 和 R505L。在 COSMIC 数据库里，有关食管癌的基因突变也与其他癌种的差别较大，且没有高频的突变基因。

4. 精神心理因素

美国抗癌协会指出，精神因素对于患者赖以抵抗癌症侵袭的免疫力是有重要影响的。近年来，我国正处于社会转型期，人们生活节奏加快，工作压力增大，若精神常处于压抑状态，患肿瘤的危险性就会增加，导致猝死和肿瘤的发病增多。而社会、心理因素对于食管癌的发生发展的促进作用可能的机制是长期处于应激状态，使自主神经系统、内分泌系统、神经递质传导系统等功能紊乱，导致机体免疫功能低下、器官代谢紊乱或障碍、DNA 自然修复能力减弱甚至障碍，最终引起肿瘤发生。

5. 其他食管癌致病因素

巴雷特食管是指食管下段黏膜的复层鳞状上皮被单层柱状上皮所替代的一种病理现象。慢性胃食管反流患者中约 10% 合并此病。巴雷特食管的发病机制始于胃食管酸和胆汁反流，损害食管鳞状细胞，通常是对慢性炎症的反应，在胃食管反流病伴有慢性反流性食管炎的情况下，柱状细胞可以替代反流损伤的食管鳞状细胞。1952 年，Morson 和 Belcher 曾经描述巴雷特食管和食管腺癌的关系，自此，大量的临床研究显示，巴雷特食管先于食管腺癌发生，支持由巴雷特食管到黏膜不典型增生、原位癌，最后发展为浸润性腺癌的病理过程。

食管癌的巨大性别差异是一个众所周知的现象，但造成这种现象的原因还不完全清楚。男性中较高的食管腺癌发病率被认为与腹部肥胖和胃食管反流病的较高流行率和男性睾酮有关；雌激素似乎对女性有保护作用。较高的BMI可能直接增加胃食管反流的倾向，腹型肥胖会增加内部腹部压力，改变食管括约肌的压力和增加食管裂孔疝的可能性，从而进一步破坏食管的生理结构，一定程度上促进了食管癌的发生。

三、中医病因病机

1. 病因

（1）七情郁结

噎膈多由忧思恼怒而成。忧思则伤脾，脾伤则气结，水湿失运，滋生痰浊；恼则伤肝，肝伤气机郁滞，血液运行不畅，瘀血阻滞食管、胃脘而成噎膈。《素问·通评虚实论》言："膈塞闭绝，上下不通，则暴忧之病也。"《素问·六元正纪大论》："木郁之发……嗌咽不通，食饮不下。"《素问·阴阳别论》亦有："一阳发病……其传为膈。"明代王肯堂《订补明医指掌》认为噎膈多起于忧郁，忧郁则气结于胸，臆而生痰，久则痰结成块，胶于上焦，道路窄狭，不能宽畅，饮或可下，食则难入，而病已成矣。《诸病源候论》中亦说："忧恚则气结，气结则不宣流，使噎，噎者塞不通也。"因而发生噎膈之证。同时，七情内伤可致使脾胃受伤，如明代李中梓说："忧思悲恚则脾胃受伤，血液渐耗，郁气生痰，痰塞不通，气则上而不下，妨碍道路，饮食难进，噎塞所由成也。"《医统释膈症》说："噎膈始因酒色过度，继以七情所伤。"这些都说明了噎膈的病因与七情郁结有密切关系。

（2）饮食内伤

若嗜酒无度，过食肥甘，恣食辛辣，致使胃肠积热，损伤脾胃，脾阳亏虚，健运失职，水湿内停，聚湿生痰，津液耗摄，痰热内结，痰气交阻或痰瘀互结，则可使食管狭窄，胃失通降，久成噎膈。如《证治汇补》云："尝见多郁之人，气结胸臆，聚而成痰，胶固上焦，道路窄狭，不能宽转，又或好酒之徒，湿中生火，火复生痰，痰火交煎，胶结不开，阻塞清道，渐觉涩痛。"《医碥》曰："酒客多噎膈，饮热酒者尤多，以热伤津液，咽管干涩，食不得入也。"《医学统旨》："酒面炙煿，黏滑难化之物，滞于中宫，损伤脾胃，渐成痞满吞酸，甚则为噎膈反胃。"医家何梦瑶在《医碥·反胃噎膈》中有"酒客多噎膈，饮热酒者尤多"及"好热饮者，多患膈症"的观点。皇甫中《明医指掌》曰："如好酒之徒患此者，必是顽痰。"喻昌在《医门法律》中指出"过饮滚酒，多成膈证，人皆知之"，《临证指南医案·噎膈反胃》谓"酒湿厚味，酿痰阻气，遂令胃失下行为顺之旨，脘窄不能纳物"，皆与前人所述相符。宋代严用和《严氏济生方》亦曰："善摄生者，谨于和调，使一饮一食，入于胃中，随消随化，则无滞留之患""过餐五味，鱼腥乳酪，强食生冷果菜，停蓄胃脘……久则积结为症"，皆表明食管癌的发生与酒食失宜、饮食偏嗜有密切关系。

（3）久病年老

食管癌发生之因与人体脏腑的衰老有密切关系。胃痛、呕吐等病变日久，饮食减少，气血化源不足，胃即枯槁；或年高体衰，精血亏损，气阴两伤，津气失布，痰气瘀阻，而成本病。明代申斗垣《外科启玄》在论述癌的发生时指出："四十岁以上，血亏气损，浓味过多，所生十全一二。"明代张介宾《景岳全书》："噎膈者饥欲得食，但噎塞迎逆于咽喉胸膈之间，在胃口之上，未曾入胃，即带痰涎而出，若一入胃下，无不消化，不复出矣。惟男子年高者有之，少无噎膈……少年少见此证，惟中衰耗伤者多有之，此其为虚为实概可知矣。"明代赵献可《医贯·噎膈》论膈证时言："惟男子年高者有之，少无噎膈反胃者。"噎膈一证，必以忧愁、思虑、积劳、积郁或酒色过度，伤阴而成，阴伤则精血枯涸。气不行，则噎膈病于上；精血枯涸，则燥结病于下，如朱丹溪说："噎膈反胃，名虽不同，病出一体，多因气血两虚而成。"另赵献可也提到"此证多是男子年高五十以外得之"，指出年老者患此病较多，且男子较女子发病率高，与现代流行病学资料一致。另外，明代李梴《医学入门》云："气血两虚多口沫，沫大出者，死。"李中梓《医宗必读》言："年满六旬者难治。"以上说明人体气血耗损，以及年高之人精枯阴伤，都与噎膈发生有关。

2.病机

《证治汇补·噎膈》"膈有格拒意。因忧郁失志及膏粱厚味，醇酒淫欲，而动脾胃肝肾之火，致令血液衰耗，胃脘枯槁，气郁成火，液凝为痰，痰火固结，妨碍道路，饮食难进，噎膈所由成也"认为导致食管癌的原因与气滞、痰火、血液枯槁有关系。

（1）正气亏虚

元代朱丹溪认为食管癌的基本病因为气血亏虚，其所著《丹溪心法》曰："噎膈反胃虽各不同，病出一体，多由气血虚弱而成。"又有《活法机要》云："壮人无积，虚人则有之，脾胃怯弱，气血两衰，四时有感，皆能成积。"说明正气亏虚，无力抗击外来邪毒，是诱发积证发生的重要因素。明代李中梓《医宗必读·反胃噎塞》中提到："大抵气血亏损，复因悲思忧患，则脾胃受伤，血液渐耗，郁气生痰，痰则塞而不通，气则上而不下，妨碍道路，饮食难进，噎塞所由成也。"另又强调："积之成也正气不足，而后邪气踞之。"指出噎膈的发生多是先有气血虚弱，又因情志、脾胃功能失调，血液生化无源，导致气血代谢失常，从而引起食管癌，并强调了局部积证的发生，是因为正气不足，不能抵抗邪气集聚，从而成病的理论。此与《素问》所云"正气存内，邪不可干"相符。

（2）气机失调

宋代严用和在《严氏济生方·噎膈》中说："盖气之与神并为阳也，逸则气神安，劳则气神耗。倘或寒温失宜，食饮乖度，七情伤感，气神俱扰，使阳气先结，阴气后乱，阴阳不和，脏腑生病结于胸膈，则成膈，气留于咽嗌，则成五噎"，强调噎膈的形成是因劳逸失调，加之其他内因外因导致气机失调而发为噎膈。李东垣的《医学发明》云："膈咽之间，交通之气，不得表里者，皆冲脉上行，逆气所作也。"而清代张璐《张氏医通·噎膈》曰："故知膈咽之间，交通之气不得降者，皆冲脉上行，逆气所作也，惟气逆，故水兴不能居润下之常，随气逆从耳。"此与李东垣的看法相一致。

清代吴静峰之《医学噎膈集成》曰："噎膈口吐白沫，原是病气上逆，挟腹中之津液，皆上行而吐诸口。脏腑不得津液之养，久之则喉门细小，饮食不能多进，强咽一口，移时方能下去；再积久，而贲门亦狭，肠胃必然干涩……皆因口吐白沫，津液上逆，不能下润肠腑，以有此二症。"其中"口吐白沫"、进食难以下咽与现代食管癌晚期症状相似，并明确指出是津液随逆气而上，不能下咽而肠腑失养，长期致食管狭窄，更加重病情。清代医家林佩琴《类证治裁·噎膈反胃论》说："由忧思伤脾，气郁生涎，饮可下，食难入"，亦表明因忧思导致脾运失常，从而导致气机失调、津液代谢失常，而成噎膈。

（3）脏腑失衡

《素问·大奇论》中提到："胃脉沉鼓涩，胃外鼓大，心脉小坚急，皆膈偏枯"，描述了膈证的脉象特征，同时反映了本病发病与胃关系密切。《灵枢·四时气》曰："食饮不下，膈塞不通，邪在胃脘"，明确指出本病病位在胃。同时又有《灵枢·邪气脏腑病形》云："脾脉……微急为膈中，食饮入而还出，后沃沫"，点明了膈证病关脾脏。脾胃同居中焦，互为表里，同为气血生化之源、后天之本，若脾胃不和，功能失调，从而导致运化无力，痰瘀互结，阻于食管，形成噎膈。故李东垣指出"内伤脾胃，百病由生"及"元气之充足，皆由脾胃之气无所伤，而后能滋养元气；若胃气之本弱，饮食自倍，则脾胃之气既伤，而元气亦不能充，而诸病之由所生也"，强调了脾胃在食管癌发病过程中的重要性。后世《医方考》曰："脾胃者，土也。土为万物之母，诸脏腑百骸受气于脾胃而后能强。若脾胃一亏，则众体皆无以受气，日见羸弱矣。"尤怡在《金匮翼·膈噎反胃统论》亦指出"夫膈噎，胃病也，始先未必燥结，久之乃有大便秘少，若羊矢之证，此因胃中津气上逆，不得下行而然，乃胃病及肠，非肠病及胃也"，说明此病根本在胃，后可影响肠道功能。

明代张景岳指出："凡脾肾不足及虚弱失调之人，多有积聚之病。"肾为先天之本，先天肾精不足或年老肾虚，一方面，肾阳温煦作用减低，脾气、脾阳失运，水湿内生，聚之生痰，久而成积于食管；另一方面，肾所藏先天之精匮乏，加之后天脾胃运化失常，水谷精微不能化生血液，从而导致精血渐枯，或阴伤精血亏耗，胃之津液枯，下焦虚火上炎，导致食管失养，干涩枯槁，发为此病。故《景岳全书·杂证谟·噎膈》中讲道："凡人之脏气，胃司受纳，脾主运化，而肾为水火之宅，化生之本。今既食饮停膈不行，或大便燥结不通，岂非运化失职，血脉不通之为病乎？而营行血脉之权，其在上者，非脾而何？其在下者，非肾而何？矧少年少见此证，而惟中衰耗伤者多有之，此其为虚为实，概可知矣。"

通过上述对于病因的陈述可以看出，古代医家认为食管癌的发生是在正气亏虚、脏腑失衡的基础上，复因忧思气郁、酒食不节所导致，认识到其发病与脾胃有密切关系。

（4）津亏热结

"三阳结，谓之隔"出自《素问·阴阳别论》。元代张从正《儒门事亲》对此认为："三阳者谓大肠、小肠、膀胱也。结，谓结热也……三阳既结则前后闭塞，下既不通，必反上行。此所谓噎食不下，纵下而复出也。"明代李中梓在《医宗必读》将"三阳结，谓之隔"解释为："三阳者，即大肠、小肠、膀胱，结者，结热。小肠结热则血脉燥，大肠结热则后不固，膀胱结热则津液涸。三阳俱结，前后秘涩，下既不通，必反上行，此所以噎食不下。"清代吴谦《医宗金鉴》曰："三阳热结，伤津液，干枯贲幽魄不通，贲门不纳为噎膈……贲门干枯则纳入水谷之道路狭隘，饮食不能下，为噎塞也。"此为阳盛有余，导致火热内扰，转"少火"于"壮火"，以致伤耗阴津。或复因情志失调，或因痰浊、瘀血，影响脏腑精气阴阳失衡，造成气机郁结或亢逆。气郁日久而化热，气逆亦可化火，终致伤津耗液。甚者则出现津液大亏，阴气大伤而不能制阳，阳气亢盛，化热化火，加重食管干涩、狭隘不通的情况。

明代李梴在《医学入门·膈噎证治》中进行了更加详细的阐述，其谓"饮食不下而大便不通，名膈噎。疏云：膈有拒格意，即隔食反胃也"，又曰"病因内伤，忧郁失志，及饮食淫欲，而动脾胃肝肾之火，或因杂病，误服辛香燥药，俱令血液衰耗，胃脘枯槁。其槁在上焦贲门者，食不能下，下则胃脘当心而痛，须臾吐出乃止。贲门即胃脘上口，言水谷自此奔入于胃，而气则传之于肺也。其槁在中焦幽门者，食物可下，良久复出。幽门与中脘相近，言其位幽僻，胃中水谷自此而入小肠也。其槁在下焦阑门者，朝食暮吐，暮食朝吐"，明确地认为膈噎是因为三阳热结，而致"阳火上行而不下降也"，从而导致"血液衰耗，胃脘枯槁"而成膈噎，并将火分为实火及虚火。《金匮翼·膈噎反胃统论》曰："噎膈之病，大都年逾五十者，是津液枯槁者居多。"《医学心悟·噎膈》总结指出"凡噎膈症，不出胃脘干槁四字"，可以看出，津枯血燥也是导致食管干涩、食管狭窄的基本病机之一。

（5）痰瘀互结

痰乃津液不化、水湿停留而成的病理产物，痰凝停留在食管，导致呕逆噎塞，饮食不通，胸痛彻背，呕吐痰涎。瘀血是由人体气血失调导致血行不畅，或血离经脉，着而不去的病理产物。由于气血与津液同源，故中医有"痰瘀同源""痰瘀同病"之说。

食管癌是常见的消化道恶性肿瘤，中医对肿瘤病因病机的阐述，多以痰瘀互结立论。早在《黄帝内经》中就明确指出，"积"为血瘀津聚而成。《灵枢》曰"凝血蕴里而不散，津液涩渗，着而不去，而积皆成矣"，又曰"汁沫与血相搏，则并合凝聚，不得散而成积矣"，所指"凝血"即是瘀血，"汁沫"就是津液，"津液涩渗"势必停而成痰，痰瘀同病，则可积而成形。强调或因痰致瘀，或因瘀致痰，痰瘀互结，日久成积，从而奠定了血瘀津停，痰瘀搏结的肿瘤病机基础。后世承《黄帝内经》之说，各代医家皆有论述。元代朱丹溪"痰挟瘀血，遂成窠囊"及"此痰挟瘀血，碍气而病"明确提出痰瘀同病并引起后世的高度重视。清代高秉钧《疡科心得集》也指出："癌瘤者，非阴阳正气所结肿，乃五脏瘀血，浊气痰滞而成。"唐容川《血证论》载："血积既久，亦能化为痰水。""痰水之壅，由瘀血使然。"明代徐灵胎说："噎膈之症，必有瘀血，顽痰逆气，阻隔胃气。"其阐明了痰饮与瘀血在食管癌的发生、发展中起着极其重要的作用。《医学津梁》在论述噎膈时曰"由忧郁不升，思虑太过，急怒不伸，惊恐变故，以致血气并结于上焦，而噎膈多起于忧郁，忧郁而气结，气结于胸，膹而生痰，久者痰结块胶于上焦，通络窄狭，不能宽畅，饮或可下，食则难入而病成矣"，指出痰浊成积，留滞于食管，导致食管狭窄，与气机相互阻碍，形成食管癌。临床上，食管癌因痰气交阻日久，瘀象渐现。痰阻使血难行，血瘀则痰难化。痰滞日久，必致血瘀，瘀血内阻致痰愈结，痰瘀交阻，则病难解。中晚期食管癌患者因病情进展，临床表现逐渐加重，痰瘀结，有形之物阻于食管，吞咽困难渐甚，水饮难下，食入即吐。瘀血内结阻络，胸膈疼痛，痛有定处，若络伤渗血，则吐出物如赤豆汁，或大便色黑。痰瘀为津液所化，津液耗伤，食管失润则口干咽燥，肠失润泽故大便干结，坚如羊屎。病变日久，长期饮食不入，化源告竭，必形体更为消瘦，肌肤枯燥，面色晦暗，若病情继续发展，阴损及阳，阴阳俱衰，则肾之精气并耗。

李用粹《证治汇补》谓："胃脘之血，为痰浊所滞，日积月累，渐成噎膈反胃。"《临证指南医案·噎膈反胃》谓："噎膈之症，必有瘀血，顽痰逆气，阻隔胃气。"陈修园指出："食管中系有形之物阻扼其间，而非无故狭隘也明矣。"以上已经认识到食管中因由有形之块，导致食管狭窄，从而妨碍食物顺利通过，均指出病理产物瘀血及痰浊是造成食管癌的重要原因，并为后世对于食管癌祛痰、化瘀、散结、降气治疗奠定了理论基础。

（6）早癌病机演变

我国自 2006 年开始在食管癌高发区实施农村上消化道肿瘤早诊早治项目，随着内镜检查的普及，早期食管癌及癌前病变患者增多，但该阶段无任何特异症状，给中医诊治带来难度。舌象是中医四诊重要组成部分，往往反映机体内在变化，现代研究也显示舌象与消化道肿瘤存在某些联系，早期对于食管癌舌象研究多肉眼观察，主观偏移较大，且多基于拉网细胞学检查，诊断准确度有限。

中日友好医院贾立群教授团队开展了基于舌象大数据的食管鳞癌中医证候转化规律研究，在食管鳞癌高发区进行大样本舌象筛查，同时利用现代舌诊仪和内镜及病理检查，使得研究更客观、结果更准确，探索早期食管癌及癌前病变舌象特征规律，为中医药防治提供基础。此为基于自然人群筛查的多中心横断面研究，地点为我国上消化道肿瘤高发区，包括河北磁县、四川盐亭、山西阳城三地，时间为 2017—2021 年，研究人群为该地区 40 岁以上完成人口登记的同意配合内镜及病理检查、舌象筛查与一般情况调查的自然人群。调查内容包括采集流行病学筛查基线表、内镜检查及病理活检、人工智能舌象采集与分析三部分。其中舌象采集使用道生舌面象仪（DS01–B）采集人群舌象，道生舌面象仪采用国际照明委员会标准人工日光及暗箱，保证统一、标准的光源环境，同时定期对采集舌象进行汇总与人工核对，保证舌象诊断的准确性，对于道生舌面象仪识别出现明显偏差的结果由主任中医师进行审核，建立高发区基线 – 病理 – 舌象信息数据库。

该研究具有舌象信息的筛查人群 18 954 例，其中男性 10 306 例（54.4%），女性 8648 例（45.6%），总体平均年龄为（55.53 ± 7.83）岁，经病理确诊的食管癌前病变患者 861 例（4.5%），早期食管癌患者 292 例（1.5%），另外病理正常人群 8751 例（46.2%）。早期食管癌及食管癌前病变舌象特征单因素 Logistic 回归分析中，舌色方面淡红舌、红舌、紫舌在食管癌前病变及早期食管癌中均明显高于病理正常组，差异具有统计学意义，此外裂纹舌与食管癌前病变及早期食管癌均有一定相关性。同时与病理正常组比较后发现，紫舌 OR 在早期食管癌中要高于食管癌前病变，随着病理程度的增加，呈现上升的趋势，而红舌、裂纹舌并未表现出逐渐递增的规律，相反表现出先升高后略有降低的趋势。将单因素回归具有统计学意义的舌象特征纳入多因素回归进一步校正各舌象特征的差异性，校正后食管癌前病变中红舌、紫舌、裂纹舌、白苔四种舌象特征仍具有显著统计学差异；而早期食管癌经过校正后紫舌、白苔、裂纹舌仍具有显著统计学差异，其中裂纹舌，差异相比于在食管癌前病变中明显减小。此外进一步将食管鳞癌的危险因素（性别、年龄、吸烟、饮酒）纳入多因素回归分析，结论是食管癌前病变结果与上相同，而早期食管癌则仅剩下紫舌具有显著统计学差异，$OR=2.17$（$1.21 \sim 3.87$，

$P = 0.009$)。

　　舌象分析显示，病理正常组、食管癌前病变组及早期食管癌组淡红舌均呈现明显下降趋势，这也反映出无论是病理改变还是年龄改变，人体正常环境稳态被逐渐打破，符合常规认知，也说明舌象确实可以反映出人体内在健康状态。异常舌象方面，紫舌变化与淡红舌恰好相反，随着病理异常改变，人群中紫舌的占比持续上升，反映出机体随着食管鳞癌发生的进程，血瘀环境逐渐形成。另外一点就是红舌的变化，红舌在食管癌前病变中明显升高，但是在早期食管癌人群中并未继续上升，多因素 Logistic 回归分析显示，红舌在早期食管癌中不再具有统计学差异，红舌呈现先上升后下降的趋势，在病理转变过程中舌色逐渐由红向紫转变。中医病机方面在癌前病变主要以热和瘀为主，而发展到早期食管癌阶段则主要以瘀为主，反映出食管癌变过程中热 – 瘀转变的中医病机规律。此外在癌前病变阶段裂纹舌也是特点之一，体现出该阶段除了热 – 瘀转变外尚存在阴虚津亏的病理状态。正如《金匮翼·膈噎反胃统论》讲："噎膈之病，大都年逾五十者，是津液枯槁者居多。"热结日久则会导致津亏，从阴虚燥热到瘀血内阻从中医角度反映了食管癌前病变向早期食管癌发展的核心病机内容。

3. 总结

　　中医认为食管癌的病因病机主要是机体正气亏虚，脏腑功能低下，加之情志失调，饮食不节，而致气郁、痰凝、血瘀，损伤脏腑，气血津液难以上输布达，使食管清阳失助，津液失濡，津血失荣，加之痰瘀为患，蕴化浊毒，食管津枯血燥，最终导致食管狭窄败坏，形成食管癌。食管癌的疾病性质为本虚标实，以内伤积损、精气亏虚为本，痰瘀为标，病位在食管，属胃气所主，与肝脾肾也有密切关系。初起以邪实为主，随着病情发展，气郁、痰凝、血瘀愈加明显，而致食管干涩，食管、贲门狭窄更甚，邪实有加；又因胃津亏耗，进而损及肾阴，以致精血虚衰、虚者愈虚，两种因素相合，而成噎膈重证。部分患者病情继续发展，由阴损以致阳衰，则肾之精气并耗，脾之化源告竭，终成不救。故李用粹总结说："因忧郁失志及膏粱浓味，醇酒淫欲而动脾胃肝肾之火，致令血液衰耗，胃脘枯槁，气郁成火，液凝为痰，痰火固结，妨碍道路，饮食难进，噎膈所由成也。"

第三节　辨病与辨证相结合

一、食管癌临床症状和体征

1. 症状

（1）早期症状（早期食管癌）

早期食管癌可能并不会出现典型的症状，部分患者的症状也并不明显，仅仅表现为吞咽不适或有异物感，并未引起患者的重视，使得食管癌的早期发现十分困难，多数患者常在确诊后才发觉上述症状。食管癌早期的主要症状为进食时哽噎或胸骨后不适、摩擦感、食物滞留感、异物感、食管腔内疼痛感、烧灼感等。下段癌还可引起剑突下或上腹部不适、呃逆、嗳气。早期症状一般较轻，多为局限性症状，很少有患者会出现全身性不适。持续时间较短，常反复出现，时轻时重，可有无症状的间隔期，但部分患者也可持续数年。无论是食管鳞癌还是食管腺癌，进展速度均较快，所以早期发现、尽快治疗可有效延长食管癌患者的生存时间。

（2）后期症状（晚期和进展期食管癌）

吞咽困难（噎）：食管癌最主要和突出的临床表现，呈间歇性发作，持续性存在，进行性加重。该症状主要是食管黏膜局部充血肿胀导致的，食物通过病变部位时会出现明显的阻滞。多数患者起初诉进食固体食物时下咽困难，需饮水送服，后出现不能吞咽固体食物，逐渐发展至液体食物亦不能咽下。

反流（梗、吐）：食管肿瘤进展可堵塞食管腔，食物残渣等无法顺利排出，引起患者反流与呕吐，表现为频吐黏液，所吐黏液中可混杂宿食，可呈血性或可见坏死脱落组织块。如肿瘤引起严重出血时，可能会出现呕血及黑便等症状。

疼痛（痛）：食管癌引起的疼痛多为胸骨后及剑突下疼痛，性质常为烧灼痛，严重时可出现向后背的放射痛。胸骨后或背部肩甲间区持续性疼痛常提示食管癌已向外浸润，疼痛也可由肿瘤导致的食管深层溃疡引起；下胸段或贲门部肿瘤引起的疼痛可位于上腹部。疼痛在进食时尤以进食热或酸性等刺激性食物后更明显。

其他：食管癌晚期多为原发肿瘤压迫或肿瘤远处转移浸润其他组织器官

所致。包括：①肿瘤侵犯大血管，特别是胸主动脉而造成致死性大出血。②肿瘤压迫喉返神经可致声音嘶哑；侵犯膈神经，引起膈肌麻痹，可致呃逆；侵犯迷走神经，使心率增快；侵犯臂丛神经，引起臂酸、疼痛、感觉异常。③肿瘤压迫气管或支气管可致气急或干咳，严重时形成气管食管瘘会导致肺炎、肺脓肿等。④癌肿压迫颈部交感神经节，则产生交感神经麻痹综合征（Horner 综合征）。⑤若肺、肝、脑、骨等重要脏器转移，可能出现呼吸困难、黄疸、腹腔积液、昏迷、疼痛等相应脏器的特有症状。全身转移也常表现为恶病质，患者会出现消瘦、体重快速下降等过消耗症状。

2. 体征

早期体征不明显。晚期患者因进食困难，营养状况日趋恶化，可出现消瘦、发热、贫血、营养不良等恶病质。当肿瘤有远处转移时，可出现相应的体征，如可触及肿大而坚硬的浅表淋巴结，尤其是锁骨上和颈部淋巴结转移；肝转移可能出现黄疸及大量腹腔积液。其他少见的体征尚有皮肤、腹白线处结节等。

二、食管癌实验室检查

1. 肿瘤标志物

血清肿瘤标志物是恶性肿瘤临床诊断的一项重要依据。鳞状细胞癌抗原（squamous cell carcinoma antigen，SCCA）、细胞角质蛋白 19 片段抗原 21-1（cyto-keratin 19 fragment antigen 21-1，CYFRA21-1）可能对食管鳞癌的诊断有意义。癌胚抗原（carcinoembryonic antigen，CEA）、糖类抗原 19-9（carbohydrate antigen 19-9，CA19-9）可能对食管腺癌的诊断有意义。

（1）SCCA

SCCA 是最先于宫颈鳞状细胞癌组织中提取分离出的一种蛋白，是宫颈鳞癌 TA-4 抗原的一个亚基片段，分子量为 48 000 Da，位于鳞状细胞癌的胞质内。SCCA 在正常组织中发挥调节细胞分化的作用，调控鳞状上皮细胞的凋亡，在肿瘤组织中可以促进肿瘤细胞的生长。鳞状细胞癌患者体内的鳞状细胞可产生大量的 SCCA，并分泌至体液中，能够较轻松地监测到。临床上 SCCA 常作为鳞状细胞癌的重要肿瘤标志物，同时具有较高的特异性及灵敏度。因此 SCCA 在检测、诊断食管鳞癌中具有重要的作用。研究发现食管癌患者中约有 70% 能够检测到 SCCA 阳性表达，并且在Ⅲ期患者中阳性率约为

80%，Ⅳ期患者中阳性率约为 100%，可以认为 SCCA 的表达率与食管癌分期呈正相关。另外一项研究发现，Ⅱ级食管癌患者中 SCCA 表达率约为 80%，而Ⅲ级及未分化食管癌患者中 SCCA 阳性率约为 100%。食管癌分化程度越低，SCCA 阳性率越高，故 SCCA 可以一定程度上反映食管癌的恶性程度及预后情况。术前高表达 SCCA 的患者与低表达 SCCA 的患者，预后方面有显著差异。SCCA 不仅在食管癌的诊断及病理分级等方面具有意义，并且还可以作为评估食管癌患者放疗疗效的一项依据。综上所述，血清 SCCA 在诊断早期食管鳞癌和预后判断方面可作为一个独立的指标。

（2）CYFRA21-1

CYFRA21-1 片段抗原广泛分布于正常组织如鳞状上皮细胞或板层上皮细胞表面。在恶性上皮细胞中，由于蛋白酶激活可致细胞降解加速，大量细胞角蛋白碎片释放到血液、尿液中，导致外周血液中 CYFRA21-1 碎片浓度升高。在肺癌组织中，特别是在肺鳞癌中，CYFRA21-1 可检测到高表达，故临床中常认为该标志物与食管鳞癌也存在一定相关性。目前多项研究的结果提示食管鳞癌患者中 CYFRA21-1 的敏感性约为 45%，类似地，CYFRA21-1 阳性表达率与患者的临床分期呈正相关。在预后方面的研究发现，食管癌术后复发的患者中约有 70% 的患者出现了 CYFRA21-1 的表达升高，故 CYFRA21-1 也可作为食管癌术后监测的一项指标。同时部分研究也提示，较低表达 CYFRA21-1 的食管癌患者在放疗中能够取得更好的疗效，总生存期较长，可以取得更好的临床收益。所以临床上认为 CYFRA21-1 与食管癌患者治疗敏感性和预后判断具有独立相关性。

（3）CEA

CEA 是一种由胆管上皮细胞合成的糖蛋白，免疫学研究将其归类为免疫球蛋白超家族的一员，最早是于 1965 年在大肠癌的提取物中发现的，因其也存在于胚胎细胞中，所以被称作"癌胚抗原"。CEA 存在于正常 2～5 个月胎儿体内的胃肠黏膜上皮细胞中，在胚胎后期或胎儿出生后逐渐消失，当体内出现肿瘤时可重新出现在恶性肿瘤表面。人体的正常组织也会分泌 CEA，如小肠、胆管、胰管、前列腺、支气管等。成年人正常的血清 CEA 浓度不高于 5 μg/ L，部分支气管疾病和肺部疾病，以及胃肠疾病可导致血清 CEA 升高。目前临床上在胃癌、食管癌、胰腺癌、结肠癌等消化道恶性肿瘤中常将其作为重要的肿瘤标志物，主要应用于结肠癌和胃肠道肿瘤术前评估。临床研究发现 CEA 在食管癌患者中的阳性表达率约为 70%，较良性患者显著升高，其血清水平增高与食管肿瘤生长和转移关系密切，但未有明确研究结果提示 CEA 表达程度与食管癌分期及分化程度有相关性。近期研究发现在评估食管癌复发的肿瘤标志物中，相较其他标志物 CEA 更加敏感，手术切除病灶后可以检测到 CEA 水平显著降低。随后监测其含量升高则提示食管癌复发可能性大，且在复发早期即可检测到 CEA 含量的升高。一项统计学分析提示 CEA 是预测食管鳞癌患者术后复发的独立指标。

（4）CA19-9

CA19-9 是血型抗原肿瘤标志物的一种。CA19-9 是一种高分子量的黏蛋白性的糖类蛋白标志物，分子量大于 1000 kD；也是存在于细胞膜上的糖脂质，以唾液黏蛋白的形式存在于血清中，主要分布于成年人的胆管、胰腺上皮处和正常胎儿中。目前临床上认为 CA19-9 在诊断胰腺癌方面的敏感性最高，是胰腺癌的第一标志物。在消化道良性病变中 CA19-9 也能升高，但幅度较小。研究发现 CA19-9 在食管癌组织和癌旁组织中的表达约为 45% 和 30%，无显著差异，需进一步实验探究。故在食管癌中常常使用 CA19-9 联合其他肿瘤标志物作为诊断食管癌的标准。单独检测血清 CA19-9 的敏感性和特异性分别为 11.9% 和 65.2%，而 CA19-9、CEA、CA125 三项指标联合检测，敏感性和特异性分别为 41.2% 和 81.8%。另外一项研究结果发现，在食管癌患者中联合检查 CA19-9 和 CEA，相对单独检测也可显著提高敏感性。并且术后患者的 CA19-9 水平显著低于术前，与正常患者相比无明显差异。故动态监测 CA19-9 变化对于评估食管癌手术疗效及预测术后复发和转移有一定参考意义。

2. 分子基因检测

对于胃食管结合部腺癌患者可检测 *HER-2* 基因是否突变，评估是否有曲妥珠单抗适用指征；检测血液或组织的微卫星稳定（microsatellite stability，MSS）/微卫星不稳定（microsatellite instability，MSI）状态、程序性死亡受体配体 1（programmed death-ligand1，PD-L1）表达水平及 TMB 水平，评估是否有免疫检查点抑制剂适用指征。

（1）*HER-2* 基因

人表皮生长因子受体 -2（HER-2）是表皮生长因子受体家族的成员，是一种酪氨酸激酶，定位于细胞膜并传导细胞外信号以调节细胞生长和分化，以及癌症的发生，HER-2 在各种肿瘤中都有表达，如食管癌、胃癌、乳腺癌和卵巢癌。该家族包括 HER-1（ErbB1）、HER-2（ErbB2）、HER-3（ErbB3）

和 HER-4（ErbB4）。四种受体都具有共同的结构特征，包括富含半胱氨酸残基的细胞外配体结合结构域、细胞内蛋白质结构域中存在的亲脂性跨膜结构域和酪氨酸激酶催化活性。HER 受体作为单体位于细胞表面，当配体结合到细胞外结构域时，会经历细胞内结构域的二聚化和转磷酸化。HER-2 是一个例外，因为它没有配体。HER-2 介导的信号激活通过同二聚体（高浓度时）或与配体激活的 EGFR 或 HER-3 异源二聚体发生。受体的二聚化导致细胞质结构域内的酪氨酸残基通过激活下游通路 [包括蛋白激酶 C、磷脂酰肌醇 -3-羟激酶（phosphoinositide 3-kinase，PI3K）、Janus 激酶 / 信号转导及转录激活因子（JAK/STAT）] 而自磷酸化，丝裂原激活蛋白激酶（MAPK）可导致细胞增殖、分化、侵袭和血管生成。在 HER 复合物中，含有 HER-2 的异二聚体具有最大的促有丝分裂潜能。特别是 HER-2/HER-3 的异二聚体对是 PI3K 信号级联中最强大的刺激因子，它调节细胞生长和存活。

HER-2 在恶性转化和细胞增殖中的作用已得到充分证实。在乳腺癌中，约 20% 的病例显示 ErbB2 原癌基因扩增，并且与侵袭性增加和预后不良相关。高达 20% 的食管癌和胃癌中存在 HER-2 过表达，与低分化癌相比，HER-2 在高至中分化肿瘤中的表达更为频繁。人们正试图重新检查 HER-2 阳性乳腺癌标准，并将其应用于胃食管癌。HER-2 阳性取决于检测 HER-2 过表达或 ErbB2 扩增。根据美国病理学家学会年会（College of American Pathologists，CAP）、美国临床肿瘤学会和美国临床病理学会概述的指南，免疫组织化学染色（immunohistochemistry staining，IHC）和原位杂交（in situ hybridization，ISH）技术是评估 HER-2 过表达的合适方法，可通过 IHC 检测 HER-2 蛋白的过表达，并通过荧光原位杂交（fluorescence in situ hybridization，FISH）分析基因拷贝数扩增。食管或胃肿瘤患者的切除和活检标本应在采集后 1 小时内放置在 10% 中性缓冲甲醛溶液中，固定 6 ～ 72 小时。定义为 IHC 评分为 3 分的肿瘤为 HER-2 阳性食管癌，0 分或 1 分被认为是阴性，对于评分为 2 分的病例，应使用 FISH 或其他 ISH 技术进行额外测试，以确认 HER-2 状态。FISH、显色原位杂交、银增强原位杂交和双原位杂交等均可用于检测 HER-2 基因扩增。HER-2（ErbB2）扩增被定义为 HER-2（ErbB2）：CEP17 的比率 ≥ 2。在 IHC 分数为 2 分的情况下，平均出现 3 个或更多 CEP17 信号，且比率为 ≤ 2，则 ISH/FISH 将存在 6 个以上 HER-2 信号，解释为 HER-2 扩增阳性，比率 ≤ 4 则为 HER-2 扩增阴性。在一项 168 例患者的临床研究中发现这两种技术之间的一致性很高，可以达到 90%。由于乳腺、食管和胃组织之间腺体形成的差异，食管癌和胃癌中不完全染色的频率较高。因此，即使样本的膜染色不完整，也应对肿瘤进行评分。此外，由于乳腺癌和食管癌之间 HER-2 表达的同质性，现在认为无论给定样本中阳性肿瘤细胞的百分比如何，一般肿瘤细胞、IHC 3+ 和（或）FISH+ 的活检样本都将被视为 HER-2 阳性。这是目前食管癌临床试验相对公认的标准。当组织样本有限且患者无法进行额外取样时，通常使用下一代测序技术（next-generation sequencing，NGS）。NGS 允许同时评估 *HER-2* 拷贝数和 *HER-2* 突变，但该技术仍处于早期阶段。

一项对食管鳞癌患者研究的结果发现 IHC 染色阳性率为 3%，其中有 9.1% 的 IHC 2 和 4.5% 的 IHC 3 阳性。目前暂未将 HER-2 确定为食管鳞癌患者生存恶化的独立危险因素，但几项研究发现 HER-2 状态与总生存期（overall survival，OS）恶化之间的相关性，不过多因素研究并未得到明确的统计学意义。在食管腺癌的研究中未发现 HER-2 状态和患者预后的相关性。目前存在很多看法：有研究发现在患有巴雷特食管的癌症病例中，HER-2 与更好的疾病特异性生存率和总生存率独立相关，在没有巴雷特食管的癌症病例中未发现相关性。Yoon 等进行的一项纳入 675 例食管腺癌患者的研究，发现 HER-2 与较低的侵袭性、较少的恶性淋巴结、较低的肿瘤分级和巴雷特食管的存在显著相关。相反的是，Brien 等通过 FISH 评估了 63 例巴雷特食管相关食管腺癌的基因扩增，发现 ErbB2 扩增是生存率下降的独立预测因子。Janjigian 等的研究发现，HER-2（+）肿瘤比 HER-2（–）肿瘤有明显更好的总生存率，并且 T 状态更低，N 状态更低，组织学分级更好，故他们认为 HER-2 是提高生存率的独立预后因素。方法学、HER-2 定义、组织处理和制备技术的差异可能导致 HER-2 结果的差异，从而导致各项研究对 HER-2 预后价值的评估存在较大差异。

（2）MSI

在正常细胞中，错配修复（mismatch repair，MMR）蛋白将纠正复制过程中发生的 DNA 错误。有缺陷的 MMR 蛋白、肿瘤抑制基因突变的积累，以及原癌基因活性的增加导致串联重复序列（微卫星），从而导致 MSI。微卫星是重复的 DNA 序列，其长度从 1 个核苷酸到 6 个核苷酸不等，可在基因组的编码和非编码区域内识别。有 4 个基因调节 MMR 机制：MLH1、MSH2、PMS2 和 MSH6。这些蛋白质形成异二聚体，即 MLH1/PMS2 和 MSH2/MSH6。MSH2/MSH6 异二聚体负责识别碱基错配和插入 – 删除环，而 MLH1/PMS2 异二聚体的连续激活去除了碱基对的改变延伸，并在该错配位点重新合成校正的 DNA 碱基。MLH1 表达缺失导致 MLH1/PMS2 异二聚体失活和 PMS2 降解，而 MSH2 表达缺失导致 MSH2/MSH6 异二聚体失活和 MSH6 缺失，其中一个 MMR 基因的双等位基因失活可由突变（体细胞或种系）或表观遗传沉默引起。当一个或多个 MMR 蛋白不表达时，结果称为缺陷错配修复（deficient mismatch repair，dMMR）；当所有蛋白质都完好无损时，这种状态被认为是熟练的错配修复。

MSI 已被证明是结直肠癌、胃癌和子宫内膜癌的肿瘤发生原因。MMR 的缺失可由生殖系突变引起，如在林奇综合征中发现的 *hMLH1* 或 *hMSH2* 突变。目前 MSI 的检测主要用于结直肠癌的临床治疗中，主要的检测方法有 IHC 和 PCR。IHC 与 PCR 的检测准确性高度一致，能够达到 > 90% 的敏感性和 100% 的特异性。PCR 检测需要特定的基因组序列。用于 MSI 测试常用的 5 个微卫星标记称为 NCI/Bethesda 小组：单核苷酸重复序列（BAT25、BAT26、NR21、NR22 和 NR24 或 NR27）和二核苷酸重复序列（D2S123、D5S346 和 D17S250）。当与非肿瘤组织相比，5 个肿瘤位点中至少有 2 个发生转移时，肿瘤被归类为 MSI-H；当一个基因座发生移位时，肿瘤被归类为 MSI-L；当未检测到不稳定性时，肿瘤被视为 MSS。目前一般通过 PCR 进行的 MSI 检测用于检测微卫星重复序列中的不稳定性，而 IHC 用于检测一个或多个 MMR 蛋白的核表达是否存在。IHC 广泛可用，常规使用，大多数病理实验室在 48 小时内报告结果。NGS 技术在检测 MSI 中已被证明与 PCR 结果高度一致，其优点是使用更少的组织，显示突变负担，并在给定样本中检测更多的癌基因。

MSI 可见于高达 5% 的食管腺癌。多项研究报告食管腺癌的 MSI 率为 0 ～ 22%，食管鳞癌为 14% ～ 20%，说明 MSI 率与食管的组织学特异性相关，原因可能是它们具有肿瘤浸润淋巴细胞增多和高级别组织学特点，如髓质、黏液或印戒细胞亚型。多项研究发现，无论是 NGS 技术检测还是利用 PCR 的 MSI 检测，通过 IHC 检测 MLH1/MSH2 核染色，均发现约 3% 的患者出现 MSI-H，结果十分一致。3% ～ 5% 的食管癌病例似乎存在 MMR 缺陷，可能是由体细胞突变而非种系突变所致。临床试验方面，在 KEYNOTE-059 研究中，使用 5 个单核苷酸系统分析 MSI 状态，4% 的患者出现 MSI-H。KEYNOTE-012 研究在全球范围内有胃肿瘤或胃食管交界处（gastro-esophageal junction，GEJ）肿瘤，分析了 24 个样本，17% 为 MSI-H 肿瘤。CHECKMATE-032 研究了食管癌、GEJ 癌和胃癌的混合人群，使用 Bethesda 小组评估 MSI 状态，18% 的患者出现了 2 个或 2 个以上标志物改变。评估 MSI-H/dMMR 的研究数量相对较少，样本量较大的研究似乎表明有这种基因异常的患者比例相当小。

MSI 在接受辅助化疗的患者中并未带来更好的生存期获益。目前 MSI 的主要试验数据都是来自结直肠癌。与单纯手术相比，Ⅱ期和Ⅲ期 MSI-H 结直肠癌患者在基于氟尿嘧啶的化疗中没有生存获益。在有缺陷的 MMR 肿瘤的Ⅱ期患者中，基于氟尿嘧啶的治疗与总生存率降低相关。这些研究表明，MSI-H/dMMR 的存在预示着辅助化疗的生存率降低。在食管癌中结果类似，其中 MSI-H 患者在标准细胞毒性治疗下疾病进展迅速，与非 MSI-H 患者相比，无进展生存期更短。研究还发现，结直肠癌中患有 MSI-H 肿瘤但未接受辅助化疗的患者比 MSI 稳定或 MSI 低的患者有更好的 5 年总生存率。但在免疫治疗中，MSI 似乎对接受免疫治疗的患者具有相反的预测能力。MSI-H 是预后不良的预测因子，但又是免疫治疗反应良好的积极预测因子。有研究发现 dMMR 预测免疫治疗对抗结直肠癌和非结直肠癌有更好的应答率，并有证据表明客观应答率（objective response rate，ORR）、疾病控制率（disease control rate，DCR）和缓解持续时间有所改善。

（3）PD-L1

免疫系统在维持体内平衡中起着重要作用。T 淋巴细胞可以通过协调先天免疫系统和适应性免疫系统的反应，选择性识别、杀死病原体和肿瘤细胞。细胞毒性 T 淋巴细胞（cytotoxic T lymphocyte，CTL）浸润肿瘤是一种正常的适应性免疫功能。CTL 功能受肿瘤微环境的密切调节，肿瘤微环境由癌细胞、炎性细胞、基质细胞和细胞因子组成。有许多制衡机制，使免疫系统不会在反应过程中错误地破坏健康细胞。在肿瘤内，CTL 可能遇到免疫抑制环境，导致"耗尽"状态，使 CTL 功能和细胞因子表达降低，癌细胞经常利用这些免疫检查点逃避检测。一些免疫检查点蛋白包括 PD-1 和 PD-L1，PD-1 是一种主要作用于活化 T 细胞的抑制性共刺激受体，而 PD-L1 是一种由肿瘤细胞表达的分子，在 T 细胞激活中提供抑制信号，它们作为共同抑制因子，可以阻止或最小化 T 细胞反应。PD-1 是一种位于染色体 2q37 上的 Ⅰ 型跨膜蛋白，由 PDCD1 基因编码。已知 PD-1 存在于 B 淋巴细胞和 T 淋巴细胞、巨噬细胞和一些树突状细胞的表面。PD-L1 由位于染色体 9p24 上的 CD274 基因编码，导致巨噬细胞和树突状细胞上表达的 40 kD 跨膜蛋白与 PD-1 结合。PD-1 与其配体 PD-L1 和（或）PD-L2 相互作用时，T 细胞功能受到抑制，从而导致 T 细胞衰竭。PD-L1 已被证明在几种肿瘤类型中具有高表达水平，包括乳腺癌、肝细胞癌、头颈部鳞状细胞癌和肺癌等。包括食管癌和胃腺癌相关研究在内的多项研究已经确定 PD-L1 过表达是免疫检查点抑制剂反应的预测性生物标志物。

PD-L1 表达见于约 40% 的胃食管腺癌。PD-L1 在肿瘤细胞本身的表达并不常见，大多数 PD-L1 染色见于肿瘤间质内的免疫细胞，特别是淋巴细胞和巨噬细胞。由于检测方法的差异性较大，且关于食管癌一项主要针对亚洲人群的荟萃分析显示 PD-L1 在食管鳞癌中过表达的范围为 18.4% ～ 82.8%。食管癌患者中 PD-L1 过表达 ≥ 1% 的肿瘤细胞比例高达 80.8%。在 ATTRACTION-3 研究中，约 50% 的食管鳞癌患者过表达 ≥ 1% 的 PD-L1，当定义 PD-L1 表达 ≥ 10% 为阳性时，29% 的患者为 PD-L1 阳性。评估食管腺癌中 PD-L1 过表达的研究较少。在过表达 ≥ 5% 时，17% ～ 33% 的食管腺癌被报告为 PD-L1 阳性，并且在过表达 ≥ 25% 时，阳性率为 13.3%。

早期临床试验将 PD-L1 定义为 ≥ 1% 的 IHC 染色阈值，KEYNOTE-180 和 KEYNOTE-181 中的 PD-L1 状态由综合阳性评分（combined positive score，CPS）确定。CPS 的计算方法为 PD-L1 表达细胞（肿瘤细胞、巨噬细胞、淋巴细胞）的数量除以肿瘤细胞总数，再乘以 100。值得注意的是，计算中不应包括肿瘤内的坏死碎片和基质细胞。该法检测 9% 的食管鳞癌表达 PD-L1 阳性。多项研究表明 PD-L1 阳性是食管鳞癌和食管腺癌晚期疾病状态和总体生存率差的标志物。在一项针对中国食管鳞癌患者的大型研究中，发现高 PD-L1 与更高的 T 状态、淋巴结转移、总生存率恶化和无病生存期（disease-free survival，DFS）相关。国外的一项纳入 90 例食管鳞癌患者的研究结果提示 PD-L1 状态与肿瘤深度增加、淋巴结转移、复发和总生存率相关。在食管腺癌中，有关 PD-L1 表达的研究很少，但也发现其与较差的预后相关。有报道称，食管腺癌中 PD-L1 表达的频率低于迄今为止在胃癌中报道的频率。Loos 等报道了 101 例巴雷特相关腺癌，IHC 显示 3% 的 PD-L1 高表达，与较高的 T 状态、不完全切除、中位生存率恶化显著相关，是死亡风险的独立危险因素。在现有的研究中，PD-L1 在肿瘤环境中的表达与两种组织学类型的生存率恶化相关。肿瘤微环境中肿瘤浸润淋巴细胞的存在是一个有利因素，PD-L1 表达与免疫逃逸生物学密切相关。它也可以解释某些情况下抗 PD-L1 疗法的耐药机制。

三、食管癌内镜检查

电子纤维胃（食管）镜检查是食管癌诊断中最重要的手段之一，对于食管癌的定性、定位诊断和治疗方案的选择有重要价值。内镜下活检病理检查是诊断食管癌的金标准，活检结果通常不会改变后续内镜治疗的可能性。内镜技术的发展极大地提高了早期食管癌及其癌前病变的检出率。通过内镜下筛查可及时检出食管病变，而内镜下精细检查则更注重对已发现食管病变的形态、结构、类型、浸润深度等进一步分析。在白光内镜的基础上，分别出现了色素内镜、电子染色内镜、超声内镜等新技术，色素内镜和超声内镜检查可确认病变形态、范围，辅助确定临床T、N分期。

1. 白光内镜

普通白光内镜下早期食管癌的主要表现：①红区，即边界清楚的红色灶区，底部平坦。②糜烂灶，多为边界清楚、稍凹陷的红色糜烂状病灶。③结节，直径在1 cm以内，隆起的表面黏膜粗糙或为糜烂状的结节病灶。④斑块，多为类白色、边界清楚、稍隆起的斑块状病灶。⑤黏膜粗糙，指局部黏膜粗糙不规则、无明确边界的状态。⑥局部黏膜上皮增厚的病灶，常遮盖其下的血管纹理，显示黏膜血管网紊乱、缺失或截断等特点。有文献将其分为大致四类：第一类，黏膜颜色改变，黏膜镜下可发红或发白，提示发生炎症或早期食管癌，需要警惕。第二类，树突血管网中断，食管黏膜表面可见树突血管连续而有规律的分布，如果发现树枝状血管中断，应警惕早期改变。第三类，异常角化，当食管发现异常角化时，考虑早期食管癌的可能性很大，需要进一步染色和活检以排除早期病变。第四类，早期食管癌发生形态学改变时，内镜检查容易发现形态学改变，如隆起或凹陷病灶，漏诊率低；中晚期食管癌的内镜下所见比较明确且容易辨认，主要表现为结节状或菜花样肿物，食管黏膜充血水肿、糜烂或苍白发僵，触之易出血，还可见溃疡，部分有不同程度的管腔狭窄。

白光内镜下也可以初步判断食管癌浸润的深度。当发现早期食管癌后，可以通过吸气注气观察黏膜是否僵硬。如果黏膜非常柔软，证明病变大致局限于黏膜上皮层或固有层，浸润深度较浅；如果发现黏膜有僵硬的感觉，说明病变浸润的深度达到或超过黏膜肌层。虽然早期食管癌具备特异性的镜下改变，但白光内镜检查受操作者经验影响较大，对于病变大小及浸润深度无法做到准确评估，仅能初步地发现病变的区域，存在一定的漏诊率。

2. 色素内镜

当白光内镜进行检查无法满足临床的需要时，我们就需要联合化学染色或电子染色方法进行观察以提高病变检出率。通过在食管黏膜表面涂布或喷洒各种化学染料后，使病变黏膜与正常黏膜颜色对比明显，使得白光内镜发现的可疑病变的范围更清晰。其还可指导活检区域，提高早期食管癌的检出率。

常见的染色剂有：碘液、亚甲蓝、甲苯胺蓝、醋酸等，可单一染色，也可联合使用。①碘染色：利用正常鳞状上皮细胞中富含糖原，糖原与碘接触后发生反应呈棕色的原理，是检测早期食管癌最常见的方法。当发生食管癌或食管炎症时，细胞内的糖原含量减少甚至消失，进行碘染色后食管黏膜会呈现不同程度的淡染或不染区。目前根据碘染色的颜色深浅，可分为4个等级：Ⅰ级为浓染区，比正常食管黏膜染色深，多见于食管黏膜角化；Ⅱ级为正常黏膜，呈棕褐色；Ⅲ级为淡染区，多见于炎症或低级别上皮内瘤变；Ⅳ级为不染区，多见于早期食管癌或高级别上皮内瘤变。但Ⅲ级及Ⅳ级均表现为浅染或不染，肉眼下差异不明显，当炎症严重时，会出现不染区，影响临床诊断，故碘染色的特异性并不高。当出现上述情况时，可以通过"粉色征"进行鉴别。粉色征指的是在碘染色后的2分钟后，由于高级别上皮内瘤变或食管癌位置的角质层较薄，碘染色剂会较快地排出，黏膜重新恢复原来的颜色，镜下则表现为粉色征。当出现粉色征时，就提示染色部位为高级别上皮内瘤变或早期食管癌的可能性较大。该方法的敏感性和特异性较高。不过碘染色仍有其他缺陷，主要因为反复使用碘染色剂对人体有刺激，易造成组织损伤，甚至可增加癌变风险，碘过敏、甲状腺功能亢进为禁忌证。②亚甲蓝染色：该法的原理是亚甲蓝不被鳞状上皮细胞吸收，但可被腺上皮细胞吸收，呈现蓝色，可提高食管腺癌在内镜下的检出率。该法在临床上一般不单独使用，因其操作难度较大，染色耗时较长，且存在损伤DNA可能。③甲苯胺蓝染色：甲苯胺蓝是一种碱性染料，阳离子可以与组织细胞的酸性物质结合，使其呈现蓝色。该方法对早期食管癌及癌前病变的检测具有重要价值，因为病变细胞中富含核酸。④醋酸染色：该法主要用于诊断巴雷特食管，原理是醋酸能将柱状上皮染成红色，而鳞状上皮不染色，能够提高巴雷特食管的检出率。⑤联合染色法：常见的联合染色法有鲁氏碘液-甲苯胺蓝染色法。通过联合染色，扬长补短，提高早期食管腺癌及食管鳞癌的检出率，并且对病灶的浸润范围及深度可以进行较精细直观判断。对于判断病灶浸润深度，行碘染色时常关注"席纹征"。碘染色后，食管黏膜受到染色剂刺激，会出现明显的环型收缩环。如果病变部位可观察到席纹征，说明病变多局限于黏膜上皮层或固有层，如果病变部位的席纹征消失，表面病变可能侵及黏膜肌层或黏膜下层。

3. 电子染色内镜

随着新技术的发展，电子染色内镜逐渐进入临床工作中，相比其他内镜方法，具有减少染色剂损伤、方便、耗时短等优点，可以较清晰地判断病变的部位、范围、结构等。其通过特殊的光学方法对食管黏膜进行染色，目前最常见的方法窄带成像技术（narrow-band imaging，NBI），在临床中已有取代碘染色的趋势，该法是通过窄带滤光器将红光滤掉，留下 415 nm 和 540 nm 的蓝光和绿光检查黏膜，绿光为主的窄带光波穿透力强，能够较好地显示黏膜下血管层，而蓝光为主的窄带光波穿透力弱。正常食管黏膜会呈现绿色，而早期食管病变会呈现棕色，主要原因是病变处的黏膜层及角质层变薄，使得照射到黏膜下层的光线增多，反射到眼睛的光线减少，从而呈现较暗的棕色背景。

NBI 对观察食管上皮内乳头状毛细血管袢（intraepithelial papillary capillary loop，IPCL）具有独特的优势，在联合放大内镜检查时，可以镜下更好地区分病变黏膜与正常黏膜，已经成为对病变黏膜进行精细检查的重要手段，便于进一步诊断病变性质。NBI 镜下主要的分型有井上晴洋分型、AB 分型及有马分型，井上晴洋分型是最经典的分型（图 1-10）：① IPCL Ⅰ 型：形态规则，碘染色阳性，代表正常鳞状上皮黏膜；② IPCL Ⅱ 型：出现扩张或延长表现，碘染色颜色变浅；③ IPCL Ⅲ 型：血管形态有轻微改变，碘染色不着色；④ IPCL Ⅳ 型：出现扩张、迂曲、管径粗细不均或形态不规则改变中的 3 种或 4 种改变，碘染色不着色；⑤ IPCL V1 型：同时出现扩张、迂曲、管径粗细不均和形态不规则 4 种改变；⑥ IPCL V2 型：在 V1 型病变的基础上出现血管的延长；⑦ IPCL V3 型：出现了水平面血管结构的高度破坏；⑧ IPCL VN 型：出现增粗明显的新生肿瘤血管。Ⅲ型、Ⅳ型代表中度、重度异型增生，V1 型至 VN 型代表癌变。综上 NBI 的优势在于将已发现的病变与正常黏膜对比，评估病变部位浸润深度，更好地指导下一步治疗。NBI 操作方便，可实现一键式转换操控，且可对食管上段病变进行仔细观察，还可对不适用碘染色的患者进行仔细观察，因此仍要重视 NBI 在早期食管癌及癌前病变检查过程中的应用。

类型 1（正常）　　　　正常 IPCL
　　　　　　　　　　　碘染色

类型 2（食管炎）　　　IPCL 的扩张与伸长
　　　　　　　　　　　轻微染色

类型 3（轻度发育不良）IPCL 微小的变化
　　　　　　　　　　　不染色

类型 4（严重发育不良）4 种变化中出现 2 ～ 3 种
　　　　　　　　　　　不染色

类型 5（癌）　　　　　出现 IPCL 的 4 种变化
　　　　　　　　　　　不染色

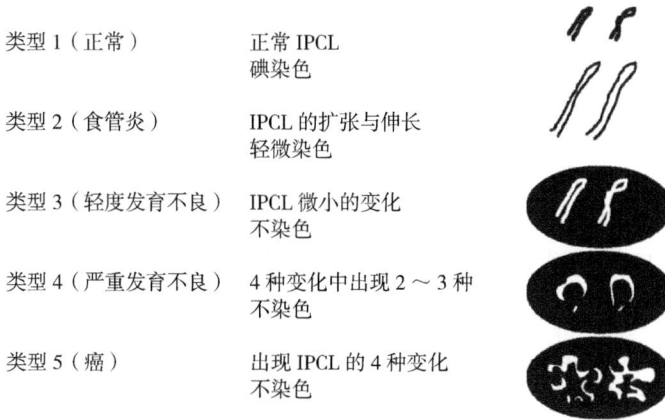

图 1-10　井上晴洋分型

（资料来源：井上晴洋，横山顕礼，南ひとみ.早期食道癌の深達度診断の進歩 [J]. 胃と腸，2008（43）：1479-1488.）

　　AB 分型由日本食管协会制定。Type A 血管形态没有变化或轻微变化，IPCL 没有变化或轻微变化，提示为正常区域。Type B 血管形态高度变化，B1 表现为扩张、蛇行、粗细不同、形状不均一的成袢样异常血管，病变常浸润至 M1 层、M2 层；B2 血管不再成袢，提示病变浸润至 M3 层、SM1 层；B3 为高度扩张的不规则血管，提示病变已达 SM2 层。AB 分型是在有马分型和井上晴洋分型的基础上指定的，较为简洁，在分辨浸润深度方面较井上晴洋分型具有一定的优势。

　　有马分型为放大内镜下观察的微细毛细血管分类。1 型为正常血管，但极少数的低级别上皮内瘤变也为此种表现。2 型血管延长、径扩张、分叉或螺旋状肿大，血管密度上升，但排列较规则，为炎症黏膜中血管表现，小部分低级别上皮内瘤变或黏膜内癌也呈此种表现。3 型为乳头内血管的构造被破坏，血管粗细不同、排列不规则，主要为浸润至 M1 层和 M2 层的癌的特征性血管。其又分为 4 个亚型：3a 为破坏的线头样的血管，3b 是不规则的红色圆圈状血管，3c 为 3b 血管的延长或融合，3d 是乳头状隆起中有细的密集的螺旋状血管，像鲑鱼子。4 型为 M2 层至 SM 层浸润癌的特征性血管，有 3 种基本形态：多层、不规则树枝状、网状。在癌侵犯的区域内，由延长的 4 型血管围成的缺乏血管的区域为无血管区（avascular area，AVA）。AVA 与癌症的浸润深度密切相关，在 M2 层，可以看到由 4 型血管围成的 200 ～ 300 μm

的 AVA 区域。根据 AVA 的大小，可将其分为 AVAs（直径＜0.5 mm），提示浸润至 M2 层；AVAm（直径＜3 mm），提示浸润至 M3 层；AVAl（直径＞3 mm），提示浸润至 SM2 层至 SM3 层。在边缘隆起的平坦型病变中，由延长的不规则血管围成的区域为 SSIV。若 SSIV 内以 3 型血管为主，即为 ard 3，提示病变浸润至 M3 层至 SM1 层；若 SSIV 内以 4 型血管为主，则为 ard 4，提示病变浸润至 SM2 层至 SM3 层。4 型血管中网状血管不形成 AVA 区域，多出现在无明显肿块形成的低分化癌、浸润增殖方式为 INFc 的病变和呈细小蜂巢样浸润的特殊组织型癌中，常表现为增厚面或黏膜下肿瘤样形态，在Ⅱc 型病变表面也会出现。

智能电子光谱技术将白光分解成不同的波段，从而观察黏膜的板层结构和黏膜血管的血流动力学情况。通过电子成像技术，可以更清楚地看到病变部位与正常黏膜的不同。智能电子分光光度法能使细胞间血管图像更清晰，提高巴雷特食管的诊断率。

4. 超声内镜（endoscopic ultrasonography，EUS）

超声及内镜的结合是一个完美的组合，不仅能清晰显示食管内壁结构，而且还精确定位食管壁癌症位置及其与管壁之间的关系，并观察癌症和邻近组织结构之间的关系，以确定病变的一般性质。由于 EUS 清晰显示肿瘤浸润食管壁深度和局部淋巴结转移情况，所以其在食管癌的初始分期中起关键作用。根据组织回声的强弱，病变的回声可分为无回声、低回声、高回声和等回声，也可根据回声是否均匀，分为均匀回声和不均匀回声。正常食管壁可分为黏膜层、黏膜肌层、黏膜下层、固有肌层、外膜层，在 EUS 下分别表现为高、低、高、低、高这 5 个回声区。EUS 镜下的食管癌表现为低回声，病变部位管壁增厚，边缘不规则，边界不清楚，食管壁各层结构可表现为杂乱、断裂或消失。

T 分期方面，由于常规 CT 无法清晰显示食管壁结构，不能区分 T1 期、T2 期、T3 期病变，所以 EUS 在帮助进行 T 分期方面具有一定意义。EUS 可探查食管壁的各层结构、肿瘤浸润深度及与邻近脏器的关系，准确进行 T 分期。研究报道 EUS 检查 T 分期准确率在 75%～90%，其中 T3 期准确率最高，提示 EUS 对 T3 期食管癌的诊断价值最大。但有研究结果相反，显示 EUS 对 T1a、T1b 和 T4 期食管癌的准确性较高，敏感性分别为 84%、83% 和 84%，特异性分别为 91%、89% 和 96%。对 T2、T3 期的区分可能是 EUS 诊断的难点，原因可能为食管外膜较薄，EUS 对肿瘤是否浸润外膜层显示不明显。一项基于 EUS 的检查诊断表明，行 EUS 检查的患者更易接受食管切除术、放化疗等其他辅助治疗，准确进行食管癌分期有利于精确地选择治疗方法，能够降低死亡的风险和改善生存率。

对于淋巴结转移的诊断，EUS 同样具有优势，EUS 可准确探查出直径 > 3 mm 的淋巴结，并评估淋巴结转移，主要观察大小、形态、回声与边缘情况，其 N 分期的敏感性可以达到 50% ～ 90%。可准确、客观描述纵隔食管旁、肺门、肺下韧带旁、贲门旁等淋巴结肿大的情况，对术中指导淋巴结清扫有重要提示作用。但目前对食管癌中淋巴结短径判断转移的临界值仍存在争议，某研究发现即使将短径的临界值由原来的大于 10 mm 降低至 5.5 mm，仍有 16.7% 为假阴性，如将短径的临界值降低至 5 mm 又会导致较大的假阳性率。

普通 EUS 结合高频超声探头可更精确地评估食管癌的浸润深度。与白光内镜检查、窄带成像技术放大内镜相比，对于早期食管癌浸润深度的诊断，得出的结论是，EUS 的准确性在判断入侵黏膜和黏膜下层中并不令人满意，假阳性率较高。

5. 其他内镜技术

激光共聚焦显微内镜（confocal laser endomicroscopy，CLE）由激光共聚焦显微镜和传统电子内镜组合而成，可以看到深度约 500 μm 的细胞结构及其形态特征，其分辨率是当前可获得的实时显像技术中最高的，不到 1 μm。因此 CLE 最大的优点为在无须活检的情况下从组织学上更加清晰地区分病变区域及非病变区域，实现即时"光学活组织检查"的目的，并根据组织学诊断及时采取治疗措施。目前的研究结果提示 CLE 在早期食管鳞癌中应用率更高且精确度较高，其诊断准确率高达 95%，敏感性和特异性分别为 100% 和 87%。CLE 还可以更清晰地看到巴雷特食管中的杯状细胞（在镜下可显示为特殊形态），对巴雷特食管的早期诊断具有重要意义。荧光内镜技术的原理是口服或注射荧光材料后，用一定波长的激光进行内镜观察。如果组织中有肿瘤，就会出现荧光。用高灵敏度摄像机摄取人体组织的红色和绿色光谱，获取光谱区域的荧光，利用成像颜色的差异来区分良恶性病变。拉曼光谱是通过非弹性散射原理提供组织的生化指纹，在保证高灵敏度和特异性的前提下，实现快速、客观的食管黏膜组织学诊断。研究发现拉曼光谱可以同时区别 8 种不同分型的食管癌，然而，拉曼光谱的缺陷在于光谱测量的可转移性和重复性，系统在每次使用前都需要进行校准。光学相干断层成像是临床常见的眼科检查技术，在食管癌的检查中也有应用。对病变部位进行光学活检，从而更准确地指导病理活检，可降低常规随机四象限活检的漏诊率，巴雷特食管异常增生区域已被证实可以利用光学相干断层成像早期发现。

四、食管癌影像学检查

1. 胸腹 CT

CT 检查是食管癌诊治中主要的影像学检查方法。CT 检查可以显示食管癌病灶大小、肿瘤外侵范围及程度、有无纵隔和腹腔淋巴结转移、有无脏器转移，它不仅能显示肿瘤本身的生长情况，还能评价肿瘤与周围结构的关系，准确显示区域淋巴结转移和远处转移情况。其对食管癌的临床分期很有价值，是 TNM 分期及判断预后的较好方法之一。同时，CT 检查结果还有助于临床医师制定精准治疗方案、确定手术方式、制订放疗计划，从而改善患者预后等。对于食管癌在 CT 中的表现，目前有不同的观点，其中一种看法根据食管癌浸润管壁的深度不同来分期：T1 期指腔内肿块或管壁增厚 ≤ 5 mm；T2 期指管壁增厚 5 ～ 10 mm，无外侵；T3 期指管壁增厚 ≥ 10 mm，无外侵；T4 期指管壁增厚伴外侵。还有一种看法：T1 期指腔内肿块不伴有食管壁增厚；T2 期指管壁增厚；T3 期指肿瘤侵犯邻近组织结构（气管、支气管、主动脉、心包）；T4 期指存在远处转移。T1 期至 T2 期 CT 诊断准确率仅为 29.4% ～ 31.0%，T3 期至 T4 期的 CT 诊断准确率为 83.9% ～ 84.2%。CT 多平面重建及内镜技术可用于食管癌的 T 分期，准确率达到 88% ～ 91.7%，但以进展期肿瘤为主，且样本量较小，无法对 T1 期肿瘤进一步细分。CT 多平面重建技术同样能更好地显示转移性淋巴结，敏感性和特异性分别可达 83.3% 和 93.1%。表面投影成像和透明显示等方法类似地也可以增加食管癌的 T 分期准确率。正常情况下，食管在 CT 上的表现为含气的薄层管腔结构，所以 CT 不能清晰显示食管壁的层次，可以通过管壁脂肪层的情况判断肿瘤对周围组织的侵犯情况。研究发现，对于营养良好的患者，当食管 CT 上脂肪组织消失时，有约 90% 的患者出现邻近组织的侵犯，但当脂肪组织受肿瘤组织压迫或有放疗反应时会导致评价不准。对于食管癌肿物侵犯主动脉的判断，可以利用其与主动脉周径接触的比例来确定，一般来说，接触角度大于 90° 高度提示侵犯。CT 增强扫描明显提高血管评价的准确性，以食管癌与主动脉距离小于 1.3 mm 作为主动脉侵犯的标准，其诊断的敏感性、特异性、准确性、阴性预测值和阳性预测值分别为 87.5%、

91.4%、91.1%、46.7% 和 98.8%。当出现主气管侵犯时 CT 成像可表现为气管或左主支气管壁受压变平或者出现压痕，该征象诊断气管受侵犯的敏感性为 20.8% ～ 100%，特异性为 68% ～ 98%。

CT 用于诊断食管癌的主要优点是时间分辨率高，受外界干扰因素影响小，无创，耗时短，成本相对较低。缺点在于辐射剂量高，且对食管自身及周围组织有潜在的辐射损伤。故有效降低 CT 检查的辐射剂量将有助于其在食管癌的诊断和治疗中发挥更大的作用。双源 CT 作为一种新技术，通过碘分离技术从 CT 增强图像中去除碘造影剂，可评价食管癌放疗前后肺血流灌注变化，有助于放疗的临床发展和急性放射性肺损伤的早期预防。

增强 CT 可以提高对淋巴结转移的诊断敏感性。淋巴结短径大于 1 cm，增强不均匀是 CT 诊断淋巴结转移的标准。有研究认为 CT 诊断淋巴结肿大的敏感性为 30% ～ 60%，特异性为 60% ～ 80%，这是建立在淋巴结短径大于 1 cm 作为淋巴结肿大的标准上，其诊断血行转移和腹腔转移的敏感性为 46% ～ 81%，为食管癌的术前评估及术中淋巴结清扫提供可靠信息。CT 在 N 分期中的一个缺点在于无法鉴别无明显增大的转移性淋巴结和增大的非转移性淋巴结，所以临床上常联合超声内镜活检和 CT 对食管癌患者进行 N 分期。增强 CT 不仅可以提高病变的检出率，而且可以提示病变与纵隔大血管的关系，提高了淋巴结转移诊断的敏感性，对判断吻合口术后是否复发有较高的应用价值。

2. PET-CT

PET-CT 是近年来新兴的一种影像检查手段，利用氟代脱氧葡萄糖摄取不同组织和器官来判断其良性和恶性。由 PET 提供病灶详尽的功能与代谢等分子信息，而 CT 提供病灶的精确解剖定位，一次显像可获得全身各方位的断层图像，具有灵敏、准确、特异及定位精确等特点。PET-CT 已开始应用于食管癌的鉴别诊断和术前分期，它在对良性、恶性食管损害的鉴别及有无全身转移和预后情况的判断上有明显优势。PET-CT 在评估食管癌原发肿瘤方面的准确率明显高于普通 CT，但与 CT 相同的是均不能判断食管壁的结构。目前的研究结果发现 PET-CT 诊断原发食管癌的灵敏度、特异性、准确率分别为 77.8%、92.9%、84.4%，诊断远处转移瘤的敏感性、特异性分别可达 69% ～ 81% 及 91% ～ 93%。PET-CT 检测远处转移瘤可以使 20% 食管癌初诊患者避免不必要的手术。PET-MRI 综合代谢信息且具有良好软组织分辨率，诊断食管癌淋巴结转移有一定的优势。

PET-CT 是一种全身成像扫描技术，对 M 分期的病灶定位精度高，可以对罕见转移部位和不典型转移病灶进行综合分析判断。淋巴结大于 2.5 cm 可作为转移性淋巴结的诊断标准。临床 PET-CT 显示淋巴结形态失去正常，淋巴结门结构不明显，放射性明显增高，则诊断转移性淋巴结的可靠性最高。如果没有明显的高代谢，不能排除淋巴结转移。如果淋巴结大于 1 cm 且代谢活跃，只要存在正常淋巴结形态，就应谨慎诊断转移性淋巴结。大于 1 cm 但无代谢活性的淋巴结可以排除转移。在评估肿瘤可切除方面，CT 的准确率为 65%，PET-CT 为 80%，二者联用可以达到 92%。PET-CT 也有一定的局限性，如示踪剂的放射性核素有辐射风险，但辐射量严格控制在安全范围内，不会对人体造成重大损害。PET-CT 是排除远处转移瘤的最佳方法，但在考虑成本或基层医院没有 PET-CT 设备时，也可以选择其他检测方法。

3. 食管钡剂造影

多数情况下，食管癌筛查的患者把 X 线钡剂检查作为首选的检查。该诊断方法简单、成本低、灵活，可早期发现黏膜病变，如局部食管黏膜病变、弯曲或中断，并观察食管壁的动态变化。病变部位的黏膜改变是观察的重点，X 线钡剂检查可观察食管的蠕动状况、管壁的舒张度、食管黏膜改变、食管充盈缺损和食管梗阻程度。早期食管癌常见的 X 线征象为食管壁局限性僵硬、食管黏膜紊乱。中晚期食管癌的 X 线表现较为典型，主要为黏膜皱襞迂曲、紊乱、增粗和中断，食管壁僵硬、活动度减弱或消失，管腔狭窄，钡剂通过缓慢或受阻，可观察到深浅不等的龛影、充盈缺损或软组织块影。根据食管癌的病理类型不同，钡剂造影的表现可分为：①腔内型，表现为突入管腔的较大龛影；②浸润型，表现为管腔狭窄，根据狭窄段的两端可以判断肿瘤的长度和边缘；③溃疡型，表现为表面凹凸不平的溃疡影；④肿瘤黏膜下扩散导致的静脉曲张型，表现为食管黏膜变硬、迂曲，应与食管静脉曲张相鉴别。食管钡剂造影是评价食管黏膜、食管扩张和活动及病理改变非常必要的检查，有研究显示，对疑似早期食管癌患者同时采用 X 线钡剂造影及 CT 检查，对比病理诊断结果，X 线钡剂 I 期食管癌诊断准确率显著高于 CT，X 线钡剂造影诊断早期食管癌准确率可达 68.2%，而 CT 检查的准确率仅为 6.8%。气钡双重造影对比检查，有助于提高食管 – 胃连接部腺癌的诊断准确率。钡餐影像可以很好地识别食管癌对放疗或化疗是否有反应，特别是结合 CT 检查，可以准确判断食管癌患者术前放疗或化疗是否有效。X 线钡剂检查的局限性在于食管癌周围脏器的浸润和淋巴结转移难以评价，在一定程度上限制了其在食管癌诊断中的应用。其对 TNM 分期的意义有限，故不作为食管癌分期的首选检查。

五、中医检查

1. 望诊

望诊是通过观察患者的精神、面色、形体、舌象和皮肤黏膜等，了解疾病情况的一种诊察方法。其中，舌诊是通过观察舌象特点了解病情的诊察方法，是中医望诊的重要内容。舌诊主要分为望舌质与望舌苔两个部分，舌质要观察舌体颜色、胖瘦、形态等方面，舌苔要观察苔色、苔质的情况，比如舌苔厚薄腻腐，是否存在裂纹、舌苔剥脱甚至镜面舌。

舌诊方法与注意事项：望舌时患者要采取坐位或卧位，自然伸舌，舌面平展，舌体充分暴露即可，如一次望舌判断不清，可令患者稍作休息再次伸舌。另外摄入某些食物及药物或存在刮舌苔的习惯等都会影响对舌象的判断，如出现可疑舌色，则要仔细询问患者的饮食、服药等情况，与染苔等鉴别。伸舌要面向光源，最好选择白天光线充足的自然光条件，光线明暗强弱及有色光源均会影响对舌象特征尤其舌色的判断。

此外，可利用目前最先进的人工智能舌诊仪进行舌象采集，确保统一、标准的光源环境，排除医师主观判断及医疗水平差异对舌诊结果的影响。

食管癌前病变及食管早癌舌诊特点：基于人工智能舌诊仪，通过对食管癌筛查点的舌象大数据进行分析发现，阴亏热结、瘀血内阻是早期食管癌及癌前病变的主要病机特点，其中癌前病变以热结阴亏为主，早期食管癌主要以血瘀为主。前期中国食管癌高发区舌象筛查显示，内镜下活检病理诊断为癌前病变和早期食管癌的人群中舌象多表现为红舌、紫舌和裂纹舌，与病理活检为正常鳞状细胞的人群比较具有显著差异。食管癌前病变组及早期食管癌病理与病理正常组比较，紫舌 OR 值分别为 1.82（1.45～2.28，$P < 0.001$）、2.14（1.51～3.05，$P < 0.001$），淡红舌 OR 值分别为 0.56（0.48～0.65，$P < 0.001$）、0.50（0.383～0.654，$P < 0.001$），红舌 OR 值分别为 1.44（1.25～1.66，$P = 0.003$）、1.43（1.14～1.81，$P < 0.001$），裂纹舌 OR 值分别为 1.49（1.30～1.72，$P < 0.001$）、1.38（1.09～1.75，$P = 0.009$）。

中晚期食管癌的舌诊特点：中晚期食管癌病情复杂多变，因此舌象特征呈现多样性表现，需结合具体病情诊察。

2. 闻诊

闻诊包括听声音和嗅气味两方面，听声音是凭听觉以诊察患者的语言、呼吸、咳嗽等声音，嗅气味则是通过嗅患者和病室的气味，以及患者的排泄物的气味等来鉴别疾病。食管癌患者的闻诊要注意以下内容。

（1）听声音

声音嘶哑：患者突然感到声音嘶哑，伴有流涕、咽痛，多是外感风寒，肺气不宣（喉及声带炎症）；声嘶渐起，逐日加重，久病失音，多是肺脏亏损，或食管癌向周围侵犯压迫喉返神经引起声音嘶哑，是晚期食管癌的一个常见症状，说明病情在进展。

呻吟：食管癌患者疼痛时异常痛苦，要予以高度同情，询问和检查原因，同时予以处理。

嗳气：气体自胃向上，出于喉间而发声，多属胸脘不畅，肺胃之气不降，原因是寒气在胃中或胃气不和，下段食管癌早期及中期可引起呃逆、嗳气等。

呃逆：有气上逆从咽喉出，发出一种不由自主的冲激声音，如呃呃连声，称为呃逆，是胃气上逆引起，食管癌患者早中晚期均可发生呃逆、长时间顽固呃逆、有时一连多日不能缓解者，多为食管癌晚期侵犯膈肌所致。

呕吐：有声有物者为"呕"，有物无声者为"吐"，有声无物者是"干呕"，三者声音不同。呕吐有寒、热、虚、实的不同：虚寒证的呕吐，吐势徐缓、声多微弱，实热证的呕吐，吐势较猛、声音粗壮，要结合四诊，判别呕吐原因，对症处理。食管癌的呕吐物多为食物和泡沫样黏液，若出现赤豆汁样呕吐物，说明食管内有血络渗血。除食管癌本身引起呕吐外，抗肿瘤化学药物治疗或放射线治疗亦常引起胃肠道反应，表现恶心呕吐，此时配合中药以和胃降逆，可以减轻和防治此不良反应。

咳嗽：咳嗽初起，声音重浊，痰白，鼻塞不通，多是外感风寒，是食管癌患者抵抗力降低时常见的并发症。另外，食管癌患者出现咳嗽应考虑是否为肿瘤出现肺转移，或气管受压。如咳声不扬，痰稠色黄，咳痰难出，为痰热壅肺；咳嗽有痰而声低，痰多容易咳出，是寒痰或痰饮；咳嗽无力，咳白沫痰，咳便气促的是肺虚病候；干咳无痰或少痰，低热盗汗为阴虚肺热；咳嗽痰少带血，燥热口渴，为肺燥伤络。咳嗽除见于肺部病变外，食管癌侵及气管、放疗导致出现放射性肺炎或肺纤维化时，均可出现刺激性咳嗽，以干咳为主。

呼吸：患者呼吸短促而弱，吸气之后感到舒适，多属气虚证；呼吸气粗，呼气之后感到舒适，多属实证。呼多吸少，喘息急促，痰声辘辘，是为哮喘；喘息短气，呼吸不续，声低息怯，是为虚喘，多为肺肾气虚所致。

语音：患者语声低微，断续无力，不愿多说话，多属虚证、寒证；若语声高浊有力，或烦躁多言，多属实证、热证；患者神志昏迷，语无伦次，声音粗壮，称为"谵语"，见于肝转移，为实热证；若神志不清，呢喃吃语，声音短细，称为"郑声"，为虚证，也是食管癌患者垂危的证候之一。

（2）嗅气味

食管癌患者合并感染，癌瘤溃烂，可发出恶臭气味。食管癌癌瘤局部侵蚀和溃破，若侵犯肺引起肺痈，可出现咳黄浓痰且伴有腥臭味。

3. 问诊

问诊是医师有目的地询问患者或家属以了解病情的一种诊察方法，是中医诊断食管癌（噎膈）的一种重要手段。问诊的范围广泛，内容较多，可参考张景岳的《十问歌》，即"一问寒热二问汗，三问头身四问便，五问饮食六胸腹，七聋八渴俱当辨，九问旧病十问因，再兼服药参机变，妇女尤必问经期，迟速闭崩皆可见，再添片语告儿科，天花麻疹全占验"。

现根据十问的主要内容，结合食管癌的特点，归纳分述如下。

（1）问寒热

突然发热，且与恶风怕寒同时并见，是外感所致表证；高热不恶风寒而反恶热，欲去衣被，为里实热证，此可由食管癌患者感染引起；午后低热，五心烦热，手足心热甚于手背，为阴虚血亏之象，多说明食管癌患者胃阴不足以累及肝肾；午后发热多说明阴血亏虚，也可见于湿热内蕴结毒者；夜热早凉者，多为阴血亏虚之证，也可为血瘀所致。常用知柏八味丸、秦艽鳖甲散等加减治疗。

（2）问出汗

有汗无汗：食管癌患者发热时，必须询问有汗无汗。发热恶寒无汗是外受风寒的表实证，可用发汗方法治疗；若发热恶寒有汗，汗出热又不退，多为表虚或热邪偏胜。

自汗盗汗：在醒的时候稍一活动就出汗的叫"自汗"，多属阳虚气虚，常见于晚期食管癌患者和食管癌术后；睡时出汗，醒时即止者叫"盗汗"，多属阴虚，这在食管癌患者中很常见；若自汗、盗汗都有，说明其阴阳失调，应加以分析辨证。

头面汗出：食管癌患者仅仅出现头额冷汗不止而呼吸又急促困难，多属阳气欲脱的先兆。

手足心汗出：多为脾胃湿热郁蒸所致，也可见于高热或体质虚弱者。

冷汗、汗出如油如珠：食管癌出现汗出如珠如油，冷汗淋淋，随擦随出，这是人体阴阳将要离决、亡阳的恶候，又称为"绝汗"，可见于终末期食管癌患者。

（3）问头身

头身的许多疾病表现是临床常见症状，根据证候的久暂、部位和发作停止的时间，以及有无寒热等情况，可以辨别阴阳、表里、寒热、虚实。

头部：头部是脑髓及五官诸窍所在，食管癌常有头部症状。

头痛：短暂头痛伴有发热恶寒的，多为外感时邪；如果头痛不发热，痛无休止，日益加重的，要警惕有无脑转移癌；在放疗、化疗过程中出现头痛时作、不伴寒热是虚证的表现。

眩晕：一些抗肿瘤药物使用后也会导致眩晕，辨证多属于气血双亏或痰浊内阻、清阳不升，或虚火上炎。

身躯：食管癌患者周身疼痛，乏力少气或虚劳久病而全身疼痛的，为气血亏虚、肌肉筋骨失养之象；若四肢乏力疲倦，兼有食少、便溏，为脾气不足之候。骨痛明显，痛有定处，按之明显者多为癌肿之骨转移，多属肾阴虚或肾阳虚。

胸胁部：胸骨后不适感，进食时胸骨后有闷胀不通、灼热、摩擦感等不适为痰气交阻、食管不利的噎膈（食管癌）之征；前胸疼痛或后背或胸背同时持续性隐痛、胀痛、刺痛、灼痛等，甚或可放射至肩部或腋下，伴呕吐涎沫者为痰瘀互阻日久的噎膈之象。胸痛而咳吐脓血者为肺痈；胸中气满，喘息不便，痛引肩项，身热形脱者为肺积（肺癌）；胸胁胀满痞闷者为肝郁气滞或痰饮内蓄。胸胁窜痛的多为气滞，胸胁刺痛的多为血瘀，两胁疼痛的则有肝郁、痰饮、肝积等证，需加以辨别。

脘腹部：剑突下或上腹部不适、隐痛或微灼痛，伴有吞咽困难，为下段食管癌的表现。脘腹疼痛胀满，多为脾胃失调之象；其中隐隐作痛，时作时止，喜按喜温者，属虚寒证；若痛而拒按，痞满，喜冷，便秘，则属实热证。

腰背部：后背或胸背同时持续性隐痛、胀痛、刺痛、灼痛等，伴吞咽困难，可见于噎膈（食管癌）；腰疼绵绵、酸软无力，肢冷恶寒，大便溏泻，小便清长，属肾阳虚亏；若腰部酸痛，时觉虚火上炎，大便干燥，小便黄赤，是肾阴虚亏，腰痛如锥如刺，痛处不移，不能转侧，多为血瘀或瘀毒；

背部定点作痛，痛位不移者，多是瘀血所致。这些在食管癌患者中较常见，且常为癌肿骨转移的主要证候，往往于骨转移确诊前出现。

（4）问饮食

问饮食可了解食管癌患者病情程度和脾胃消化功能及营养状况和脏腑的虚实情况，进而指导食管癌的预后。

吞咽不适或进行性吞咽困难：伴有吐涎沫、消瘦等症者是为噎膈（食管癌）。

食欲：食欲缺乏、厌食是食管癌患者最常见、最早期出现的症状之一。食量逐渐减少，常常是脾胃气虚的表现；顽固性食欲缺乏，并伴有吞咽不适或进行性吞咽困难，是食管癌患者病情发展的一个重要标志，如果治疗有效，食管癌得到控制，食欲可转为增加。在用化疗药物或放射线治疗期间，出现食欲下降，为放化疗方法伤及脾胃功能所致，给以健脾胃中药则可以防止和减轻此不良反应。

口渴和饮水情况：口渴欲饮多属热；口中乏味，虽渴又不欲饮者属寒；常欲饮水，饮亦不多，属虚；口干欲饮，但又漱口而不欲下咽者，是内有瘀血；若口渴而舌红无苔，是肺胃阴伤之象；咽干而渴，欲饮但又不能多喝者，多为肾阴亏虚之象；食管癌晚期可出现滴水不入，是食管梗阻严重之征；若饮水即呛，应考虑食管气管瘘。

放疗后，常表现口渴咽干，但又不多喝，这是放疗热毒损伤津液，损及肾阴所致。

口味：口味是口中自觉的味道。口发苦者，多是里实热证或肝胆有火；口发甜者多为脾胃湿热，或脾虚水饮上泛所致；口发咸者是肾经有热；口发酸者多是消化不良或肝胃不和；口淡无味者，多属脾气虚；口有黏腻感者，多为湿浊内蕴。食管癌患者在放疗、化疗中常出现味觉方面的改变，主要的有口苦、发甜、口中淡而无味等。

（5）问二便

问二便主要询问患者大小便的形色气味和量次。

问大便：①便秘。食管癌患者常见大便秘结，数日不大便，这是由于津液枯涸，不能润下所致；如便秘兼见口渴、潮热、腹部硬满而胀、舌苔黄燥的，是热伤津液所致；若大便并不干燥，但排便时感到困难，这是由中气不足所致或为老年人体弱虚证表现。②腹泻或便溏。大便溏泄，便时肛门部有灼热感，粪有腐臭气的，是胃肠有滞热，是实热证；便溏腹中隐痛，喜按喜暖，畏寒肢凉的，是虚寒证；腹痛即泻，是为"痛泻"，由肝脾不和所致；每天在天亮前即便泻，日久不止的叫"鸡鸣泻"或"五更泄"，为肾阳虚衰的表现；大便先硬后溏者，为脾约证。③大便有血。大便色黑如柏油者，是为远血，即上消化道出血，患食管癌者首先考虑食管出血，以及内有瘀血。而大便见鲜血者则为近血，应先检查肛门、直肠和结肠有无痔核、息肉或癌瘤等，鲜血往往是肠热证的表现。

问小便：①小便过多。尿的次数和尿量过多。尿色淡而多者是肾阳不足；喝得多，尿得多，是消渴病（糖尿病）；喝得不多，但尿得多，是为"下消"证，多由肾气虚弱引起。②小便短少。尿的次数和尿量均少，称小便短少。尿色深而少者为有热，如尿少水肿甚至形成腹腔积液，则是由于阳气亏虚、水饮内停。③小便频数。尿频但尿量不多，称小便频数。尿黄赤，少腹急痛，尿道灼热疼痛者为下焦湿热（膀胱刺激症状）。尿频而清，尿时发坠，腹中凉，尿道不疼者为下焦肾阳虚寒。④小便癃闭。癃是小便点滴而出，排尿不利；闭是小便点滴不出，闭而不通。尿毒症时的小便癃闭，盆腔肿瘤压迫膀胱、尿道，亦可使小便不通。关于癃闭中医辨证有下焦湿热与阳虚气弱的不同，因此治疗的方法也有所不同。癌症患者出现此症应急则治之，以给癌毒以出路，促使癌症毒素排出体外。常用中药有王不留行及萆薢分清饮或八正散之类，治之获效。⑤小便尿血。凡血尿骤然发作，色红，尿道灼疼的，多为下焦有热；尿血频频，尿道不痛或微痛，腰膝酸软者，多为肾亏不能固摄所致。

4. 脉诊

脉诊是用手直接检查患者脉象，以了解疾病情况的一种诊察方法。分为遍诊法、三部诊法和寸口诊法，目前常用寸口诊法，即通过用手指感触患者双手腕部桡动脉波动诊察病情、判断病证的方法。

脉诊方法与注意事项：患者取坐位或正卧位，切脉之前让患者休息片刻，使呼吸均匀、气血平和，同时保持诊室安静。患者手臂放平与心脏处于同一水平，腕关节背面垫脉诊垫，以便于切诊，一般切诊时间至少1分钟以上。

中医传统脉象有28种之多，但食管癌患者常见的有浮、沉、细、弱、涩、虚、弦、滑、数、大脉等。

浮脉：轻取即得，按之稍减但不空虚。多主表证，食管癌患者外感可出现浮脉，浮而有力主表实证，浮而无力为表虚证；气虚外感也可出现浮而无力；如果阴亏于内，阳气浮越于外，或阳气虚损，也可出现浮大无力无根之脉，主里虚危证。

沉脉：轻取、中取都不及，重按始得为沉脉。多主里证，沉而有力主里实证，沉而无力主里虚证。

数脉：一呼一吸超过五至（每分钟90次以上）为数脉，主热证。数而有力者主实热证，数而无力者主虚热证；食管癌患者细数无力者多主阴虚血亏之虚热证；弦数有力多为病邪壅盛的实热证。

滑脉：往来流利，如珠走盘，应指圆滑。多主痰湿凝聚、湿热内蕴、停食等证。食管癌患者多有痰湿，故脉多见滑脉。

弦脉：端直而长如按琴弦。多主气滞、疼痛、痰饮等证。食管癌患者多有气滞、疼痛或痰饮内阻，故多见弦脉。

细脉：脉细如线者为细脉。主气虚血少，诸虚劳损。在晚期食管癌患者多见，术后患者也多见。浮而细软者又叫濡脉，沉细无力者叫弱脉，都是虚损的表现。食管癌患者术后或治疗后脉见沉细无力者是脉证相符，说明无邪盛复发之象。

涩脉：往来艰涩而不流利者为涩脉。食管癌患者常见，其中涩而无力主血少精伤，涩而有力主气滞血瘀或痰湿内阻。

弱脉：沉细无力者为弱脉。主里虚证。

虚脉：三部脉举之无力，按之空虚为虚脉。主虚证之气血两虚或脏腑诸虚。

大脉：脉体阔大，但无汹涌之势。主虚证；又主邪盛病进。

以上脉中，浮、弦、滑、数、大均属阳脉，主有实邪之脉；沉、细、涩、虚、弱等均属阴脉，多主正虚。由于食管癌为本虚标实之病，在发病过程中病情比较复杂，脉象也往往以相兼脉的形式出现而反映综合病证，如沉、细、弱脉说明病属气血不足之虚证，当用补益气血的方法来治疗，对食管癌患者来说，可表示病情稳定；相反如食管癌患者本属虚证，却见到弦、滑、数或弦、数、大脉时，是"阴病见阳脉"，脉与病情不符，则表示病邪猖獗，病情正在发展恶化。食管癌手术后或行根治性放疗后的患者，原发病灶已经切除或消失，邪毒已去，理应脉来和缓或只见气血亏虚的沉细等脉，但这时患者却出现弦滑数、弦数大等脉，就要考虑是否有余邪未净或新癌瘤复发，若患者又见低热、红细胞沉降率快等现象，可能有癌瘤复发或转移，为病势恶化之象，预后不良。

第四节　诊断与分型

食管癌的病理学诊断与分期是后续合理治疗、判断预后的决定性基础，近年来食管癌的相关分子病理诊断研究也取得较大进展，肿瘤基因检测及 HER-2、PD-L1 等肿瘤相关抗原分子免疫组化检测的兴起提示了相关分子病理诊断在未来食管癌规范诊疗中将起到更重要的作用。靶向治疗与免疫治疗的适应证不断扩大也提示了未来的治疗诊断会更加依赖于蛋白免疫组化、驱动基因等相关基础病理学的衍生检测手段。

一、病理诊断

1. 食管癌病理诊断主要涉及分类

食管癌病理诊断主要涉及分类包括病理诊断规范、大体分型、组织学分型、Siewert 分型等。需要注意，若肿瘤累及食管 – 胃交界部，肿瘤中心在食管 – 胃交界部的食管侧或在胃侧 2 cm 之内（Siewert 分型 Ⅰ 型和 Ⅱ 型），应按食管癌分期；肿瘤中心在近端胃 2 cm 之外（Siewert 分型 Ⅲ 型），则应按胃癌分期；肿瘤中心虽在近端胃 2 cm 之内但未累及食管 – 胃交界部者，也应按胃癌分期。而在组织学分类上，我国食管癌发病以鳞癌为主，我国胃癌发病以腺癌为主，我国食管 – 胃交界处肿瘤以腺癌为主，故绝大部分食管 – 胃交界处肿瘤在组织学分型上更接近于胃癌。同时，欧美白种人的食管癌发病以腺癌为主，诊疗与国内现状不一致，故国内食管癌诊疗应重点参考 CSCO 指南，而非 NCCN 指南。

2. 病理标本取材规范

2022 年版 CSCO 指南强调病理标本取材规范，目前食管癌病理诊断标本取材方式上主要分为内镜活检标本、内镜下切除标本［包括内镜黏膜切除术（endoscopic mucosal resection，EMR）、内镜黏膜下剥离术（endoscopic submucosal dissection，ESD）］、根治术标本、转移性食管癌手术 / 活检标本四大类。

内镜活检标本：大体检查着重于组织大小和数目；镜下检查重点为明确病变性质和类型，具体包括：是否为肿瘤、良恶性肿瘤的鉴别、癌前病变与癌鉴别、组织学类型与组织学分级。

内镜下切除标本：大体检查着重于标本组织大小、肿瘤大小和肿瘤大体分型；镜下检查重点为癌前病变（上皮内瘤变/异型增生）和高级别/低级别癌（组织学分型、组织学分级、浸润深度、黏膜下层浸润深度、侧切缘和基底切缘、脉管侵犯）。应测量记录标本大小（食管–胃交界部标本要单独测量食管和胃的长度和宽度），记录黏膜表面的颜色、病变大小形状（包括轮廓是否规则，是否有隆起、凹陷等）、大体分型，以及病变距各切缘的距离（至少包含病变与黏膜侧切缘的最小距离）。对于黏膜下层浸润癌，应测量黏膜下层浸润深度，超过 200 μm 的转移风险高，需补充食管切除+淋巴结清扫术或放化疗。

根治术标本：大体检查着重于标本类型、肿瘤部位、食管长度、肿瘤大体类型、肿瘤大小和数目、肿瘤距两侧切缘或环周切缘的距离、淋巴结检出数目与大小；镜下检查重点为组织学分型、组织学分级、浸润深度、脉管侵犯、神经侵犯、壁内转移、周围黏膜情况、两侧切缘、环周切缘、淋巴结转移数目与总数、有无淋巴结被膜外侵犯、TNM 分期、新辅助治疗后根治术标本的病理学评估。取根治术标本时应沿肿瘤位置对侧打开食管壁，黏膜面向上。应测量记录切除食管长度，肿瘤部位，肿瘤距口侧/肛侧/环周切缘的长度，肿瘤大体分型、大小，切面颜色、质地、浸润深度、累及/未累及食管胃交界部（若肿瘤累及食管–胃交界部，应记录肿瘤中心至食管–胃交界部的长度）等。对早期食管癌或新辅助治疗后根治术标本，可对疑似病变区和瘤床进行全部取材；对黏膜下层浸润癌，原则上同内镜下切除标本，测量黏膜下层浸润深度，及时完成相关处理。

转移性食管癌手术/活检标本：大体检查着重同根治术标本推荐；镜下检查重点为明确病变性质和类型。

3. 大体分型

目前常用的大体分型包括：巴黎分型、日本分型、X 线分型等几种。根据食管癌进展程度，可大致将食管癌分为早期食管癌与中晚期食管癌。现阶段国内常用的大体分型方式，早期/表浅食管癌推荐巴黎分型，中晚期/进展期食管癌推荐国内分型。

根据食管癌进展程度，可将食管癌分为两大类：早期食管癌与中晚期食管癌，由于早期食管癌临床症状隐匿，故临床相对少见，随着消化内镜逐步进入居民体检范畴，早期食管癌占比呈升高趋势。早期食管癌大体上的临床病理分型为：隆起型（有蒂隆起型/无蒂隆起型）、表浅型（表浅隆起型/表浅平坦型/表浅凹陷型）、凹陷型（表浅凹陷+凹陷型/凹陷+表浅凹陷型）。

中晚期食管癌大体上的临床病理分型为髓质型、蕈伞型、溃疡型、缩窄型及腔内型。

髓质型：临床上最为常见的食管癌病理类型，占全部食管癌的56%～61%，通常癌组织多累及该食管周径之大部或全部，且绝大多数被发现时癌组织已浸润至食管肌层或达到食管纤维组织中。更晚的患者可累及周围器官和组织，如气管和支气管膜部、心包、肺组织甚至主动脉弓部等，如侵犯至主动脉弓会加剧手术切除大出血风险，甚至可能在消化内镜探查中出现严重并发症。此类型主要向食管壁内方向扩展，食管壁发生明显增厚，表面有深浅不一的溃疡。

蕈伞型：相对较为少见，占12.1%～17%，癌组织常呈卵圆形并凸向食管腔内，似蕈伞状。癌的边缘界限明显高于周边组织，且外翻，癌表面多有浅小溃疡，但多数病理的癌组织并不累及食管全周，仅侵犯至食管壁的一部分或大部分。常常以向管内生长为主，外侵相对不严重，故切除率较高。

溃疡型：较少见，占患者总数的11%～12.6%，癌组织常只累及食管壁的一部分。癌组织较薄且易在食管病变处形成一个较深的溃疡。癌组织底部多数穿入黏膜基层或侵入食管周围纤维组织，因此切除率较低。

缩窄型：较少见，占患者总数的5.5%～8.5%，病变处呈明显的狭窄与梗阻，往往局部病变（食管长轴方向）较短。肿瘤长度3～5 cm，但病变常累及食管全周。癌组织向食管壁内及食管两端呈浸润性生长并穿透肌层。病变上段食管扩张明显。手术切除率较低。

腔内型：临床罕见，约占患者总数的3.3%。肿瘤组织凸向食管腔内，呈圆形或卵圆形隆起，肿瘤表面常有糜烂和浅溃疡。一般累及食管壁的一部分，外侵相对不明显，手术切除率较高。

4. 组织学分型

对于病理组织学分型，目前国内食管癌组织学类型主要参照2019年版WHO消化系统肿瘤分类。2019年版WHO分类维持了肿瘤病理组织学分型分类，具有临床适用性，完善了癌前病变的分类、预后判断相关的形态学特征表现及分子病理改变等相关内容，提高了食管癌分类体系的完整性与准确性。2019年版WHO食管肿瘤大致可分为十类：良性上皮性肿瘤和癌前病变、鳞状细胞乳头状瘤、食管腺体异型增生（低级别）、食管腺体异型增生（高级别）、食管鳞状上皮内瘤变（低级别）、食管鳞状上皮内瘤变（高级别）、恶性上皮肿瘤、神经内分泌肿瘤、神经内分泌癌、混合性神经内分泌－非神经内分泌肿瘤。具体分类见表1-1。

表1-1 组织学分型

具体分类	编号
良性上皮性肿瘤和癌前病变	—
鳞状细胞乳头状瘤	
鳞状细胞乳头状瘤，非特殊类型	8052/0
鳞状细胞乳头状瘤病	8060/0
食管腺体异型增生（上皮内瘤变），低级别	8148/0
食管腺体异型增生（上皮内瘤变），高级别	8148/2
食管鳞状上皮内瘤变（异型增生），低级别	8077/0
食管鳞状上皮内瘤变（异型增生），高级别	8148/2
恶性上皮肿瘤	
腺癌，NOS	8140/3
腺样囊性癌	8200/3
黏液表皮样癌	8430/3
腺鳞癌	8560/3
鳞状细胞癌	8070/3
鳞状细胞癌，NOS	8070/3
疣状鳞状细胞癌	8051/3
梭形细胞鳞状细胞癌	8074/3
基底样鳞状细胞癌	8083/3
未分化癌	
未分化癌，NOS	8020/3
淋巴上皮瘤样癌	8082/3
神经内分泌肿瘤	
神经内分泌肿瘤，NOS	8040/3
神经内分泌肿瘤，1级（G1）	8040/3
神经内分泌肿瘤，2级（G2）	8049/3
神经内分泌肿瘤，3级（G3）	8049/3

续表

具体分类	编号
神经内分泌癌	
神经内分泌癌，NOS	8046/3
大细胞神经内分泌癌	8013/3
小细胞神经内分泌癌	8041/3
混合性神经内分泌 – 非神经内分泌肿瘤	8154/3
复合性小细胞肺癌 – 腺癌	8045/3
复合性小细胞肺癌 – 鳞状细胞癌	8045/3

　　除表 1–1 所示外，还有恶性黑色素瘤、平滑肌肉瘤、淋巴瘤等罕见肿瘤类型病灶可能累及食管，本文对此不予讨论。根据流行病学统计，我国食管癌以鳞癌为主（95% 以上），好发于胸中上段食管，欧美国家人种的病理类型以腺癌为主，好发于胸下段或食管 – 胃结合部（约 75%）。但目前欧美白种人的鳞癌发病率也呈上升趋势。国内发病率相对较高的食管癌病理组织学分型包含以下七类。

　　鳞状细胞癌：我国最常见的食管癌类型。根据癌细胞分化程度的高低可分为：Ⅰ级、Ⅱ级和Ⅲ级，分别对应高、中、低三种分化程度。高分化鳞癌的细胞分化良好，细胞体积较大，呈圆形或多边形，胞质内可见明显的角化珠，核分裂现象较少。中分化鳞癌的细胞形态大小不一，角化珠明显减少，核分裂现象较为常见。低分化鳞癌细胞体积明显偏小，胞质所占比例较低，角化珠罕见，核分裂现象常见，核比例较大。

　　腺癌：我国仅次于鳞癌的食管癌类型，可分为管状腺癌和食管腺样囊性癌（也称为圆柱瘤，极其罕见）两种。同鳞癌一样，腺癌也可根据高（Ⅰ）、中（Ⅱ）、低（Ⅲ）三种分化程度分类。高分化腺癌细胞分泌功能旺盛，可见较为完整的腺腔；中分化腺癌可见核分裂现象，腺腔结构不完整、不规则，有实性结构填充其中；低分化腺癌核分裂现象常见，癌细胞大小不一，形态各异，腺腔结构较难辨认，分泌功能低下。

　　黏液表皮样癌：一种来源于腺体导管的罕见肿瘤类型。富含腺腔样结构，主要由类似于鳞癌的多边形细胞构成底面及柱状细胞构成的腺腔表面组成。

基底细胞样鳞状细胞癌：基底样细胞是本类型癌的主要成分，细胞多为矩形，核大且伴有明显的核分裂现象，胞质较少。

腺棘癌：主要由腺癌样细胞与鳞状上皮细胞构成，预后较好。腺鳞癌：属于腺癌和鳞癌的混合型肿瘤，类似于原发性肝癌的混合型癌。

食管小细胞癌：细胞较小，核仁较大且胞质少，恶性程度较高，侵袭能力较强，易发生直接侵袭、淋巴结转移、血行远处转移。

食管大细胞未分化癌：癌细胞较大，但核仁大同时胞质少，核分裂多见。

5. Siewert 分型

Siewert 分型是 Siewert 等基于食管 – 胃交界部的解剖学特点提出的分型，也称 Munich 分型。他们认为，远端食管腺癌和贲门腺癌应属同一种疾病，即食管 – 胃交界部腺癌。食管 – 胃交界部腺癌是指肿瘤中心位于解剖学上食管 – 胃交界部（解剖学上的食管 – 胃交界部是指管状食管变为囊状胃的部位，即食管末端和胃的起始，相当于希氏角或腹膜反折水平或食管括约肌下缘，与组织学上的鳞柱交界不一定一致）上、下各 5 cm 这段范围内的腺癌，可分为以下三型。

Ⅰ型：相当于远端食管腺癌，肿瘤中心位于食管 – 胃交界部上 1 ～ 5 cm 处。

Ⅱ型：相当于贲门腺癌，肿瘤中心位于食管 – 胃交界部上 1 cm 至下 2 cm 处。

Ⅲ型：相当于贲门下腺癌，肿瘤中心位于食管 – 胃交界部下 2 ～ 5 cm 处。

6. 其他

食管癌新辅助治疗后的相关评估：食管癌新辅助治疗后的评估可采用 CAP / NCCN 指南的评估标准。具体肿瘤退缩分为四级：0 级（完全反应）——无存活癌细胞；1 级（中度反应）——单个或小簇癌细胞残留；2 级（轻度反应）——残留癌灶伴间质纤维化；3 级（反应不良）——少数或无肿瘤细胞消退甚至大量癌细胞残留。

需要注意：①肿瘤退缩分级只用于评估原发肿瘤病灶，不用于评估原发肿瘤的转移灶。②疗效的评估标准为存活的残留肿瘤细胞（而不是肿瘤细胞残留物），经过新辅助放化疗后出现的无肿瘤细胞的角化物或黏液湖不认为是肿瘤细胞残留；同理，淋巴结内出现无肿瘤细胞的角化物或黏液湖不能认为是肿瘤细胞转移。

环周切缘：环周切缘是指食管的基底切缘，食管全周均没有浆膜覆盖。环周切缘阳性是指环周切缘有肿瘤。

二野／三野淋巴结清扫：标准的二野或三野清扫且未经新辅助治疗的根治术淋巴结标本应大于 15 枚。

注：食管癌前病变包含鳞癌的癌前病变和腺癌的癌前病变，即鳞状上皮细胞和腺状上皮细胞的上皮内瘤变或异型增生。目前学术界认为上皮内瘤变等于异型增生，两者可互换通用。鳞状上皮细胞的上皮内瘤变根据病变累及层次，分为低级别上皮内瘤变（局限于鳞状上皮下 1/2）与高级别上皮内瘤变（累及食管鳞状上皮超过下 1/2）。腺上皮的上皮内瘤变常见于巴雷特食管，根据细胞异型性和结构异常的程度，分为低级别上皮内瘤变和高级别上皮内瘤变，分级标准参考胃上皮内瘤变分级。

二、临床分期诊断

目前食管癌分期主要有 UICC 与 AJCC 主导的 TNM 分期，以及 UICC 单独主导的 UICC 分期两种。UICC 分期主要用于外科可切除的食管癌，而 TNM 分期则更多用于非手术领域，目前 TNM 分期在我国的应用领域逐渐扩大，是目前主流趋势。肿瘤 TNM 分期大致分为临床分期（cTNM）、病理分期（pTNM）、复发性肿瘤分期（rTNM）、治疗后肿瘤分期（yTNM）；随着新辅助治疗的临床应用增多，将接受新辅助治疗后的肿瘤分期采用复合前缀加以区分命名（如 ypTNM），T 后加后缀 m 或病灶的具体数目代表多发性原发肿瘤的分期。目前最新的 2017 年第 8 版 TNM 分期与 2009 年发布的第 7 版相较而言，变化较大。

第 8 版较第 7 版的主要改动如下。

（1）重新定义了早期食管鳞癌的内镜切除适应证和手术指征。

（2）加入了术前临床分期指导治疗选择的内容；对术前分期（pTNM）进行细化，引入新辅助治疗（ypTNM）病理分期及治疗前的临床分期（cTNM）指导（表 1–2，表 1–3）。

（3）再次强调术前治疗对于局部进展期食管鳞癌的重要意义。

（4）规范化诊治是提高食管癌疗效的基本策略，依据 2017 年版 NCCN 指南配合 TNM 分期变动。

表 1-2　TNM 分期

类型	分类	改动内容
pTNM	T	T1 分为 T1a 和 T1b，进一步细分为 ⅠA 和 ⅠB 期鳞癌和 ⅠA、ⅠB、ⅠC 期腺癌。删除 T2 期鳞癌肿瘤位置对分期的影响。T4a 期包括肿瘤直接侵犯腹膜
	G	删除 G4 分期，并且需更多的检测以确定腺状（G3 腺癌）或鳞状（G3 鳞癌）分化。如果为未分化，则被归为 G3 鳞癌
	L	食管 - 胃交界处肿瘤中心距胃贲门近端 2 cm 内则按食管癌分期。食管 - 胃交界处肿瘤中心距胃贲门大于 2 cm 即使侵犯食管，也被归为胃癌，其在第 7 版中被归为食管癌

表 1-3　第 8 版 TNM 分期引入 ypTNM 和 cTNM

类型	分期	改动内容
pTNM	Ⅲ	删除第 7 版中的ⅢC 期
	Ⅳ	进一步细分为ⅣA 期及ⅣB 期
ypTNM	Ⅱ	与 pTNM 不同，腺癌及鳞癌分期相同
cTNM	Ⅱ	与 pTNM 不同，腺癌及鳞癌分期相同

本分期适用范围包括鳞癌、腺癌、腺鳞癌、未分化癌、神经内分泌癌、伴神经内分泌特征的腺癌等。本分期不适用于食管的神经内分泌瘤或非上皮性恶性肿瘤，如淋巴瘤、平滑肌肉瘤、胃肠道间质瘤和黑色素瘤等。

原发肿瘤 T 分类具体为：TX——原发肿瘤无法评估；Tis——高度不典型增生；T0——没有原发肿瘤的证据；T1——癌组织细胞侵犯黏膜固有层、黏膜肌层或黏膜下层，并被分为 T1a（癌组织细胞侵犯黏膜固有层或黏膜肌层）和 T1b（癌组织细胞侵犯黏膜下层）；T2——癌组织细胞侵犯固有肌层；T3——癌组织细胞侵犯食管纤维膜；T4——癌组织细胞侵入局部结构并且被分类为 T4a（癌组织细胞侵入相邻结构，如胸膜、心包膜、奇静脉、膈肌或腹膜）和 T4b（癌组织细胞侵入主要相邻结构，如主动脉、椎体或气管）。

区域淋巴结 N 分类具体为：NX——区域淋巴结无法评价；N0——无区域淋巴结转移；N1——存在 1～2 个区域淋巴结转移；N2——存在 3～6 个

区域淋巴结转移；N3——存在 7 个或以上区域淋巴结转移。

远处转移 M 分类具体为：M0——无远处转移；M1——存在远处转移。

除常规参考 T、N、M 外，食管癌的分期还要部分参考 L（肿瘤位置）、G（分化程度）分类。

L 分类具体为：LX——无法评估；L 上段——从食管上端至奇静脉下缘；L 中段——奇静脉下缘至下肺静脉下缘；L 下段——下肺静脉下缘至胃 – 食管交接（2 cm 内）。注：肿瘤部位按照肿瘤中心的位置分上、中、下段（上段＝颈段＋胸上段；中段＝胸中段；下段＝胸下段＋腹段）。

G 分类是指将鳞癌和腺癌依据分化程度大致分为高分化、中分化和低分化。

鳞癌 G 分类为：GX——对分化程度无法评估；G1 高分化癌——角化明显；G2 中分化癌——角化不全到低度角化；G3 低分化、未分化癌——以基底细胞为主，偶见角化不全。

腺癌 G 分类为：G1 高分化癌——95% 以上的细胞属于分化较好的腺体组织；G2 中分化癌——50% 以上且低于 95% 的细胞属于分化较好的腺体组织；G3 低分化、未分化癌——属于分化较好的腺体组织的癌细胞不足 50%。

本部分食管癌的 TNM 分期主要涵盖：食管鳞癌病理 TNM 分期（pTNM）、食管腺癌 / 食管 – 胃交界部腺癌病理 TNM 分期（pTNM）、食管鳞癌临床 TNM 分期（cTNM）、食管腺癌 / 食管 – 胃交界部腺癌临床 TNM 分期（cTNM）、食管癌新辅助治疗后病理分期（ypTNM）等内容（表 1–4 ～表 1–8）。

表 1–4　食管鳞癌病理 pTNM 分期

分期	T	N	M	L	G
0	Tis	N0	M0	—	N/ 任意 G
Ⅰ A	T1a	N0	M0	任意 L	G1
Ⅰ B	T1a	N0	M0	任意 L	G2、G3
Ⅰ A	T1a	N0	M0	任意 L	GX
Ⅰ B	T1b	N0	M0	任意 L	G1、G2、G3
Ⅰ B	T1b	N0	M0	任意 L	GX
Ⅰ B	T2	N0	M0	任意 L	G1

分期	T	N	M	L	G
ⅡA	T2	N0	M0	任意 L	G2、G3
ⅡA	T2	N0	M0	任意 L	GX
ⅡA	T3	N0	M0	任意 L	任意 G
ⅡA	T3	N0	M0	上段/中段	G1
ⅡB	T3	N0	M0	上段/中段	G2、G3
ⅡB	T3	N0	M0	任意 L	GX
ⅡB	T3	N0	M0	X	任意 G
ⅡB	T1	N1	M0	任意 L	任意 G
ⅢA	T1	N2	M0	任意 L	任意 G
ⅢA	T2	N1	M0	任意 L	任意 G
ⅢB	T2	N2	M0	任意 L	任意 G
ⅢB	T3	N1、N2	M0	任意 L	任意 G
ⅢB	T4a	N0、N1	M0	任意 L	任意 G
ⅣA	T4a	N2	M0	任意 L	任意 G
ⅣA	T4b	N0、N1、N2	M0	任意 L	任意 G
ⅣA	任意 T	N3	M0	任意 L	任意 G
ⅣB	任意 T	任意 N	M1	任意 L	任意 G

表 1-5　食管腺癌 / 食管 – 胃交界处腺癌病理 pTNM 分期

分期	T	N	M	G
0	Tis	N0	M0	N/任意 G
ⅠA	T1a	N0	M0	G1
ⅠA	T1a	N0	M0	GX
ⅠB	T1a	N0	M0	G2

分期	T	N	M	G
ⅠB	T1b	N0	M0	G1、G2
ⅠB	T1b	N0	M0	GX
ⅠC	T1	N0	M0	G3
ⅠC	T2	N0	M0	G1、G2
ⅡA	T2	N0	M0	G3
ⅡA	T2	N0	M0	GX
ⅡB	T1	N1	M0	任意G
ⅡB	T3	N0	M0	任意G
ⅢA	T1	N2	M0	任意G
ⅢA	T2	N1	M0	任意G
ⅢB	T2	N2	M0	任意G
ⅢB	T3	N1、N2	M0	任意G
ⅢB	T4a	N0、N1	M0	任意G
ⅣA	T4a	N2	M0	任意G
ⅣA	T4b	N0、N1、N2	M0	任意G
ⅣA	任意T	N3	M0	任意G
ⅣB	任意T	任意N	M1	任意G

表1-6　食管鳞癌临床 cTNM 分期

分期	T	N	M
0	Tis	N0	M0
Ⅰ	T1	N0、N1	M0
Ⅱ	T2	N0、N1	M0
Ⅱ	T3	N0	M0

分期	T	N	M
Ⅲ	T3	N1	M0
Ⅲ	T1、T2、T3	N2	M0
ⅣA	T4	N0、N1、N2	M0
ⅣA	任意T	N3	M0
ⅣB	任意T	任意N	M1

表 1-7　食管腺癌 / 食管 – 胃交界处腺癌临床 cTNM 分期

分期	T	N	M
0	Tis	N0	M0
Ⅰ	T1	N0	M0
ⅡA	T1	N1	M0
ⅡB	T2	N0	M0
Ⅲ	T2	N1	M0
Ⅲ	T3	N0、N1	M0
Ⅲ	T4a	N0、N1	M0
ⅣA	T1～T4a	N2	M0
ⅣA	T4b	N0、N1、N2	M0
ⅣA	任意T	N3	M0
ⅣB	任意T	任意N	M1

表 1-8　食管癌新辅助治疗后病理 ypTNM 分期

分期	T	N	M
Ⅰ	T0、T1、T2	N0	M0
Ⅱ	T3	N0	M0
ⅢA	T0、T1、T2	N1	M0
ⅢB	T3	N1	M0

分期	T	N	M
ⅢB	T0～T3	N2	M0
ⅢB	T4a	N0	M0
ⅣA	T4a	N1、N2	M0
ⅣA	T4a	NX	M0
ⅣA	T4b	N0、N1、N2	M0
ⅣA	任意T	N3	M0
ⅣB	任意T	任意N	M1

注：食管鳞癌、食管腺癌、食管－胃交界处腺癌的ypTNM分期完全相同，无任何区别。但ypTNM分期最低为Ⅰ期，无0期，需注意区分鉴别。

基底细胞样鳞状细胞癌、梭形细胞鳞状细胞癌、小细胞癌、大细胞神经内分泌癌及未分化癌按低分化鳞状细胞癌分期，混合有鳞状细胞癌成分的混合型癌（如腺鳞癌）或组织学类型不明确的按鳞状细胞癌分期。

西方主导的AJCC分期认为锁骨上淋巴结转移属于远处转移M1，腹腔干淋巴结仍然属于区域淋巴结N。日本食管协会过去则认为锁骨上淋巴结仍然是胸段食管癌的区域淋巴结N，近年来变更为远处转移M1a，与其他远处转移M1b不同；而腹腔干淋巴结转移不是胸上段食管癌的区域淋巴结范畴，属于远处转移M1。二者划分范畴依旧不完全一致，应辨别。

三、分子病理诊断

目前相对成熟的食管癌分子病理诊断主要应用在食管癌的免疫组化中。常见用于诊断的标志物有PE40、P63、CK5/6、CK18、CEA、Ki-67、MMR、MSI、HER2和PD-L1等。这些相关蛋白最常用于免疫组化以辅助区别病理鳞癌、腺癌、转移灶等，鳞癌典型的免疫表型为CK5/6（＋）、P40（＋）、P63（＋），而小细胞癌典型的免疫表型为Syn（＋）、ChrA（＋）、CK5/6（－）、P40（－）、P63（－）。病理检测中，如果怀疑有淋巴管、血管浸润，尤其是对内镜下切除标本，建议做免疫组化CD31。此外，MMR、MSI、HER-2和PD-L1等表达可视为驱动基因检测蛋白或免疫检查点抑制抗体治疗预后判断相关依据。通过分子病理诊断的方法，对患者肿瘤的分子分型精确判断，针对性用药，也符合"精准医疗"的发展方向。

部分肿瘤细胞表面标志物目前被确定为致癌和与癌症进展高度相关分子，这可能有助于将同一阶段的患者根据预后分为不同的亚组。如最早发现乳腺癌患者的雌激素受体（ER）状态和 HER-2 水平可影响患者预后，目前已推进到依据临床亚组分期（如三阴性乳腺癌）选择不同的治疗方案（曲妥珠单抗治疗 HER-2 阳性的乳腺癌）。曲妥珠单抗的适应证也在不断扩大，已将 HER-2 阳性的胃癌纳入适应证范围，也使得食管 - 胃交界处肿瘤检测 HER-2 是否具有阳性表达逐渐进入食管癌诊疗视野。同理，未来也将有更多靶向、免疫等治疗药物通过同样的靶点蛋白横向进入食管癌诊疗领域，进一步丰富食管癌治疗手段。

以 2022 年版 CSCO 食管癌指南类型分类统计为例，强调了以下分子病理诊断。

内镜活检标本：用于鉴别诊断的相关标志物进行免疫组化检测；晚期食管 - 胃交界处腺癌需进行 HER-2 免疫组化检测，且 HER-2（++）及以上者需进行 FISH 检测；晚期食管 - 胃交界处腺癌需进行 MMR 或 MSI 检测；对拟进行 PD-1 抗体治疗的鳞癌患者推荐通过其癌组织进行 PD-L1 表达的 CPS 评分。

内镜下切除标本：对用于鉴别诊断的标志物进行免疫组化检测。

根治术标本：对用于鉴别诊断的标志物进行免疫组化检测；晚期食管 - 胃交界处腺癌需进行 HER-2 免疫组化检测，且 HER-2（++）及以上者需进行 FISH 检测；晚期食管 - 胃交界处腺癌需进行 MMR 或 MSI 检测。

转移性食管癌手术 / 活检标本：对用于鉴别诊断的相关标志物进行免疫组化检测；晚期食管 - 胃交界处腺癌需进行 HER-2 免疫组化检测，且 HER-2（++）及以上者需进行 FISH 检测；晚期食管 - 胃交界处腺癌需进行 MMR 或 MSI 检测；对拟进行 PD-1 抗体治疗的鳞癌患者推荐通过其癌组织进行 PD-L1 表达的 CPS 评分。

MMR：在含有已错配碱基的 DNA 序列中，使正常核苷酸序列恢复的一种自我修复方式，主要用途为纠正 DNA 双螺旋结构上已发生错配的碱基对。MMR 的过程需要区分正确的母链（旧链）和发生错配的子链（新链），只需切除子链上发生错配的核苷酸，而不切除原本正确的母链上的核苷酸。MMR 蛋白的检测：可通过免疫组化的方法检测 4 个常见 MMR 蛋白（MLHI、MSH2、MSH6 和 PMS2）的表达，阳性表达定位于细胞核。4 个蛋白中任意一个蛋白表达缺失为 dMMR（错配修复功能缺陷），所有 4 个蛋白表达均阳性为 pMMR（错配修复功能完整）。

MSI：微卫星是指基因组中出现的一类串联重复 DNA 序列，通常由 1～6 个核苷酸组成，常为串联重复排列形式存在。由于序列、排列、重复次数等存在差异，微卫星具有群体多态性。MSI 是指肿瘤组织的 MMR 出现功能性缺陷导致肿瘤中某个微卫星位点由于重复单元的插入或缺失而出现新的微卫星等位基因的现象。目前对于 MSI 的检测常采用美国国家癌症研究所（NCI）推荐的 5 个检测位点（BAT25、BAT26、D5S346、D2S123 和 D17S250）。检测结果分为三级：①所有 5 个位点均稳定为 MSS（微卫星稳定）；②出现 1 个位点不稳定为 MSI-L（微卫星低度不稳定）；③出现 ≥ 2 个以上位点不稳定为 MSI-H（微卫星高度不稳定）。目前认为，MSI 常由 MMR 基因突变或功能障碍导致，故可通过 MMR 蛋白缺失的相关检测映射 MSI 状态。简而言之，dMMR 约等于 MSI-H 水平，pMMI 约等于 MSI-L 或 MSS 水平。

目前阶段对食管癌诊疗中最重要的标志物是 PD-L1，2022 年版 CSCO 指南对拟采用 PD-1 抑制剂治疗的食管鳞癌患者，推荐通过其癌组织评估 PD-L1 表达 CPS 评分。随着帕博利珠单抗进入食管癌治疗领域，常以 CPS 评分 ≥ 10 分作为 PD-L1 表达阳性标准。部分研究指出 PD-L1 低表达患者也可能在 PD-1/PD-L1 抗体治疗中获益，且目前大量实体瘤内研究认为 MMR、MSI 的相关检测可能是评估 PD-1/PD-L1 抗体治疗预后的重要指标。未来 MMR、MSI 检测的重要性可能在食管癌领域提高。

除此以外，大量研究已经涉猎食管癌的预后标志物。在相关统计中发现以下增殖相关标志物与食管癌患者预后的关系：①表皮生长因子受体（epidermal growth factor veceptor，EGFR）：有研究回顾了 1991—2010 年发表的 9 项原始研究，其中 5 项涉及 OS 和 EGFR 高表达。结果显示 EGFR 高表达与淋巴结状态和分化等级之间有显著的关联。5 项原始研究中有 4 项提示了 EGFR 高表达的预后意义。同时，荟萃分析表明 EGFR 过表达与短 OS 相关。2013 年 12 月之后发表的 5 项原始研究表明，EGFR 高水平表达与不良预后之间存在显著关联。值得注意的是，3 项原始研究表明 EGFR 高表达可能是食管癌患者的独立预后标志。② HER-2：虽然 HER-2 在乳腺癌和胃癌的表达高低至关重要，但有 3 项 HER-2 在食管癌（非胃 - 食管交界）的研究表明，患者并没有因为 HER-2 蛋白的表达突显出较高的生存率，没有证据表明 HER-2 表达可以是食管癌患者的独立预后预测因子。③磷酸化哺乳动物西罗莫司靶蛋白（p-mTOR）：有 4 项原始研究着眼于食管癌中 mTOR 的激活状态。在这 4 项原始研究中，纳入的患者约 50% 属于 p-mTOR 阳性。所有的研究都表明，高水平的 p-mTOR 与食管癌不良预后相关。其中，有 2 项研究证明了 p-mTOR 在食管癌中具有独立预后价值。④细胞周期蛋白 D1（Cyclin D1）：细胞周期蛋白 D1 在食管癌中的预后意义已得到广泛研究。1 项既往的对 10 项原始研究进行的荟萃分析显示这些包含了 1376 名患者的研究中有 8 项将周期蛋白 D1 的表达确定为食管癌的独立预后因素。周期蛋白 D1 表达的汇总 *HR* 为 1.78，表明周期蛋白 D1 的过表达与食管癌患者的不良预后显著相关。此外，另一项包含 12 项研究 1295 名食管癌患者的荟萃分析显示汇总 *HR* 为 1.82，这与之前的研究结果高度一致。⑤ P16，又称为 *MTS* 基因：P16 表达水平与食管癌预后良好的关系在若干项独立的原始研究中得到了证明；2 项研究仅通过单变量分析证明了 P16 表达的预后价值。但其他 2 项原始研究未显示 P16 的预后意义。有趣的是，P16 表达结合其他标志物可能作为食管癌患者更好的预后因素。在 Mathew 等进行的研究中，单变量分析显示 pRb（−）、P16（−）、P21（−）（*P*=0.03）和 P53（＋）、P16（−）、pRb（−）（*P*=0.02）是较短 OS 的提示。在随后的原始研究中，P16（＋）、VEGF（−）患者的 OS 显著高于其他患者组。⑥ P21：在 1 项食管癌研究中 P21 的 *HR* 为 1.28。但随后的 1 项原始研究证实，P21 表达是食管癌的独立有利预后因素。⑦ P27，在 1 项食管癌研究中 P27 的 *HR* 为 0.51，表明 P27 是食管癌中一个独立的有利预后因素。

在对抑制增殖的相关标志物与食管癌患者预后关系的研究中发现：①视网膜母细胞瘤相关蛋白（Rb）：多项研究探讨了 Rb 在食管癌中的预后意义。但是只有 1 项原始研究通过单变量分析报告了 Rb 的表达与预后良好之间的关联。② P53：有系统回顾 20 项关于 P53 表达与食管癌预后关系的原创研究，揭示 P53 的表达是不利预后标志物。然而，P53 在食管癌 *HR* 接近 1。此外有 5 个后期的原始研究，其中只有 1 项研究显示在食管癌中 P53 存在预后意义。

细胞凋亡相关标志物与食管癌患者预后的关系相关研究发现：① *MDM2* 癌基因：有 2 项大型原始研究确定了 *MDM2* 表达对食管癌患者的独立预后意义。另一项研究表明，*MDM2* 表达是 P53 阴性亚组中唯一的独立预后因素。② Bax：9 项原始研究中有 3 项证明 Bax 表达的预后价值与单变量分析或对数秩检验良好的结果，且 2 项原始研究证明有统计学显著性差异。只有 1 项针对接受新化学疗法治疗的食管癌患者的原始研究认为 Bax 的表达与不良预后相关。在其他研究中未发现 Bax 表达与食管癌患者的临床结果之间存在关联。而造成这种差异可能是由于采用了不同的数据处理方法。③ Bcl-2 和 Bcl-x：对 Bcl-2 和 Bcl-x 在食管癌预后作用的原始研究有相互矛盾的结果。大多数原始研究表明 Bcl-2 或 Bcl-x 表达对食管癌患者的临床结果没有影响，但 Bcl-2 和 Bcl-x 表达的独立预后价值各在一项研究中得到验证，而在其他原始研究中得出了相反的结论。④ Caspase-3：规模最大的 1 项原始研究表明 Caspase-3 的表达可能是原发性可切除食管癌的独立预后指标。有研究认为 Caspase-3 表达的上调与良好的预后相关。但其他 2 项原始研究未证明 Caspase-3 在食管癌中的独立预后意义。

血管生成相关标志物与食管癌患者预后的关系：① VEGF：2 项荟萃分析揭示了 VEGF 表达升高对食管癌患者预后不良的意义。另外 4 项原始研究也报告了 VEGF 过度表达食管癌患者的不良预后，其中有 2 项原始研究是通过多变量分析证实了 VEGF 的预后意义。②缺氧诱导因子 -1α（HIF-1α）：2 项荟萃分析揭示了 HIF-1α 表达增加与食管癌不良预后的关联。随后的 2 项原始研究通过多变量分析揭示了肿瘤细胞中 HIF-1α 的表达是局部或转移性食管癌患者的独立预后标志物。

侵袭转移相关标志物与食管癌患者预后的关系：① E- 钙黏蛋白：2 个研究小组进行了荟萃分析，以研究 E- 钙黏蛋白对食管鳞癌预后的影响。1 项原始研究涉及这 2 项荟萃分析，通过酶联免疫吸附试验而不是 IHC 评估 E- 钙黏蛋白的表达。2 项荟萃分析都表明，E- 钙黏蛋白表达降低是食管鳞癌患者生存期短的预后指标，尽管 Chen 等的分析中汇总 HR 的 95% CI 覆盖了 1.00。随后的 1 项研究还使用对数秩检验揭示了 E- 钙黏蛋白表达降低与存活时间短之间的关联。② α- 连环蛋白：有研究报道，使用对数秩检验 α- 连环蛋白的下调与食管癌患者的不良预后相关性，在多变量分析中没有显示出统计学上的显著关联。③ β- 连环蛋白：虽然 β- 连环蛋白已被许多团队研究过，但其对食管癌预后的影响仍无定论。2 项原始研究证实，β- 连环蛋白是食管癌患者生存期短的独立预后因素。但其他研究认为，膜 β- 连环蛋白表达与良好的预后独立相关，但细胞质 β- 连环蛋白表达与患者预后无关。④ 肾小球足突细胞膜黏蛋白：有 4 项独立的原始研究一致认为，肾小球足突细胞膜黏蛋白表达与食管癌患者的不良预后相关。在另一项研究中，仅在单变量分析中显示，高肾小球足突细胞膜黏蛋白表达与不良预后显著相关。⑤肌成束蛋白：在 3 项独立的原始研究中，肌成束蛋白过度表达可独立预测食管癌患者的不良预后，但在另一项研究中未发现肌成束蛋白表达与患者存活率之间存在关联。⑥转移相关蛋白 1（MTA1）：研究者进行了 1 项荟萃分析，以检验 MTA1 与实体瘤患者存活率之间的关系。其中 4 项原始研究中有 3 项确定 MTA1 过表达与食管癌患者的短期生存相关。

能量代谢相关标志物与食管癌患者预后的关系：4 项原始研究一致阐明了丙酮酸激酶 M2（PKM2）的表达对不良临床结果的预后价值，其中 3 项原始研究的多变量分析证实了预后意义。这些发现为 PKM2 表达作为食管癌预后指标提供了证据。

免疫调节相关标志物与食管癌患者预后的关系：①趋化因子受体 4（CXCR4）：在 1 项研究中，CXCR4 的表达是食管癌中不利的独立预后因素。另有 2 项原始研究通过对数秩和检验揭示了 CXCR4 表达和存活率的关联。但另外 2 项原始研究认为 CXCR4 表达与食管癌患者的预后之间没有关联。②环氧合酶 -2（COX-2）：有研究者系统回顾了 12 项原始研究，分析了食管癌中 COX-2 表达对预后的意义。一项荟萃分析显示，COX-2 过表达与短 OS 显著相关。但另一项荟萃分析显示将 COX-2 的表达作为食管癌的预后指标意义不大。

对于食管癌病理诊断与分期而言，近年来进步较大，而目前的发展趋势会使得病理诊断跳脱出以往对病理学的基本认知：①病理诊断作为基础，而通过预后分析及肿瘤液体活检进行肿瘤动态评估可能在未来的十年内大放异彩。②肿瘤干细胞相关标志物会给肿瘤治疗引入新的变数，包括预测患者对放化疗敏感性、耐药分析，以及预后判断方面都会有新的机遇。而临床上对肿瘤进展的相关判断与处理，本质上也是对肿瘤干细胞主群的变化检测与处理，肿瘤干细胞的异质性与动态变化依旧是肿瘤处理中的核心问题。③肿瘤微环境与免疫微环境中非肿瘤细胞的病理学意义提升，肿瘤微环境与免疫微环境对于肿瘤细胞的产生、增殖、浸润、转移、药物反应、耐药等方面均有不可忽视的作用，且随着免疫检查点抑制剂在肿瘤治疗领域的大放异彩，以及嵌合抗原受体 T 细胞免疫治疗、肿瘤浸润淋巴细胞、双特异性抗体大踏步式迈入实体瘤治疗领域，免疫细胞（T 淋巴细胞、肿瘤相关巨噬细胞、自然杀伤细胞等）浸润情况、肿瘤相关成纤维细胞表面标志、外周血单个核细胞分群都可能成为未来食管癌患者优先的检查项目。④利于预防水平的提升：肿瘤病理始于诊断，长于预后判断，但也会给肿瘤预防或预防性用药带来变革。国内外多项前瞻性研究着眼于肿瘤患者的肿瘤微环境，利用液体活检等方式，判断患者出现癌变的可能及癌变的预期时间，研发预防性用药（抗体为主），进而从源头上减少发病率。

食管癌的病理诊断与分期对于患者而言是极其重要的，患者的一切治疗还是需要以病理报告为治疗的最高依据。而肿瘤患者的预防、诊断、治疗、支持、预后判断等一系列医学问题，背后不仅是临床医学、基础医学及转化医学面临的狂飙突进式的发展，更有社会学、经济学，以及医保支持、药物研发等多项社会科学经济文化发展的时代特点的影响。

四、中医辨证

1. 辨证要点

标本虚实是临床辨证的重点。标实以气结、痰阻、血瘀为主，本虚以阴津匮乏为主，后期可见气虚阳微。

2. 治则治法

噎膈初起以标实为主，故法当以治标为重，以理气、化痰、消瘀为大法，并可少佐滋阴养血润燥之品。后期以正虚为主，故重在扶正，以滋阴养血润燥、益气温阳通膈为法，也可少佐理气、化痰、消瘀之品。在临床上还应注意治标的同时顾护阴津，故不可过用辛香温燥之品；治本应保护胃气，不宜多用滋腻碍胃之品。

3. 分证论治

（1）气痰互阻、食管不利

症状：吞咽时自觉食管梗塞不舒，胸膈痞满，甚则疼痛，情志舒畅可减轻，精神抑郁则加重，嗳气呃逆，呕吐痰涎，口干咽燥，大便艰涩。舌质淡红，苔薄腻，脉弦滑。

病机分析：气郁痰阻，食管不利，则吞咽困难，胸膈痞满；情绪舒畅可减轻，精神抑郁则加重；气结则津液不能上承，且郁热伤津，故口干咽燥，大便艰涩；痰气交阻于中，胃气上逆，则嗳气呃逆，呕吐痰涎。

治法：开郁化痰，润燥降气。

方药：启膈散。沙参9g，丹参9g，茯苓3g，川贝母4.5g，郁金1.5g，砂仁1.2g，荷叶2片。

随证加减：嗳气加沉香、陈皮和胃降逆；呕吐食物与痰涎者，可用小半夏汤或旋覆代赭汤降逆消痰；若痰气郁结，痞闷不舒，可选用四七汤、温胆汤；大便不通者可选用增液承气汤生津润下。

（2）血瘀痰滞、阻塞食管

症状：吞咽梗阻，胸膈疼痛，食不得下，甚则滴水难进，食入即吐，面色暗黑，肌肤枯燥，形体消瘦，大便坚如羊屎，或吐下物如赤豆汁，或便血。舌质紫暗，或舌质暗红少津，脉细涩。

病机分析：阴亏血少，血瘀内结，阻于食管，故胸膈疼痛，食不得下，食入即吐，甚至滴水难进；阴伤肠燥，故大便干结，坚如羊屎；瘀热伤络，血渗脉外，则吐下如赤豆汁，或便血；长期饮食不入，化源告竭，故形体消瘦，肌肤枯燥，肤色暗黑。

治法：破结化瘀，滋阴养血。

方药：通幽汤。生地黄、熟地黄各 1.5 g，甘草、红花各 0.3 g，升麻、桃仁、当归各 3 g，槟榔 15 g。

随证加减：呕吐痰涎加莱菔子、生姜汁行气化痰止呕；气虚加党参、生黄芪益气健脾；气滞血瘀，胸膈胀痛不适，用血府逐瘀汤活血破瘀；若服药即吐，难于下咽，可先服玉枢丹，以开膈降逆，其后再服汤剂。

（3）津亏热结、食管失润

症状：吞咽梗涩而痛，水饮可下，食物难进，食后大部分食物吐出，胸背灼痛，形体消瘦，肌肤枯燥，五心烦热，口燥咽干，渴欲冷饮，大便干结。舌质红而干，或有裂纹，脉弦细数。

病机分析：胃津亏耗，郁热内结，食管失于濡润，故吞咽时梗涩而痛，尤以进食固体食物为甚；热结痰凝，阻于食管，故食入反出；热结灼津，胃肠枯槁，则口燥咽干，渴欲冷饮，大便干结；胃不受纳，无以化生精微，故五心烦热，形体消瘦，肌肤枯燥。

治法：滋养津液，泄热散结。

方药：五汁安中饮合沙参麦冬汤。牛乳六分，韭菜汁、生姜汁、藕汁、梨汁各一分，调和服用，玄参 30 g，麦冬 24 g，细生地黄 24 g，沙参 10 g，玉竹 10 g，甘草 6 g，桑叶 10 g，天花粉 10 g，生扁豆 10 g。

随证加减：肠中燥结，大便不通，可酌用调胃承气汤泄热存阴；胃火炽盛，格拒不入，可加清胃降火药如黄连、黄芩、栀子、竹茹、芦根等降火止吐。

（4）瘀阻日甚、气虚阳微

症状：吞咽受阻，饮食不下，面色㿠白，精神疲惫，形寒气短，面浮足肿，呕吐清涎，腹胀便溏。舌质淡，苔白，脉细弱。

病机分析：阴损及阳，脾肾阳微，饮食无以受纳和运化，浊气上逆，故吞咽受阻，饮食不下，泛吐涎沫；脾肾衰败，阳气衰微，气化功能丧失，寒湿停滞，故面色㿠白，形寒气短，面浮肢肿而腹胀便溏。

治法：温补脾肾，益气回阳。

方药：补气运脾汤合右归丸。人参6g，白术9g，橘红、茯苓各15g，炙黄芪3g，砂仁6g，炙甘草6g，熟地黄9g，山药6g，山茱萸3g，枸杞子6g，炙甘草3g，杜仲6g，肉桂3g，制附子3g。

随证加减：中气下陷，少气懒言，可用补中益气汤；脾虚血亏，心悸气短，可用十全大补汤；肾阳虚明显，加鹿角胶、肉苁蓉、巴戟天等温阳补肾之品。

参考文献

[1] 郑荣寿，孙可欣，张思维，等.2015年中国恶性肿瘤流行情况分析[J].中华肿瘤杂志，2019（1）：19-28.

[2] 左婷婷，郑荣寿，曾红梅，等.中国食管癌发病状况与趋势分析[J].中华肿瘤杂志.2016，38（9）：703-708.

[3] 查雨欣，成姝雯，胥馨尹，等.2015年四川省胃癌和食管癌发病及死亡分析[J].预防医学情报杂志，2021，37（1）：26-32.

[4] BRAY F, FERLAY J, SOERJOMAARAM I, et al.Global cancer statistics 2018：GLOBOCAN estimates of incidence and mortality worldwide for 36 cancers in 185 countries [J]. CA，2018，68（6）：394-424.

[5] SMYTH E C, LAGERGREN J, FITZGERALDR C, et al.Oesophageal cancer [J].Nature Reviews Disease Primers，2017，3：17048.

[6] 龙政，刘威，林琳，等.1990—2017年中国分省食管癌疾病负担分析[J].中国慢性病预防与控制，2021，29（8）：571-575，581.

[7] ILSON D H, VAN HILLEGERSBERG R. Management of patients with adenocarcinoma or squamous cancer of the esophagus [J]. Gastroenterology，2018，154（2）：437-451.

[8] UHLENHOPP D J, THEN E O, SUNKARA T, et al.Epidemiology

of esophageal cancer: update in global trends, etiology and risk factors [J].Clin J Gastroenterol, 2020, 13（6）: 1010–1021.

[9] 王如德, 怀燕, 李群伟.山东省东平县食管癌危险因素交互作用研究 [J]. 中国慢性病预防与控制, 2008（1）: 27–29.

[10] UHLENHOPP D J, THEN E O, SUNKARA T, et al. Epidemiology of esophageal cancer: update in global trends, etiology and risk factors [J]. Clin J Gastroenterol, 2020, 13（6）: 1010–1021.

[11] PANDEYA N, OLSEN C M, WHITEMAN D C. Sex differences in the proportion of esophageal squamous cell carcinoma cases attributable to tobacco smoking and alcohol consumption [J]. Cancer Epidemiol, 2013, 37（5）: 579–584.

[12] 宋文鹏, 王彦, 谢嘉渝, 等.中国人饮食因素与食管癌的相关性[J]. 临床与病理杂志, 2021, 41（8）: 1915–1924.

[13] TANABE H, YOKOTA K, SHIBATA N, et al. Alcohol consumption as a major risk factor in the development of early esophageal cancer inpatients with head and neck cancer [J]. Intern Med, 2001, 40（8）: 692–696.

[14] ZHAO Y, GUO C, HU H, et al. Folate intake, serum folate levels and esophageal cancer risk: an overall and dose–response meta–analysis [J]. Oncotarget, 2017, 8（6）: 10458–10469.

[15] 张天宝, 侯鹏高.食管癌病因学研究进展 [R]. 四川解剖学杂志, 2015, 23（3）: 28–30.

[16] CHEN Y, TONG Y, YANG C, et al. Consumption of hot beverages and foods and the risk of esophageal cancer: a meta–analysis of observational studies [J]. BMC Cancer, 2015, 15: 449.

[17] HUANG F L, YU S J. Esophageal cancer: risk factors, genetic association, and treatment [J]. Asian J Surg, 2018, 41: 210–215.

[18] HOYO C, COOK M B, KAMANGAR F, et al. Body mass index in relation to oesophageal and oesophagogastric junction adenocarcinomas: a pooled analysis from the International EAC on Consortium [J]. Int J Epidemiol, 2012, 41: 1706–1718.

[19] THOMAS A, GLEBER–NETTO F, FERNANDES G, et al. Alcohol and tobacco consumption affects bacterial richness in oral cavity mucosa biofilms [J].

BMC Microbiology，2014，14（1）：1-12

[20] 曹启迪，逯艳艳，马颖才.食管癌的早诊早治[J].临床消化病杂志，2021，33（2）：141-143.

[21] 李兆申，令狐恩强，王洛伟，等.中国早期食管癌及癌前病变筛查专家共识意见（2019年，新乡）[J].中华健康管理学杂志，2019，13（6）：465-473.

[22] 邢洁，李鹏.早期食管鳞状细胞癌及癌前病变的诊断与治疗策略[J].中华内科杂志，2020，59（4）：318-21.

[23] VAN VELZEN M J M，DERKS S，VAN GRIEKEN N C T，et al. MSI as a predictive factor for treatment outcome of gastroesophageal adenocarcinoma[J]. Cancer treat rev，2020，86：102024.

[24] YANG Y M，HONG P，XU W W，et al. Advances in targeted therapy for esophageal cancer[J]. Signal transduct and tar，2020，5（1）：229.

[25] FATEHI HASSANABAD A，CHEHADE R，BREADNER D，et al. Esophageal carcinoma：towards targeted therapies[J]. Cell Onco，2020，43：195-209.

[26] HU B，ZHONG L，WENG Y，et al. Therapeutic siRNA：state of the art[J]. Signal transduct and tar，2020，5（1）：101.

[27] 卢楚湘，姜寅瑞，陈潇雅，等.消化道早癌筛查技术的研究进展[J].国际全科医学，2020，1（1）：4-4.

[28] 竹建强，何远静.内镜黏膜下剥离术与内镜分片黏膜切除术对早期食管癌及癌前病变的疗效分析[J].中国医刊，2020，55（3）：308-310.

[29] AMRANE K，QUERELLOU S，SCHICK U，et al. Complete metabolic response assessed by FDG PET/CT to paclitaxel-ramucirumab in patients with metastatic gastroesophageal junction cancer[J]. Clin Nucl Med，2020，45（2）：127-128.

[30] 郑星星，冯峰.能谱CT在食管癌诊断和疗效评价中的研究进展[J].医学综述，2019，25（3）：575-575.

[31] FOLEY K G，HILLS R K，BERTHON B，et al. Development and validation of a prognostic modelincorpomting texture analysis derived from standardised segmentation of PET in patients with oesophageal cancer[J]. Eur Radio，2018，28（1）：428—436.

[32]　WU L, YANG X, CAO W, et al. Multiple level CT radiomics features preoperatively predict lymph node metastasis in esophageal cancer: a multicentre retrospective study[J]. Front Oncol, 2020, 9: 1548.

[33]　于然, 娄彦妮, 梁婉娴, 等. 基于食管癌高发区人群筛查探索反流性食管炎及巴雷特食管的舌象转化规律 [J]. 中医杂志, 2021, 62（9）: 782-788.

[34]　赫捷. 临床肿瘤学 [M]. 北京: 人民卫生出版社, 2016: 462-481.

[35]　方文涛. 通过食管癌 TNM 新分期（第八版）解读 2017 年 NCCN 食管鳞癌诊疗指南 [J]. 中华胃肠外科杂志 .2017, 20（10）: 1122-126.

[36]　方三高, 魏建国, 陈真伟 .WHO（2019）消化系统肿瘤分类 [J]. 诊断病理学杂志 .2019, 26（12）: 865-870.

[37]　MAURER J, SCHÖPP M, THURAU K, et al. Immunohistochemical analysis on potential new molecular targets for esophageal cancer[J]. Dis Esophagus, 2014, 27（1）: 93-100.

[38]　GALVÁN J A, WIPRÄCHTIGER J, SLOTTA-HUSPENINA J, et al. Immunohistochemical analysis of the expression of cancer-associated fibroblast markers in esophageal cancer with and without neoadjuvant therapy[J]. Virchows Arch, 2020, 476（5）: 725-734.

[39]　WANG C, WANG J, CHEN Z, et al. Immunohistochemical prognostic markers of esophageal squamous cell carcinoma: a systematic review[J]. Chin J Cancer, 2017, 36（1）: 65.

[40]　李灿东, 方朝义 . 中医诊断学 [M]. 北京: 中国中医药出版社, 2016.

[41]　陶可胜 . 食管癌中西医防治 [M]. 北京: 科学技术文献出版社, 2017.

第二章　中西医结合食管癌筛查与预防

第一节　食管癌筛查高危人群

一、概述

早期食管癌及癌前病变大部分可通过内镜下微创治疗达到根治效果，5 年生存率可达 95%。而将近 90% 的患者发现时为中晚期阶段，患者生存质量低，预后差，总体 5 年生存率不足 30%。我国食管癌早诊率目前仍处于较低水平，因早期食管癌缺乏典型的临床症状，大多数患者是因进行性吞咽困难或发生转移性症状后就诊而发现，此时肿瘤往往已达中晚期。食管癌存在 5～10 年的癌前状态、癌前疾病及早期癌阶段，为筛查和防治工作提供了重要的窗口期，因此对食管癌高危人群的筛查至关重要。英国、美国胃肠病学会针对巴雷特食管和食管腺癌的筛查和监视制定了一系列指南。我国结合中国人群患食管癌主要为食管鳞癌的病理特点也制定了《中国早期食管癌筛查及内镜诊治专家共识意见（2014 年，北京）》《中国早期食管鳞状细胞癌及癌前病变筛查与诊治共识（2015 年，北京）》《中国巴雷特食管及其早期腺癌筛查与诊治共识 （2017 年，万宁）》《中国早期食管癌及癌前病变筛查专家共识意见（2019 年，新乡）》等几部专家共识意见。对早期食管癌及癌前病变患者的筛查流程见图 2-1。

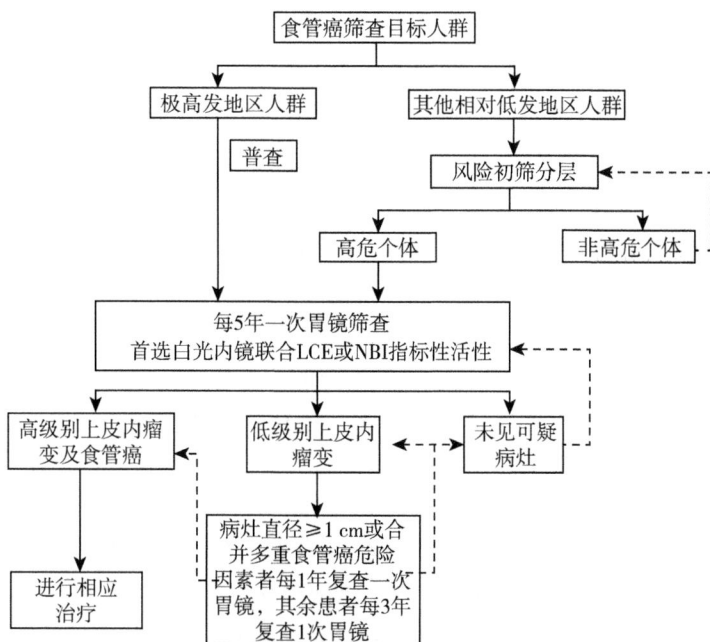

图 2-1 早期食管癌及癌前病变筛查流程图

二、食管癌的筛查对象

根据我国国情、食管癌危险因素及流行病学特征，符合第①条和②～⑥条中任意 1 条者应列为食管癌高危人群，建议作为筛查对象：①年龄超过 40 岁；②来自食管癌高发地区；③有上消化道症状；④有食管癌家族史；⑤患有食管癌前疾病或癌前病变者；⑥具有食管癌的其他高危因素（吸烟、重度饮酒、头颈部或呼吸道鳞癌等）。

自 20 世纪 70 年代以来，西方国家食管腺癌的发病率逐渐升高，已超过鳞癌，成为食管癌主要类型；而我国一直以食管鳞癌为主，腺癌发病率未见明显增长。我国食管鳞癌的发病有明显的地区差异性，一定地域的绝对高发与周边地区的相对低发构成了我国食管鳞癌最典型的流行病学特征。结合我国国情，对于食管鳞癌的早期筛查有助于食管鳞癌的早发现、早诊断和早治疗，这是预防食管鳞癌和降低食管鳞癌累积死亡率的重中之重。

国内食管鳞癌流行病学调查显示我国食管鳞癌发病年龄主要集中在 55 ～ 74 岁，多项食管鳞癌高发区现场筛查研究均选择 40 ～ 69 岁人群作为筛查对象。然而我国人口基数巨大，如对适龄人口全部进行相关检查（如胃镜），所需要的筛查成本及工作量无法与我国当前的医疗资源相适应，故建议首先对所有成年人进行食管鳞癌危险评估。根据国内高发地区食管鳞癌相关危险因素流行病学的研究结果，将其按风险程度分为三组，分别为一般风险人群、高风险人群和家族史不详人群。对于高风险人群和家族史不详人群于 40 岁开始考虑进行食管鳞癌筛查，筛查截止于 74 岁；而一般风险人群则于 55 岁开始，截止于 74 岁。推荐在对全体成年人初筛的基础上确立食管鳞癌不同风险人群，分别给予不同的筛查方案，将 55 ～ 74 岁的一般风险人群、40 ～ 74 岁的高风险人群，以及家族史不详的人群作为内镜筛查的目标人群。结合国内食管鳞癌高发区相关危险因素及流行病学相关调查研究，将一些相关概念总结如下。

食管鳞癌高风险人群，有以下任意 1 条者视为高危人群：①长期居住于食管鳞癌高发区；②一级亲属有食管鳞癌病史；③既往有食管病变史（食管上皮内瘤变）；④本人有癌症史；⑤长期吸烟史；⑥长期饮酒史；⑦有不良饮食习惯，如进食快、热烫饮食、高盐饮食、进食腌菜者。

一般风险人群：无上述任意 1 条者。

1. 高危年龄组

< 30 岁食管癌患者比较少见，仅占 0.5% ～ 1%；> 30 岁随着年龄增长发病率明显上升；45 ～ 65 岁的中老年人发病机会增大，占 67.3%，是食管癌的高发年龄；推荐 40 岁为食管癌筛查起始年龄，至 75 岁或预期寿命小于 5 年时终止筛查。

2. 高发地区

我国食管癌高发地区为河北、河南、山西、福建，其次为新疆、江苏、甘肃和安徽等。食管癌最密集区域位于河北、河南、山西三省交界的太行山南段，尤以磁县最高，在秦岭、大别山、川北、闽粤、苏北、新疆等地也有相对集中的高发区域。男性食管癌发病率与死亡率均高于女性，男女比例接近 2：1；农村发病率与死亡率比城市高约 1.7 倍，年龄标化后二者差距超过 2 倍。在食管癌高发区，患者发病和死亡年龄可比非高发区提前 10 年左右。我国食管癌登记资料和三次全国死因调查数据显示，近年来，食管癌发病率和死亡率总体有下降趋势，与国家在食管癌高发区持续推行人群筛查和针对特定危险因素进行干预有关。

3. 上消化道症状

有消化系统症状的人群更易患食管癌，如恶心、呕吐、进食不适、腹痛、腹胀、反酸、胃灼热等。不良症状长期刺激食管可引起食管细胞在增殖过程中受到致癌物质的影响而发生癌变，因此伴有消化道症状的人发生食管癌的风险比一般人高。

4. 食管癌家族史

我国食管癌高发地区存在明显的家族聚集现象，可能与患者具有共同的遗传背景有关，也可能因患者及家属共同暴露于特定的环境因素所致，国外研究尚未发现食管癌尤其是食管鳞癌有明显的家族聚集倾向。食管鳞癌发生、发展的确切机制尚未阐明，可能与食管鳞癌患者部分染色体、基因异常有关。最新研究发现了多个食管鳞癌易感位点，这些位点的多态性与饮酒协同作用，直接影响食管鳞癌的发生。一级亲属或二级亲属患有食管癌的人群为高危人群。

5. 食管癌前疾病或癌前病变

食管癌前疾病指与食管癌相关并有一定癌变率的良性疾病，包括慢性食管炎、巴雷特食管、食管黏膜角化、食管憩室、贲门失弛缓症、反流性食管炎、各种原因导致的食管良性狭窄等。癌前病变指已证实与食管癌发生密切相关的病理变化，食管鳞状上皮异型增生与鳞癌发生密切相关，属癌前病变，巴雷特食管相关异型增生则是腺癌的癌前病变。WHO 肿瘤组织学分类（2000 年，第 3 版）将上皮内瘤变的概念引入胃肠道癌前病变和早期癌的诊断，拟代替异型增生等名称，指细胞形态、大小、结构异常，包括多形细胞，以及深染的核分裂象，细胞幼稚并出现异型有丝分裂、细胞正常极性消失。根据细胞异型增生的程度和上皮累及的深度分为低级别上皮内瘤变（low-grade intraepithelial neoplasia, LGIN）和高级别上皮内瘤变（high-grade intraepithelial neoplasia, HGIN），其中 LGIN 指异型细胞局限在上皮下 1/2 以内，HGIN 指异型细胞累及上皮下 1/2 及以上。LGIN 相当于轻、中度异型增生，HGIN 则相当于重度异型增生及原位癌。一项随访 13.5 年开展于我国食管癌极高发地区的队列研究提示，食管鳞状上皮轻、中度异型增生癌变率分别为 25% 和 50% 左右，重度异型增生癌变率约为 75%，该地区黏膜活检正常人群在 13.5 年随访中也有较高的癌变率，其他相对低发地区癌变风险可能低于上述结果。部分中国病理学家仍主张使用三级分类方法，将食管鳞癌的癌前病变分为轻、中、重度异型增生，建议病理报告中同时列出两种分级标准的诊断结论。异型增生与既往使用的术语不典型增生为同义词，处理原则相同。

（1）慢性食管炎

慢性食管炎是指各种原因引起的食管黏膜炎症，是胃、十二指肠的内容物反流入食管内引起的，即反流性食管炎。现代医学认为食管癌为典型的炎症依赖性肿瘤，"炎–癌转化"为主要癌变机制：慢性持续炎症贯穿了"食管上皮单纯增生→食管上皮内瘤变→浸润癌"的发展全过程。肿瘤相关性炎症以免疫细胞的集中及分子介质的释放为主要特征，形成动态变化中的、复杂的肿瘤炎症微环境、免疫微环境及乏氧微环境，共同引起细胞恶性转化、增殖、侵袭，以及转移等生物学行为。研究发现，在食管癌高发区伊朗北部和中国林县人群中，慢性食管炎发病率特别高，且食管炎的发病年龄较食管癌早10年。在解剖学上，食管炎与食管癌多发部位均为中下段。同时，多数食管癌病例常伴有食管炎，因而认为，食管炎与食管癌有关。反流性食管炎常与慢性胃炎、消化性溃疡、食管裂孔疝等病并存，虽可发生于任何年龄，但中年以后发病者多，是中老年人须重视的常见病之一。对于慢性食管炎患者，应在祛除病因的情况下，应用抑酸剂和黏膜保护药物积极治疗。

（2）巴雷特食管

巴雷特食管是指食管下段的复层鳞状上皮被化生的单层柱状上皮所替代的一种病理现象，可伴有或不伴有肠化生。其中伴有特殊肠上皮化生者属于食管腺癌的癌前病变。目前，认为巴雷特食管是发生食管腺癌的最主要因素。多项统计数据表明，巴雷特食管的腺癌发生率为5%～20%，是一般人群的30～125倍。有人把在巴雷特上皮基础上发生的食管腺癌称之为巴雷特食管腺癌。巴雷特食管演变为腺癌的发病机制为目前研究的焦点。普遍认为巴雷特食管演变为腺癌要经过上皮化生异型改变→非典型增生→腺癌3个阶段。在原发性食管腺癌中，有50%源自巴雷特食管。在巴雷特腺癌的切除标本中，非典型增生灶的检出率为70%～100%。由此可见巴雷特食管与食管腺癌的发生密切相关，而巴雷特食管中的非典型增生则是腺癌发生的先兆，是癌前病变。因此对巴雷特食管中非典型增生病灶的检索和活检是对食管腺癌预防和早期诊断的关键。鉴于巴雷特食管有发展为食管腺癌的危险性，因此应对巴雷特食管患者定期随访，目的是早期发现异型增生和早期癌。内镜检查的间隔时间应根据异型增生的程度而定。不伴有异型增生的巴雷特食管患者应每2年接受1次胃镜复查，如果2次复查后都未检出异型增生和早期癌，可以酌情将随访间隔放宽。对伴有轻度异型增生者，第1年应每6个月接受 1 次内镜复查，如果异型增生没有进展，可以每年接受 1 次内镜复查。对重度异型增生的巴雷特食管患者，建议内镜下黏膜切除或手术治疗，密切监测随访，直到检出黏膜内癌。

（3）贲门失弛缓症

贲门失弛缓症是食管动力障碍性疾病，又称贲门痉挛、巨食管，是由食管神经肌肉功能障碍所致，其主要特征是食管缺乏蠕动，食管下括约肌高压和对吞咽动作的松弛反应减弱。临床表现为咽下困难、食物反流和下端胸骨后不适或疼痛。本病为少见病，可发生于任何年龄，最常见于 20 ～ 39 岁的年龄组。一项荟萃分析纳入了 40 项研究、11 978 例贲门失弛缓症患者，显示食管鳞癌的发病率为 2.6%，发病风险是全球平均风险人群的 10 ～ 50 倍。诊断食管鳞癌的平均时间为吞咽困难症状发生后的 22.2 年或治疗后（括约肌切开或球囊扩张术）11.5 年，癌变部位集中在食管中段（40%）和下段（42%）。因此，对本病患者应仔细观察有无并发食管癌，遇有可疑情况，进行活体组织学检查。怀疑并发有食管癌病例除进行 X 线钡剂检查外，还要做内镜活检及细胞学筛检。

（4）食管裂孔疝

胃贲门部及食管腹段或腹腔内脏经食管及其旁突入胸腔，称为食管裂孔疝。食管裂孔疝也是食管反流的重要病理生理因素。研究认为，滑动型裂孔疝破坏了正常抗反流机制的解剖和生理，降低食管下括约肌压力及缩短食管下括约肌长度，并削弱了膈肌的作用，且与食管蠕动减弱有关。食管裂孔疝与胃食管反流关系密切，二者可同时存在，也可分别存在。任何年龄均可发生食管裂孔疝，但症状出现时多 > 50 岁，并随年龄的增长发病率增高，故本病是常见的老年性胃肠道疾病之一，女性多于男性。研究报道食管裂孔疝中反流性食管炎的合并率为 24% ～ 64%，反流性食管炎中食管裂孔疝的合并率为 32% ～ 52%。有些学者报道巴雷特食管常伴有食管裂孔疝，巴雷特食管的患病率在食管裂孔疝患者中明显增高，伴有食管裂孔疝的巴雷特食管其巴雷特上皮长，食管裂孔疝为巴雷特上皮长度变化的危险因素。有研究报道，食管裂孔疝发展成食管癌需经过 7 ～ 20 年。食管裂孔疝者并发食管癌的比率由 0.32% ～ 10% 不等，因此认识食管裂孔疝对临床工作十分重要。

（5）食管憩室

食管憩室是指食管壁的一层或全层局限性膨出，形成与食管腔相通的覆盖有上皮的盲袋。有 3 个好发部位：①咽食管憩室，发生在咽与食管交界处，为膨出型憩室；②支气管旁憩室，发生在食管中段，亦称为食管中段憩室，为牵引型憩室；③膈上憩室，发生在食管下段的膈上部，亦为膨出型憩室。通常咽食管憩室较多，其次为膈上憩室，支气管旁憩室最少见。食管憩室癌变主要是由于憩室部食管排空减慢，残留食物的刺激，使憩室内或憩室口发生慢性炎症和溃疡，而有利于癌变发生。在食管癌高发区林县，曾见因吞咽障碍而经 X 线、细胞学与内镜活检而确诊的食管中、下段憩室者，经过 5～10 年随访而发生癌变。癌变多见于憩室中或憩室内，病理标本经组织学见憩室口黏膜上皮呈现上皮内癌伴有早期浸润，憩室底部呈现明显的慢性炎症。

（6）食管黏膜角化

食管黏膜发生角化过度，即出现白色斑块状变化，病理上可发生角化不良和不典型增生改变，属癌前病变，有报道其恶变率达 5%。食管黏膜角化多见于＞40 岁男性，一般无明显自觉症状，后期白斑对于热和刺激性食物特别敏感。食管黏膜角化一般不用特殊治疗，但应祛除病因，包括戒除烟、酒、酸、辣等嗜好，尽量减少食物中的有害成分。要定期复查胃镜，发现白斑迅速扩大、增厚、皲裂、破溃、硬结时，可出现胸骨后疼痛，应取活检排除癌变，发现癌前病变应行微波或射频进行较彻底治疗，癌变者立即手术治疗。对经久不愈，甚至病变扩大者，可在内镜下行局部切除或电灼治疗。

（7）食管息肉

食管息肉在食管良性肿瘤中居第 2 位，其发生率仅次于食管平滑肌瘤。食管息肉生长缓慢，患者的临床症状出现较晚，主要症状为吞咽困难。如果息肉很大，可以压迫气管，引起咳嗽、呼吸困难、哮喘甚至窒息，但反复上呼吸道感染的患者很少见。当肿块生长到一定程度时，患者出现食管梗阻或大部分食管腔梗阻的症状，主要表现为吞咽困难、呕吐或反流。由于食物长期刺激息肉或者息肉发生恶变，息肉表面常有溃疡形成，引起呕血或黑便。确诊的食管息肉患者若无手术禁忌证，应进行内镜下手术切除。

（8）食管瘢痕狭窄

食管瘢痕狭窄指各种原因造成食管病理性瘢痕组织形成，进而引起食管腔缩窄，食管功能障碍。食管瘢痕狭窄最常见的病因是吞服强碱或强酸引起食管化学性灼伤，愈合后瘢痕组织收缩，食管腔狭窄。此外反流性食管炎可形成溃疡和瘢痕收缩。食管创伤和手术后亦可产生瘢痕狭窄。

（9）缺铁性吞咽困难综合征

缺铁性吞咽困难综合征又称 Plummer-Vinson 综合征或 Paterson-Kelly 综合征，以缺铁性贫血、吞咽困难和舌炎为主要表现，好发于 30～50 岁的白种人女性，男性少见，易并发咽及上段食管癌。临床主要表现为吞咽困难、咽部异物感，吞咽困难呈间歇性，不伴疼痛，常发展为持续性。多见缺铁性贫血表现，如食欲缺乏、乏力、心悸、苍白、匙状指（趾）及脱发；还常伴有口角炎，舌炎，舌光滑、萎缩，舌乳头消失。多数患者 X 线及食管镜检查发现咽下部、食管上部有隔膜型黏膜赘片。实验室检查几乎均有缺铁性贫血，血清铁浓度明显降低，部分有恶性贫血。

6. 其他高危因素

分子和流行病学数据已经确定了高危人乳头瘤病毒感染与宫颈、肛门、生殖器和一些口咽部恶性肿瘤之间的因果关系。HPV 感染是一些食管癌高发区的重要致病因素，尤其是 HPV-16 与食管鳞癌发生呈正相关，HPV 感染者罹患食管鳞癌的风险比正常人升高近 3 倍。有研究报道，13%～35% 的食管腺癌患者中 HPV-DNA 阳性。在流行病学调查和荟萃分析中发现，伊朗和中国北方等食管鳞癌总体发病率较高的国家，HPV 肿瘤感染率为 32.8%～63.6%，明显高于食管鳞癌发生率较低的国家。相反，欧洲和美国等食管鳞癌发生率较低的地区的 HPV 感染率要低得多，分别为 15.6% 和 16.6%。头颈部及上呼吸道鳞癌与食管鳞癌同时或异时发生的概率分别为 14% 和 3%，对头颈部鳞癌患者常规内镜筛查可提高食管癌的早期诊断率。另外，超重、肥胖等均会增加患有食管癌的风险。

第二节　中西医结合食管癌筛查方案

一、内镜筛查

内镜及病理活检是目前诊断早期食管癌的金标准。内镜下可直观地观察食管黏膜改变，评估癌肿状态，拍摄或录制病变影像资料，并可通过染色、放大等方法评估病灶性质、部位、边界和范围，一步到位地完成筛查和早期诊断。内镜下食管黏膜碘染色加指示性活检的组合操作技术已成为我国现阶段最实用有效的筛查方法。电子染色内镜联合异常区域靶向治检可有效诊断食管鳞状上皮 HGIN 及癌变，但诊断 LGIN 灵敏度不及碘染色。既往使用的食管拉网细胞学检查和上消化道钡剂等筛查方法因诊断效能及接受度等问题，已基本被淘汰，不做推荐。早期食管癌内镜筛查流程见图 2-2。

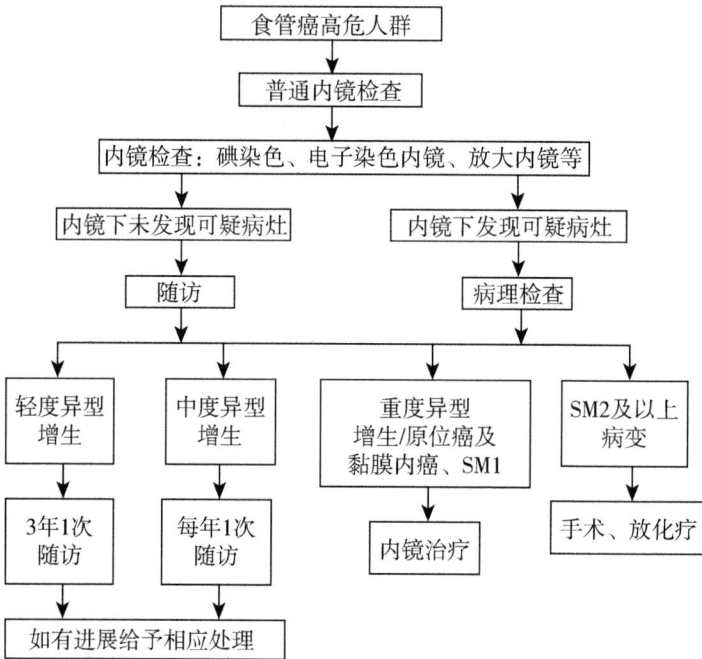

图 2-2　早期食管癌筛查及内镜精查流程图

1. 内镜筛查的适应证

适用对象纳入标准：上消化道癌发病率较高地区的常住人口；年龄在 40～69 岁；无心、脑、肺、肝、肾等重要脏器疾病；如正在服用抗凝血药物，须停药 1 周后检查出凝血功能正常。

2. 内镜筛查的禁忌证

排除标准为具有上消化道内镜检查禁忌证，包括：严重心脏病，心力衰竭者；重症呼吸道疾病，呼吸困难，哮喘持续状态者；咽后壁脓肿，严重脊柱畸形，或主动脉瘤患者；身体虚弱不能耐受内镜检查，或难以镇静自控者；上消化道腐蚀性炎症急性期，或疑为上消化道穿孔者；大量腹腔积液，严重腹胀，或有重度食管静脉曲张者；妊娠期妇女；有碘过敏史者；有出血倾向者（凝血功能不正常）。对有禁忌证无法接受内镜检查的患者，按照临床诊疗常规处理，并做好解释工作。

3. 内镜检查前准备

检查前患者应禁食 ≥ 6 小时，禁水 > 2 小时，有肠梗阻或不完全性肠梗阻症状的患者应延长禁食、禁水时间。

检查前应取得知情同意，并向患者做好解释工作，消除患者的恐惧感，嘱其平静呼吸、不要吞咽唾液，避免不必要的恶心反应。

检查前 10 ~ 20 分钟可给予患者黏液祛除剂（如链霉蛋白酶）及祛泡剂（如西甲硅油、二甲硅油等）口服，以清除上消化道内黏液与气泡，改善视野，提高微小病变的检出率。

检查前 5 分钟给予 1% 盐酸达克罗宁胶浆或 1% 利多卡因胶浆 5 ~ 10 mL 含服，或咽部喷雾麻醉。有条件的医院可在麻醉师配合下使用静脉镇静或麻醉（无痛胃镜），可提高受检者内镜检查的接受度。

4. 内镜筛查的结果评估

如果在食管黏膜、贲门区黏膜和胃黏膜发现任何阳性或可疑病灶，应在相应区域分别咬取活检，咬取活检的块数视病灶大小及多少而定。活检标本处理后，送病理检查并进行诊断（表 2-1，表 2-2），同时填写病理诊断记录。如果经内镜观察和碘染色后食管未发现任何碘染色不着色区域，不取活检。如染色后发现多处散在病灶，对所有可疑病灶均应咬取活检。应对经病理检查确诊的上消化道癌前病变及早期癌患者进行干预治疗。

表 2-1　早期食管癌筛查的病理检查

标体	处理方式
活检标本处理	标本前期处置：活检标本离体后，立即将活检组织展平，使黏膜的基底层面贴附在滤纸上
	标本固定：置于 10% ~ 13% 甲醛缓冲液中；包埋前固定时间需在 6 ~ 48 小时
	石蜡包埋：去除滤纸，将组织片垂直定向包埋
	HE 制片标准：修整蜡块，要求连续切 6 ~ 8 个组织面，捞取在同一张载玻片上；常规 HE 染色，封片

续表

标体	处理方式
内镜下黏膜切除术 / 内镜黏膜下剥离术标本处理	大体检查及记录；多块切除的标本宜由手术医师根据内镜下病变的轮廓 / 碘不染色轮廓（食管鳞状上皮病变）在标本固定前进行重建
	取材：内镜下黏膜切除术 / 内镜黏膜下剥离术标本应全部取材

表 2-2　早期食管癌筛查的病理诊断

疾病	病理表现
食管基底细胞增生	上皮基底细胞层增生厚度≥上皮全层的 15%，细胞核增大，但细胞核无显著异型性，细胞排列无极向紊乱
食管低级别上皮内瘤变	异型增生的细胞主要分布在上皮的基底层或≤上皮全层的 1/2
食管高级别上皮内瘤变 / 重度异型增生 / 原位癌	上皮全层 1/2 以上被异型增生细胞所取代，上皮基底膜结构完整清晰。高级别上皮内瘤变 / 重度异型增生 / 原位癌仍属于癌前病变
食管黏膜内癌（黏膜内浸润癌）	癌细胞侵入黏膜固有层，局限于黏膜肌层以内
食管黏膜下癌	黏膜内浸润癌继续向深层浸润，浸透黏膜肌层，达到黏膜下层，未侵及食管固有肌层
早期食管癌	包括黏膜内浸润癌和黏膜下浸润癌，无淋巴结转移证据

5. 内镜类型及内镜下食管黏膜病灶形态

（1）普通白光内镜

从食管入口到食管 - 胃交界线处，食管黏膜病灶有以下几种状态。①红区，即边界清楚的红色灶区，底部平坦；②糜烂灶，多为边界清楚、稍凹陷的红色糜烂状病灶；③斑块，多为类白色、边界清楚、稍隆起的斑块状病灶；④结节，直径在 1 cm 以内，隆起的表面黏膜粗糙或糜烂状的结节病灶；⑤黏膜粗糙，指局部黏膜粗糙不规则、无明确边界的状态；⑥局部黏膜上皮增厚的病灶，常常遮盖其下的血管纹理，显示黏膜血管网紊乱、缺失或截断等特点。

（2）色素内镜

将各种染料散布或喷洒在食管黏膜表面后，使病灶与正常黏膜在颜色上形成鲜明对比，更清晰地显示病灶范围，并指导指示性活检。色素内镜常用染料有碘液、甲苯胺蓝等，可单一染色，也可联合使用。①碘染色（鲁氏碘液染色）：正常鳞状上皮细胞内富含糖原，遇碘可变成深棕色，而早期食管癌及异型增生组织内糖原含量减少甚至消失，呈现不同程度的淡染或不染区。根据病变着色深浅、范围及边缘形态，进行指示性活检，可提高高危人群早期鳞癌及异型增生的检出率。但该法不适用于碘过敏、甲状腺功能亢进症患者。正常食管黏膜被染成棕褐色（称之为着色）；病变处黏膜因异型增生细胞内糖原被不同程度地消耗，与碘结合减少，呈现不同程度的黄色（称之为不着色）；而含有大量糖原的黏膜白斑被染成深棕色（过染）。碘染色模式分为4级：Ⅰ级为浓染区，比正常食管黏膜染色深，多见于食管黏膜角化；Ⅱ级为正常表现，呈棕褐色；Ⅲ级为淡染区，多见于低级别上皮内瘤变或急慢性炎症；Ⅳ级为不染区，多见于浸润癌、原位癌和高级别上皮内瘤变。内镜下对食管进行碘染色可以清晰显示病变存在的部位和范围，使活检取材部位更加明确，从而提高早期食管鳞癌及癌前病变的检出率。然而在食管黏膜炎症、低级别上皮内瘤变、高级别上皮内瘤变，以及癌变部位都可以出现碘溶液不染区，此时可借助"粉色征"进行区分，即在喷洒碘溶液后病变部位呈不染或者淡黄色，2～3分钟后，高级别上皮内瘤变和癌变部位可变为粉红色。"粉色征"在窄带成像技术下观察可以被强化，呈闪亮的银色，称为"银色征"。利用"粉色征"或"银色征"来判断高级别上皮内瘤变和癌变的敏感性和特异性可达88%和95%。②甲苯胺蓝染色：因肿瘤细胞增殖活跃，富含核酸类物质，易被碱性染料甲苯胺蓝染色，而正常细胞核内遗传物质相对较少，遇甲苯胺蓝着色不明显。与碘染色相比，甲苯胺蓝染色对操作技术要求更高，耗时长，假阳性率较高，在国内并不常用。③联合染色：单一染色对早期食管癌及癌前病变的检出效率受到染色原理、染色剂浓度等因素影响，而联合染色法可使各染色方法取长补短，如碘液－甲苯胺蓝染色法和碘液－亚甲蓝染色法对早期食管鳞癌及癌前病变检出的准确率高于单一碘染色，且对病变浸润程度评估也有一定价值。

（3）电子染色内镜

通过特殊的光学处理实现对食管黏膜的电子染色，比白光内镜能更清楚显示黏膜表面结构、微血管形态及病变范围，又可弥补色素内镜的染色剂不良反应及染色耗时长等不足。电子染色内镜和普通白光内镜之间可实现反复切换对比观察，操作更为简便。

NBI 亦为电子染色内镜，通过与血红蛋白吸收峰值波长相近的特定窄带光（415 nm 和 540 nm）提高对表浅黏膜及黏膜毛细血管网的显示能力，已广泛应用于临床，其对早期食管癌的诊断价值已得到公认。NBI 在食管鳞癌筛查方面较普通白光内镜有明显优势，对食管鳞癌诊断的准确性和特异性优于碘染色。NBI 模式下食管早期鳞癌及癌前病变病灶呈现为棕色，在放大模式下可见形态异常的 IPCL（图 2-3）。NBI 结合放大内镜观察 IPCL 和黏膜微细结构有助于更好地区分病变与正常黏膜及评估病变浸润深度，已成为早期食管癌内镜精查的重要手段。

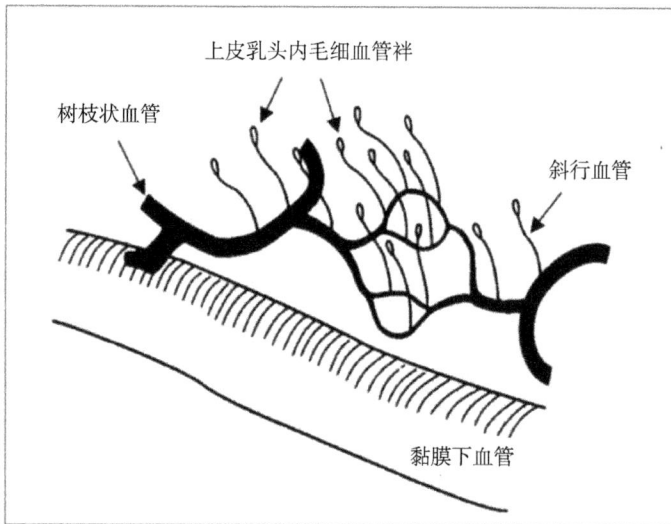

图 2-3　食管鳞状上皮表浅血管放大内径示意图

NBI 联合放大内镜可清楚显示食管 IPCL 的形态变化。最常用的 IPCL 分型（图 2-4）为井上晴洋分型：IPCL Ⅰ型，形态规则，代表正常鳞状上皮黏膜；IPCL Ⅱ型，出现扩张和（或）延长表现，多为炎症性改变和非肿瘤组织；IPCL Ⅲ型，血管形态有轻微改变；IPCL Ⅳ型，出现扩张、迂曲、管径粗细不均或形态不规则改变中的 2 种或 3 种改变；IPCL Ⅴ1 型，同时出现扩张、迂曲、管径粗细不均和形态不规则 4 种改变；IPCL Ⅴ2 型，在 IPCL Ⅴ1 型病变的基础上出现血管的延长，原血管袢结构尚完整；IPCL Ⅴ3 型，IPCL

不规则并伴有血管袢结构的部分破坏；IPCL VN 型，出现增粗明显的新生肿瘤血管，原血管袢结构完全破坏。中度、重度异型增生多表现为 IPCL Ⅲ型、IPCL Ⅳ型，IPCL Ⅴ型则提示癌变，IPCL Ⅴ 1 型、IPCL Ⅴ 2 型病变一般未浸润黏膜肌层，是内镜下切除的良好适应证，IPCL Ⅴ 3 型多浸润至 M3 层和 SM1 层，是内镜下切除的相对适应证，而 IPCL VN 型病变不适合内镜下切除，推荐行外科手术治疗。其他分型如表浅型食管病变微细血管分型，除观察微血管形态外还考虑了乏血管区域的范围。

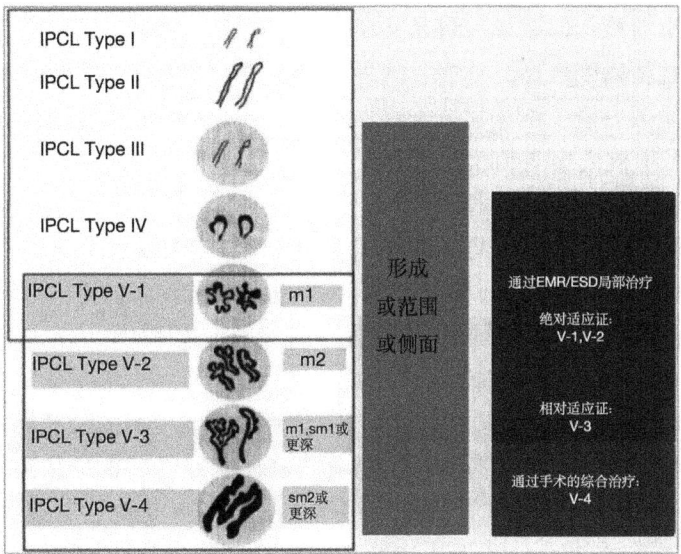

图 2-4　IPCL 分型

（资料来源：井上晴洋，加賀まこと，南ひとみ .NBI 画 像による咽頭？食道扁平上皮領域における内視 鏡の異型度診断および内視鏡の深達度診断—IPCL パターン分類—[J]. 日本消化器病学会雑誌，2007（104）：774–781.）

智能分光比色技术将白光分解成不同波段，可进行多达 50 种光谱组合，从而获得不同黏膜病变的最佳图像，能较清晰显示 IPCL，可作为碘染色的重要补充。智能染色技术增强了不同性质黏膜间颜色的对比，在表面增强、对比度、色调处理方面有了很大提升。蓝激光成像技术联合使用 410 nm、450 nm 两种波长激光可获得黏膜表浅和深部血管及黏膜结构的高清图像，得到更大的景深并保证明亮，改善早期食管鳞癌与周围正常黏膜的图像对比度，并可结合放大技术精细观察。上述技术在食管癌筛查和精查中的应用有待深入研究。

（4）放大内镜

放大内镜是在普通内镜的前端配置了一个可调焦距的放大系统，可将食管黏膜放大几十甚至上百倍，有利于观察组织表面显微结构和黏膜微血管网形态特征的细微变化，尤其在与电子染色内镜相结合时，其对黏膜特征显示得更为清楚，可提高早期食管癌诊断的准确性，指导治疗方式的选择。

（5）激光共聚焦显微内镜

激光共聚焦显微内镜可将组织放大至1000倍，从微观角度显示细胞及亚细胞结构，在无须活检的情况下即可从组织学层面区分病变与非病变区域，实现"光学活检"的效果。激光共聚焦显微内镜可实时提供早期食管癌的组织学成像且精确度较高，省去了病理活检步骤，大大缩短诊断时间。利用激光共聚焦显微内镜三维重建技术对食管鳞状上皮表面成熟度进行评分，可有效区分鳞状上皮内瘤变和非肿瘤上皮。

（6）自体荧光成像技术

自体荧光成像技术可将正常组织与病变组织自发荧光光谱的不同转换为成像颜色的差异，从而加以区分，但其对设备要求较高，检出食管鳞状上皮异型增生的敏感性和阳性预测值较低，目前临床应用较少。

（7）食管内镜超声检查

推荐对可疑早期食管鳞癌予以EUS，以评估肿瘤浸润的深度及周围淋巴结转移的情况，指导临床治疗方案的选择。EUS探头频率范围为7.5～30 Hz，在观察食管壁时可显示食管的分层结构。尽管EUS是对食管癌肿瘤分期的一项较为准确的技术，但通过EUS判定食管癌肿瘤分期，以及淋巴结分期也曾一度受到怀疑，认为EUS对于早期食管癌的分期诊断并没有临床意义。但报道显示，高频探头对于区分浸润至黏膜层或黏膜下层的准确率可达75%～95%；EUS对食管癌淋巴结分期的诊断准确率为68%～86%，对可疑淋巴结的EUS引导细针穿刺抽吸术可以明显提高食管癌淋巴结转移情况的判定准确率，可达90%以上。与CT、PET-CT相比，EUS是对食管癌淋巴结进行分期准确率最高的方法，并且通过随访发现EUS发现的淋巴结转移与患者预后密切相关。所以，通过EUS进行的食管癌淋巴结分期可以用来指导临床治疗方案的选择，以及预后判断，具有临床意义。

（8）AI

AI越来越多地进入到大家的视野中，在医学中的应用也越来越得到重视，最近在上消化道内镜检查中测试了许多计算机辅助设计（CAD）系统，结果鼓舞人心。AI 有可能成功地帮助受训者和专家医师减少食管癌检测的变异性，从而提高诊断准确性，无论个人专业知识如何，并从实际上克服食管胃十二指肠内镜当前的局限性。在食管鳞癌的诊断中，合并白光内镜和（或）窄带成像技术的 AI 的敏感性、特异性、阳性预测值和阴性预测值分别为93%、89%、77% 和 97%。在另一项荟萃分析中，AI 使用窄带成像技术、白光内镜、内镜检查在食管鳞癌方面的诊断：AUC 0.88（95% CI, 0.82 ~ 0.96），灵敏度为 75.6%（95% CI, 48.3% ~ 92.5%），特异性为 92.5%（95% CI, 66.8% ~ 99.5%）。在食管鳞癌的诊断中，与白光内镜相比，窄带成像技术的 AI 表现明显更好，AUC 分别为 0.92（95% CI, 0.86 ~ 1.00）和 0.83（95% CI, 0.82 ~ 0.84）。当然 AI 结合内镜技术在食管癌甚至整个上消化道癌的诊断中的应用需要更实时、高质量研究，以便应用于临床工作中。

二、基于大数据的智能舌诊采集与分析

舌诊作为中医学特色的诊断方法之一，具有重要的临床诊断意义。舌质候五脏病变，侧重血分；同时舌苔候六腑病变，侧重气分。通过舌诊，可以判断邪正盛衰、区别病邪性质、辨别病位深浅、推断病势进退、估计病情预后。同时舌的变化又能反映气血津液的盛衰。历代中医医家都十分重视舌诊，但传统舌诊一般依靠医师目测进行诊察和判断，因过于主观导致其结果容易出现误差，同时无法精确记录舌象，这样既不利于舌象研究，也无法满足研究要求的可重复性，从而影响舌象的客观化判读与分析。智能舌诊采集系统作为新时代中医舌诊现代化与客观化的产物，它的出现为舌象信息的量化提供了基础，符合舌诊客观化的发展要求，有利于中医走向世界，使其能够更好地为人类健康事业作贡献。

依托智能舌诊采集系统，通过对全国大范围人群进行舌象采集，建立食管癌专病舌象信息大数据库，并基于数据库建立疾病诊断模型，对于食管癌的筛查、预防和诊疗具有重要意义。

1. 采集人群

针对 40 岁以上的食管癌高危人群，有以下 4 条中的任意 1 条者，建议运用智能舌诊仪进行舌诊信息采集与分析。①既往或目前有吸烟、饮酒（尤其白酒）的习惯；②一级亲属或二级亲属具有食管癌病史；③出生或长期居住在食管癌高发地区；④合并有其他食管癌高危因素如摄入热烫饮食、腌制食

品等。

2. 智能舌诊采集系统

人工智能舌诊仪的采集标准：使用国际照明委员会于 1976 年公布的色彩模式 Lab 色彩空间分布获得舌色与苔色，采用国际照明委员会标准人工日光及暗箱，保证统一、标准的光源环境。Lab 色彩空间分布模式包括了人眼可见的所有色彩的色彩模式，弥补了以往 RGB 和 CMYK 两种色彩模式的不足，它是一种与设备无关的颜色模型，也是一种基于生理特征的颜色模型，因此更加适合应用于记录生物数据信息。传统舌诊一般是在自然光下进行舌面的观察，因为自然光能够更加准确地反映舌面的真实信息。基于国际照明委员会标准而建立的标准人工日光及暗箱设备，更加贴近自然光源，与此同时，和相对不稳定的自然光源相比，标准人工日光更加稳定且排除了环境带来的误差，这使得采集的舌象图片信息更加真实，因此也能更加客观地反映人体的内环境，所以对于疾病诊疗而言具有更好的参考价值。

在获取标准的舌象图片信息后，人工智能舌诊仪可以通过自带的数字图像处理系统，对舌象图片进行数字加工处理和标准化舌图分割，利用系统自带的舌象判别系统对采集的舌象进行特征判读和输出，并用于后续舌诊数据库的建立。

3. 标准化舌象采集

采用人工智能舌诊仪对筛查人群进行标准舌象信息采集。

舌象采集方法及注意事项：被筛查者在舌象采集前应尽量避免进食和剧烈运动的行为，在舌象采集开始前使用纯净水充分漱口以避免口腔残留物对舌象采集产生影响。嘱被筛查者避免进食对舌苔颜色有影响的食物，如进食对舌苔颜色有影响的药物，则应在服药前或舌苔颜色恢复原样后再行采集；禁止被筛查者提前刮舌苔等可能影响到摄像观察的行为。采集舌象时让被筛查者将面部与舌诊仪面罩紧密贴合，避免外来光源干扰，自然伸舌，令舌诊仪自动采集舌象并提取舌象特征。

4. 舌象筛查数据库的建立

食管癌高危人群的舌象筛查数据库包括三部分：智能舌象信息、流行病学筛查基线信息、内镜检查和病理活检结果。

流行病学筛查基线信息：每个被筛查的对象被分配唯一 ID 号进行识别与区分。由经过统一训练的调查员一对一完成调查表信息采集，采集内容包括姓名、性别、年龄、身高、体重、吸烟情况、饮酒情况、饮食习惯等，吸烟史包括烟草种类、频率及持续年数等，饮酒史包括饮酒种类及频率、饮酒持续时间。筛查信息均进行双人背对背审核，对于异常数据，进一步核实后确定，保证所有筛查数据准确无误、真实记录。

内镜检查和病理活检结果：在进行内镜检查前被筛查者应保证身体健康，不存在心、脑、肺、肝、肾等重要脏器相关疾病，对于正在服用抗凝血药物的患者，需要停药 1 周后复查凝血功能，凝血功能正常者才可以进行内镜检查。

内镜检查禁忌证：①严重心脏病，如心力衰竭、严重心律失常；②具有重症呼吸道疾病，如呼吸困难、哮喘持续状态等；③咽喉后壁脓肿，脊柱存在严重畸形等影响内镜操作检查，并存在操作风险，或存在主动脉瘤的患者；④身体虚弱以致不能耐受内镜检查，或难以镇静自控者；⑤上消化道腐蚀性炎症急性期，或疑为上消化道穿孔者；⑥大量腹腔积液，严重腹胀，或有重度食管静脉曲张者；⑦妊娠期妇女；⑧在内镜检查过程中为能够准确识别不典型增生，会进行局部碘染色，所以存在碘过敏史的患者禁忌行内镜检查；⑨存在出血倾向，同时合并凝血功能异常者。符合其适应证并没有任何一项内镜检查禁忌证患者可以进行内镜检查。内镜检查由各筛查中心专业内镜医师完成。所有内镜检查的患者，用 1.2% 碘液（鲁氏液）对食管及贲门表面组织染色，碘染色会使异常病变组织表现更加明显，易于发现，相比于单纯肉眼观察更加灵敏。对于内镜观察或者碘染色的部位可疑异常者夹取组织，将夹取的组织放置于 10% 中性甲醛水溶液中进行固定，固定时间大于 10 个小时，将组织片垂直定向包埋，修正蜡块，连续切 6 ~ 8 个组织切面，常规 HE 染色，封片。以上病理检查过程由筛查点医院病理医学科完成。病理诊断标准参考《上消化道癌人群筛查及早诊早治技术方案》。

基于以上筛查所得信息，即流行病学基线信息、食管病理数据和人工智能舌象信息，由专人进行数据整理，统一录入，建立食管癌筛查人群"基线 - 病理 - 舌象"的大型数据库。

食管鳞状上皮癌变是一个长期的多阶段演进过程，包括低级别上皮内瘤变（轻、中度不典型增生）和高级别上皮内瘤变（重度不典型增生、原位癌）。食管癌为典型的炎症依赖性肿瘤，研究发现食管上皮组织内炎症水平随着病理发展呈增加趋势，到食管低级别上皮内瘤变阶段，炎症累积造成的 DNA 损伤效应开始显现。全基因组及转录组测序发现，食管癌阶段组织内可检测到 *TP53* 等抑癌基因的失活突变及 *Notch1*、*NF-κB*、*STAT3* 等基因的扩增，启动上皮细胞的恶性转化，影响"炎 – 癌转化"进程。

虽然目前已从肿瘤局部微环境角度明确了"炎 – 癌转化"为食管癌前病变向癌发展的主要机制，然而这一机制仍不能全面诠释食管癌。基于 1989 年 Paget 提出的肿瘤转移的"种子 – 土壤"学说，认为全身"土壤"决定肿瘤的发生、发展，符合中医对疾病认识的整体理论。中医认为"有著于内，必行其外"，舌象作为人体脏腑、经络、气血津液的外在表象，成为疾病病因病机的重要诊断依据。因此，食管癌患者舌象特征及其演变规律成为近半个世纪研究食管癌发生与预防的重要内容。

5. 大数据分析揭示食管癌高危舌象特征

基于前期我国上消化道肿瘤高发区舌象大数据库，针对食管鳞癌的研究结果分析发现淡红舌在病理正常组、食管癌前病变组及早期食管癌组中占比呈现逐渐下降的趋势，占比分别为 40.4%、27.5%、25.3%，并且变化在食管癌前病变组呈现明显下降，而早期食管癌组与食管癌前病变组之间差距不显著。另外红舌在食管癌前病变及早期食管癌中约占一半以上，但是在病理正常组占 45.1%，癌前病变组及早期食管癌组占比明显高于病理正常组，差异均具有统计学意义。此外紫舌随着食管癌变进程，呈现持续上升的变化，在病理正常组、食管癌前病变组及早期食管癌组占比分别为 6.5%、11.3%、13.0%（$P < 0.001$），与淡红舌变化规律恰好相反，并且在食管癌前病变组中上升最显著，占比几乎上升了一倍。值得注意的是，裂纹舌呈现为先升高后稍有下降的变化趋势，在食管癌前病变组占比 41.7%，高于病理正常组 32.4%，差异有显著统计学意义（$P < 0.001$），而在早期食管癌组并未继续升高，而是轻度下降，占比 39.7%，但是仍高于病理正常组（$P=0.009$）。舌象特征单因素 Logistic 回归分析呈现相同规律，食管癌前病变组及早期食管癌组与病理正常组比较，紫舌 OR 值分别为 1.82（1.45 ~ 2.28，$P < 0.001$）、2.14（1.51 ~ 3.05，$P < 0.001$），淡红舌 OR 值分别为 0.56（0.48 ~ 0.65，$P < 0.001$）、0.50（0.383 ~ 0.654，$P < 0.001$），红舌 OR 值分别为 1.44（1.25 ~ 1.66，$P=0.003$）、1.43（1.14 ~ 1.81，$P < 0.001$），裂纹舌 OR 值分别为 1.49（1.30 ~ 1.72，$P < 0.001$）、1.38（1.09 ~ 1.75，$P = 0.009$）。以上提示红舌、紫舌、裂纹舌者属于食管癌高危人群。此外针对巴雷特食管的舌象数据分析发现紫舌在此类人群中占比较高，为 21.6%，明显高于病理正常组的 6.5%，$OR=3.94$（2.01 ~ 7.72，$P < 0.05$），裂纹舌亦占比较高，为 49%，明显高于病理正常组的 32.4%，$OR=2.01$（1.16 ~ 3.48，$P < 0.05$），提

示紫舌和裂纹舌是巴雷特食管的危险舌象特征。综上可知，红舌、裂纹舌和紫舌是食管癌的高危舌象特征，而紫舌和裂纹舌则是巴雷特食管的高危舌象特征，因此针对食管癌高发区人群，在筛查中应重点关注此类舌象特征，对于此类舌象的筛查者建议进行内镜进一步检查，明确病理（图2-5～图2-7）。

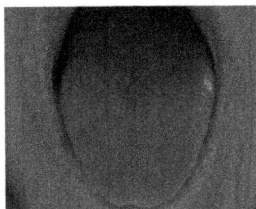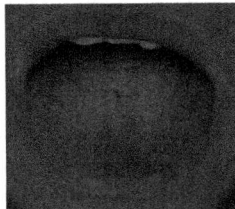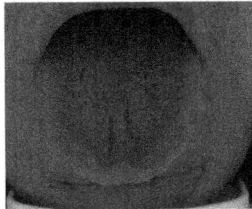

图2-5　红舌　　　　　图2-6　紫舌　　　　　图2-7　裂纹舌

食管癌前病变、癌变舌象演化特点客观反映了食管癌发生过程中的中医病机转化规律，为从舌象与病机转化探索食管癌变的"土壤"环境提供了新的途径。随着对系统生物学理论的深入认识，现代医学已开始从口腔微生态、全身免疫等宏观环境探索肿瘤发生新的机制，这与中医"整体观"不谋而合。《素问·阴阳别论》提出"三阳结，谓之隔"，指出食管癌发生与体内热结津亏有关；而徐灵胎在《医书十二种》中论述"噎膈之证，必有瘀血"，反映了全身宏观环境对食管癌发生的重要作用。食管癌的发生、发展中存在舌象由红向紫转化的特点，提示与机体热证向瘀证转化分子生物学密切相关，机体免疫状态、口腔微生态及微循环等宏观环境的变化可调控食管癌前病变微环境，参与食管癌的发生机制，这为食管癌发生机制研究提供了新思路。

第三节　中医药预防食管癌前病变 / 早期癌

食管癌早期症状不明显，易被忽视。其发展迅速，易远处转移。放化疗虽有一定疗效，但不良反应大。所以，在食管癌前病变阶段阻断其进程对于预防食管癌的发生有重要意义。

有关中医药预防食管癌发生的一系列研究均证实了中药在阻断食管癌前病变发展为食管癌方面的疗效。

一、低级别上皮内瘤变（轻中度不典型增生）

推荐使用增生平片预防癌变。

功效：清热解毒、化瘀散结。

组成：山豆根、拳参、败酱草、夏枯草、白鲜皮、黄药子。

用法：口服，8 片 / 次，每日 2 次，6 个月为一个疗程。

临床循证依据：一项随机对照临床试验纳入食管癌高发地区河北磁县现场 40～65 岁居民，先进行食管细胞学检查，对筛选出的食管上皮增生患者，再进行食管镜活检病理确诊，并根据患者性别、年龄及食管病变的级别（轻、中、重度）进行分层随机分组，将 449 例食管上皮增生的患者随机分为两组，治疗组 300 例，口服增生平片；对照组 149 例，口服安慰剂，观察时间 6 个月，结果显示治疗组好转者 193 例（64.3%），对照组好转者仅为 34 例（22.8%），两组差异具有极显著性（$P < 0.001$）。治疗组中病变加重者 10 例（3.3%），对照组 37 例（24.8%），差异有极显著性（$P < 0.001$）。服药 3 个月和 6 个月后复查肝、肾功能及血常规、心电图与治疗前比较均未发现不良反应。

在"六五""七五""八五"国家科技攻关计划支持下，河南省林县和河北省磁县使用增生平片对当地近 2000 名食管上皮增生患者进行了阻断性治疗，服药 3～5 年后，与对照组比较，食管癌发生率下降了 50% 左右。

二、高级别上皮内瘤变（重度不典型增生）

抗癌乙片：抗癌乙片是中国中医科学院广安门医院余桂清和张代钊教授等研制，由黄药子、拳参、北豆根、夏枯草、败酱草、白鲜皮等六味中药组成的复方制剂。20 世纪 80 年代于河南林县开展的临床研究，证实了抗癌乙片对食管上皮重度增生癌变的阻断作用。该研究将食管上皮重度增生患者随机分为抗癌乙片组和安慰剂组，分别服抗癌乙片和安慰剂，结果显示，对照组服安慰剂 5 年后的食管癌发生率为 14.6%，抗痛乙片组的食管癌发生率只有 7.7%，与对照组有非常显著的差异（$P < 0.01$），癌变率减少了 47.3%。

六味地黄丸：六味地黄丸是滋阴清热的经典方剂，由熟地黄、山萸肉、牡丹皮、泽泻、茯苓、山药组成。其中熟地黄、山萸肉滋阴生津，茯苓、山药健运脾胃，脾胃健运有助于人体津液恢复，与滋阴生津的中药相辅相成。

牡丹皮、泽泻清热凉血。全方具有养阴生津、清热凉血的作用，主治患者常见形体消瘦，怕热易出汗，喜冷饮，口燥咽干，舌红或暗红，有裂纹，脉细数。20世纪90年代，对应用六味地黄丸治疗食管上皮重度增生进行了临床研究，采用六味地黄丸治疗食管上皮重度增生者57例，随访5年，癌变5例，明显低于对照组（25.53%）。

复方苍豆丸：另一项研究将648例食管上皮细胞重度增生患者随机分为治疗组和对照组，治疗组用复方苍豆丸（苍术、山豆根、绿茶），每日服7 g，每月服3周，休息1周，连服5年，对照组服安慰剂，5年后复查，治疗组食管癌变率为7.1%，对照组为13.0%，5年食管癌变率比对照组降低了45.3%。

复方党参丸：在河北省食管癌高发区采用食管拉网细胞学检查确诊重度增生278例，治疗组234例，服用复方党参丸（党参、赤芍、核黄素），每次2 g，每日2次，每月连服3周，休息1周，治疗2年。对照组44例，服用安慰剂，结果显示治疗组与对照组细胞学好转率分别为71.7%、50.0%，癌变率为2.8%、10.0%，两组疗效比较有显著差异（$P < 0.01$及$P < 0.05$）。

三、巴雷特食管

巴雷特食管已被证实是食管腺癌的癌前病变。中医认为巴雷特食管多由肝胃失和、痰气郁结所致，治疗宜化痰散结、开郁降逆，推荐苓桂半夏汤或小陷胸汤加减预防癌变。

苓桂半夏汤（出自《四圣心源》）

功效：疏肝解郁、和胃降逆为主，辅以清泄热浊、活血止痛。

组成：瓜蒌24 g，柴胡12 g，郁金12 g，丹参12 g，赤芍12 g，茯苓12 g，泽泻9 g，鳖甲9 g，浙贝母9 g，半夏9 g，桂枝9 g，甘草9 g，生姜6 g。

用法：每天1剂，水煎分早晚2次温服。

临床循证依据：84例巴雷特食管患者随机分为两组，对照组42例给予奥美拉唑、铝碳酸镁治疗，研究组42例给予苓桂半夏汤配合奥美拉唑、铝碳酸镁治疗，两组均以6周为1个疗程，持续治疗3个疗程。结果显示，治疗后，两组中医症状积分均较治疗前显著降低（$P < 0.05$），且研究组显著低于对照组（$P < 0.05$）；研究组临床综合治疗总有效率显著高于对照组（88.10%

vs. 66.67%，*P* < 0.05）；两组病变黏膜 COX-2 和 Ki-67 表达水平均较治疗前显著降低（*P* < 0.05），且研究组显著低于对照组（*P* < 0.05）。

小陷胸汤（出自《伤寒论》）加减

功效：清热化痰，宽胸散结。

组成：黄连 5 g，姜半夏 10 g，瓜蒌 20 g。

用法：水煎服，每日 1 剂，分 2 次服用。

加减：平素多忧思抑郁、腹胀纳呆，肝郁气滞较重，可加香附 10 g，郁金 10 g，厚朴 10 g，紫苏叶 10 g，荷梗 9 g 等，如肢体困重，呕吐清水痰涎，苔腻脉滑等痰湿较重，可加茯苓 12 g，贝母 10 g，砂仁 10 g，莱菔子 10 g 等清化痰湿，如兼有瘀舌可加用桃仁 10 g，红花 10 g，丹参 12 g，蒲黄 10 g（包煎）等，如热象较重出现胃灼热，胸痛可加用蒲公英 15 g，延胡索 10 g，白芍 15 g，麦冬 15 g，沙参 12 g，玉竹 12 g 等。

第四节　防癌宣教

一、生活起居

1. 劳作有时

气血亏虚、年老肾衰是食管癌发病的内因，正如元代朱丹溪所云："噎膈反胃各虽不同，病出一体，多由气血虚弱而成。"明代赵献可《医贯》论膈证时亦指出"惟男子年高者有之，少无噎膈"，说明脏腑虚弱，气血亏虚，肾精亏耗，都与食管癌的发病密切相关。劳作过度、玩乐无节，均会伤气耗血，久则耗伤肾精，无论精神还是身体上的疲惫都会引起机体免疫力的下降，导致肿瘤的发生发展。因此，适度的劳作与休息，规律健康的生活作息，对于预防食管癌都有益处，提倡年轻人不熬夜、勿过劳，提倡老年人早作息、适有度。

2. 烟酒有节

古有医家指出，喜饮热酒者易生膈证，如清代喻昌《医门法律》中说："过饮滚酒，多成膈证，人皆知之。"现代研究也证实，过度饮酒和吸烟者食管癌发生率明显升高。宋代《严氏济生方》著者严用和云：饮酒有节度，七情不伤，阴阳平衡，气顺痰下，噎膈之疾无由作。因此，预防食管癌还要避免吸烟和过度饮酒。

3. 运动有度

食管癌的发生除与气血亏虚有关外，其发展还与气滞血瘀、痰气凝结息息相关。而适当的体育锻炼与劳动都是运动的组成部分，有助于气血的循环与疏通。日常可以选择环境优良的运动场地，开阔或植被丰富为佳，运动以能够承受，微微汗出，不至于气喘吁吁，运动后感觉舒适为佳。

二、饮食调护

朱丹溪有云："夫气之为病或饮食不谨，内伤七情或食味过厚，偏助阳气，积成膈热。"《太平圣惠方》曰："寒温失宜，食饮乖度……致使阴阳不和，胸膈否塞，故名膈气也。"确如古籍所言，饮食所伤，如过食肥甘，恣食辛辣，可助湿生痰，壅塞食管；饮食过热，食物粗糙，发霉过时，可耗伤气血，损伤脉络，血瘀气滞，阻塞食管。以上饮食失节或不节，均可形成噎膈，导致饮食噎塞难下。因此，食管癌的预防尤重饮食调护。

世界卫生组织合理饮食、预防肿瘤的 5 条建议，包括限制动物脂肪，增加粗纤维饮食，减少肉食，增加新鲜蔬菜、水果，避免肥胖。总的来说，合理的饮食结构、远离致癌食物对于预防肿瘤具有重要作用。此外，基于饮食与食管癌发病的密切关系，食管癌的饮食预防更要注意以下几点。

（1）不宜进食过烫、辛辣刺激、坚硬粗糙等刺激食管的食物。这类食物会刺激食管黏膜，导致黏膜反复修复，易诱发食管癌。

（2）建议少吃煎炸烧烤类食物。煎炸烧烤产生的致癌物质与加工手段和条件有关，熏烤煎炸等高温处理的食物可能含有致癌物质苯并芘，淀粉类食品经过高温制作还会产生致癌物丙烯酰胺。提倡蒸、煮、炖、焯等加工方式，提倡绿色食品、清淡饮食及科学的加工方法。

（3）少吃腌制及不新鲜的食物。腌制食物含有亚硝胺类物质，不应食之过多。常温下的剩菜、剩饭，含有的亚硝酸盐会随时间的推移而增加，不提倡食用。

（4）不吃霉变食物。黄曲霉、青霉、毛霉等寄生真菌的代谢产物是毒力强大的致癌物，其中以黄曲霉毒素 B1 毒性最大，与多种癌症的发生有关。黄曲霉毒素主要污染粮油及其制品，如花生、大米、玉米等。消除黄曲霉毒素的主要方法是防止霉变和减少污染，储存这类食材时要注意通风干燥，购买时注意挑选，高温烹饪可去除霉变。

同时，在营养丰富均衡的基础上，可适当食用有防癌作用的食物，如包心菜、油菜等十字花科植物，柑橘、猕猴桃等含黄酮类水果，香菇、草菇等真菌类食物等。

三、情志疏导

情志失调与食管癌的发生及预后相关，不良的情志包括日常生活变故、性格因素（如急躁易怒、多愁善感、抑郁焦虑等）、长期不良情绪等，使得机体神经、内分泌、免疫等功能异常，长此以往诱发食管癌。中医理论也认为，七情不遂，则气机失调，气结、痰阻、血瘀，上下不通，噎膈所由成。《黄帝内经》有云："隔塞闭绝，上下不通，则暴忧之病也"，《诸病源候论》曰："忧恚则气结；气结则不宣流，使噎，噎者，噎塞不通也"，说明噎膈的发生、发展与七情郁结有密切的关系，因此情志顺遂对于预防食管癌有重要的作用。

1. 精神内守

"精神内守，病安从来"。心理卫生是多方面的，要做到各个方面都处于协调、稳定的状态，这就是"内守"。要做到"精神内守，则心无凝结"，才能使我们保持体内环境的安和统一。稳定的心理状态与平时对各种事件的认识和耐受力有关，这种能力大多是后天培养获得的。拥有稳定的心理状态才能保持良好的心理健康，适应各种环境，有充沛的精力和体力，有丰富的创造力和健全的躯体，形成积极向上的心理状态，这实则是一种良好的心理卫生习惯。

2. 和畅性情

和畅性情就是要消除七情不遂，创造良好的心境和情绪。怒、忧、悲、恐等不良刺激不时而生，要创造良好的心境，往往需要以理抑情，自我调节，学会宽容和谅解。这里要注意两个方面，一方面是意志的调节，意志强者，七情自平，保持内环境稳定；另一方面要善于自我排解与开导，接受环境的暗示，排除不良情绪，创造良好的心境。

3. 闲情逸致

用一些高雅的兴趣爱好陶冶自己的志趣，以创造良好的心境、培养高尚的情操。《寿亲养老新书》云："读义理学、学法帖字、静心澄坐、益友清淡、小酌半醺、浇花种竹、听琴玩鹤、焚香煎茶、登城观山、寓意恋棋"，提到谈诗书、弄琴瑟、习书法、对弈棋、种花草、去远足、品清茶、交朋友、教学生等方法均可闲情逸致，其中有许多方法是东方民族特有的心理卫生调理方法。

勿奢求妄为，节喜制怒，保持乐观的情绪，加上和谐的家庭和社会环境，都是保持情志顺遂、防癌抗癌之道。

参考文献

[1] 中国中西医结合学会.中西医结合食管癌治疗方案专家共识（2021年版）[J].中日友好医院学报，2021，35（1）：5.

[2] 国家消化内镜专业质控中心，国家消化系疾病临床医学研究中心（上海），国家消化道早癌防治中心联盟，等.中国早期食管癌及癌前病变筛查专家共识意见（2019年，新乡）[J].中华消化内镜杂志，2019，36（11）：793-801.

[3] GRADY W M. Epigenetic alterations in the gastrointestinal tract：current and emerging use for biomarkers of cancer[J]. ACR，2021，151：425-468.

[4] 中国临床肿瘤学会指南工作委员会.中国临床肿瘤学会（CSCO）食管癌诊疗指南 2020 [M].北京：人民卫生出版社，2019.

[5] 李鹏，王拥军，陈光勇，等.中国早期食管鳞状细胞癌及癌前病变筛查与诊治共识（2015年·北京）[J].中国实用内科杂志，2016，36（1）：14.

[6] 马丹，杨帆，廖专，等.中国早期食管癌筛查及内镜诊治专家共识意见（2014年，北京）[J].胃肠病学，2015，20（4）：220-240.

[7] LI Z, DOU L, ZHANG Y, et al. Characterization of the oral and esophageal microbiota in esophageal precancerous lesions and squamous cell carcinoma[J]. FCIM，2021，11：714162.

[8] LU P, GU J, ZHANG N, et al. Risk factors for precancerous lesions of esophageal squamous cell carcinoma in high-risk areas of rural China：A population-based screening study [J] .Medicine（Baltimore），2020，99：e21426.

[9] Rajendra S, Pavey D, McKay O, et al. Human papillomavirus infection

in esophageal squamous cell carcinoma and esophageal adenocarcinoma: a concise review[J]. ANNALS, 2020, 1482（1）: 36-48.

[10] HARDEFELDT H A, COX M R, ESLICK G D .Association between human papillomavirus （HPV） and oesophageal squamous cell carcinoma: a meta-analysis.[J].Epidemiol Infect, 2014, 142（6）: 1119-1137.

[11] 国家消化系统疾病临床医学研究中心（上海），中华医学会消化内镜学分会，中国医师协会内镜医师分会消化内镜专业委员会，等.中国食管鳞癌癌前状态及癌前病变诊治策略专家共识[J].中华消化内镜杂志，2020，37（12）：853-867.

[12] 国家消化系统疾病临床医学研究中心（上海），中华医学会消化内镜学分会，中国医师协会内镜医师分会消化内镜专业委员会，等.中国食管鳞癌癌前状态及癌前病变诊治策略专家共识[J].中华消化内镜杂志，2020，37（12）：853-867.

[13] INOUE H .Endoscopic diagnosis of tissue atypism （EA） in the pharyngeal and esophageal squamous epithelium; IPCL pattern classification and ECA classification.[J].Kyobu Geka, 2007, 60（8 Suppl）: 768-775.

[14] 井上晴洋，加賀まこと，南ひとみ，等.NBI 画像による咽頭？食管扁平上皮領域における内視鏡の異型度診断および内視鏡の深達度診断—IPCL パターン分類—[J]. 日本消化器病学会雑誌，104，774—781：2007.

[15] Inoue H, Kaga M, Ikeda H, et al.Magnification endoscopy in esophageal squamous cell carcinoma: a review of the intrapapillary capillary loop classification[J].Ann Gastroenterol, 2015, 28（1）: 41-48.

[16] 王贵齐，魏文强，吕宁，等.应用内镜下碘染色在食管癌高发区进行普查的意义[J].癌症，2003，（2）：175-177.

[17] 中国中西医结合学会.中西医结合食管癌治疗方案专家共识（2021年版）[J].中日友好医院学报，2021，35（1）：5.

[18] LI Y, YANG C, SHI Y, et al. The significance of a pale area via flexible spectral imaging color enhancement in the diagnosis of esophageal precancerous lesions and early-stage squamous cancer[J]. J Clin Gastroenterol, 2019, 53（9）: e400-e404.

[19] 国家消化内镜专业质控中心，国家消化系统疾病临床医学研究中

心（上海），国家消化道早癌防治中心联盟，等.中国早期食管癌及癌前病变筛查专家共识意见（2019年，新乡）[J].中华健康管理学杂志，2019，13（6）：465-473.

[20] 马丹，杨帆，廖专，等.中国早期食管癌筛查及内镜诊治专家共识意见（2014年，北京）[J].胃肠病学，2015，20（4）：220-240.

[21] 中国临床肿瘤学会指南工作委员会.中国临床肿瘤学会（CSCO）食管癌诊疗指南2020 [M].北京：人民卫生出版社，2019.

[22] VISAGGI P, BARBERIO B, GHISA M, et al. Modern diagnosis of early esophageal cancer：from blood biomarkers to advanced endoscopy and artificial intelligence[J]. Cancers, 2021, 13（13）：3162.

[23] ARRIBAS J, ANTONELLI G, FRAZZONI L, et al. Standalone performance of artificial intelligence for upper GI neoplasia：a meta-analysis[J]. Gut, 2021, 70（8）：1458-1468.

[24] LUI T K L, TSUI V W M, LEUNG W K. Accuracy of artificial intelligence - assisted detection of upper GI lesions：A systematic review and meta-analysis[J]. Gastrointest Endosc, 2020, 92（4）：821-830. e9.

[25] VISAGGI P, BARBERIO B, GHISA M, et al. Modern diagnosis of early esophageal cancer：from blood biomarkers to advanced endoscopy and artificial intelligence[J]. Cancers, 2021, 13（13）：3162.

[26] LUI T K, TSUI V W, LEUNG W K . Accuracy of artificial intelligence - assisted detection of upper GI lesions：a systematic review and metaanalysis[J]. Gastrointest Endosc, 2020, 92（4）：821-830.

[27] 于然，娄彦妮，梁婉娴，等.基于食管癌高发区人群筛查探索反流性食管炎及巴雷特 食管的舌象转化规律 [J].中医杂志，2021，62（9）：782-788.

[28] 增生平Ⅲ期临床协作组.增生平治疗食管上皮增生的Ⅲ期临床观察 [J].中华肿瘤杂志，2000，6：70-72.

[29] 王瑞平，吴承琰.食管癌及其癌前病变中医治疗近况 [J].山东中医学院学报，1994，1：66-67.

[30] 侯浚，陈志峰，李绍森，等.复方苍豆丸阻断食管癌前病变研究 [J].中国肿瘤临床，1996，2：117-120.

[31]　张金生，林培中，戎振鹏，等.抗癌乙片对食管癌前病变的阻断性治疗 [J].中医杂志，1990，10：23-25.

[32]　侯浚，阎付荣，李绍森，等.复方党参丸治疗食管癌前病变临床研究 [J].中国医药学报，1992，2：13-14，67-68.

[33]　刘刚，康玉杰.苓桂半夏汤配合奥美拉唑、铝碳酸镁治疗巴雷特食管的效果及对 Cox-2 和 Ki-67 表达的影响 [J].现代中西医结合杂志，2018，29：3236-3239.

[34]　祁友松，邢燕玲.试探巴雷特食管的中医病机及辨证施治 [J].中医临床研究，2014，23：32-33.

[35]　李佩文，万冬桂，李利亚，等.百姓防癌保健手册 [M].北京：人民军医出版社，2013：1-83.

[36]　李佩文.李佩文谈肿瘤中医调养与康复 [M].北京：人民军医出版社，2012：108-120.

[37]　郭虹秀，张梅，李平，等.明清医家对噎膈的认识 [J].中医药临床杂志，2010，5：377-380.

[38]　司富春，陈玉龙，徐晓宇，等.古代中医文献对食管癌的认识 [J].河南中医，2005，6：77-79.

[39]　李佩文.李佩文养生诗话 [M].北京：北京出版社，2008：1-277.

[40]　PALMER S，ALBERGANTE L，BLACKBURN C C，et al. Thymic involution and rising disease incidence with age[J]. Proc Natl Acad Sci U S A，2018，115（8）：1883-1888.

[41]　YOKOYAMA A，KAKIUCHI N，YOSHIZATO T，et al. Age-related remodelling of oesophageal epithelia by mutated cancer drivers[J]. Nature，2019，565（7739）：312-317.

[42]　PETRICK J L，KELLY S P，LIAO L M，et al. Body weight trajectories and risk of oesophageal and gastric cardia adenocarcinomas：a pooled analysis of NIH-AARP and PLCO Studies[J]. Br J Cancer，2017，116（7）：951-959.

[43]　李佩文.养病要运动 [M].北京：人民卫生出版社，2013：1-56.

[44]　KAMANGAR F，FREEDMAN N D. Hot tea and esophageal cancer[J]. Ann Intern Med，2018，168（7）：519-520.

[45]　李佩文，李利亚.癌症病人吃什么（膳食疗养红宝书）[M].北京：

中国妇女出版社，2005：1-376.

[46] 李佩文 . 养病先养心：好心情与肿瘤康复疗养 [M]. 北京：北京出版社，2008：1-72.

第三章　食管癌围手术期中西医结合治疗

第一节　食管癌手术治疗原则

一、早期食管癌及癌前病变的内镜治疗

1. 早期食管癌的内镜下分型

早期食管鳞癌是指局限于食管黏膜层的鳞状细胞癌，不论有无淋巴结转移。1999 年日本食管癌分型对早期食管癌的定义是局限于黏膜层及黏膜下层并且无淋巴结转移的癌。但随后的研究发现，当肿瘤局限于黏膜层时淋巴结的转移率几乎为 0，而当肿瘤侵犯到黏膜下浅层时淋巴结转移率为 21% ～ 29%，侵犯到黏膜下深层时淋巴结转移率为 50% ～ 76%。所以，目前认为仅局限于黏膜层的食管鳞癌为早期食管鳞癌，而侵犯到黏膜下层的鳞状细胞癌属于浅表食管癌范畴。根据肿瘤浸润深度可将浅表食管鳞癌进行巴黎分型分期（图 3-1）：肿瘤局限于黏膜层者称为 M 期癌，浸润至黏膜下层未达固有肌层者称为 SM 期癌。对 M 期癌及 SM 期癌又进行细分：病变局限于黏膜上皮表层者为 M1 期癌；浸润至黏膜固有层为 M2 期癌；浸润至黏膜肌层但未突破黏膜肌层者为 M3 期癌；浸润至黏膜下层的上、中、下 1/3 者分别称为 SM1 期癌、SM2 期癌及 SM3 期癌，其中将病变浸润至黏膜下层但距黏膜肌层 200 μm 以内者称为 SM1 期癌。

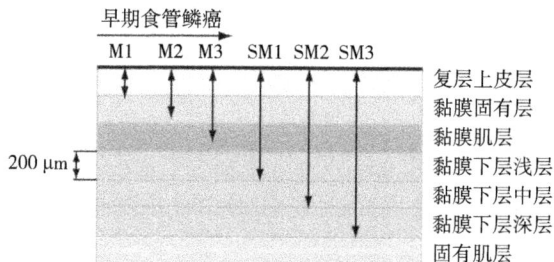

图 3-1　浅表食管鳞癌巴黎分型分期模式

（资料来源：李鹏，王拥军，陈光勇，等 . 中国早期食管鳞状细胞癌及癌前病变筛查与诊治共识（2015 年·北京）[J]. 中华内科杂志，2016，55（1）：17-31.）

　　Arima 浅表食管鳞癌微血管形态分型：Arima 根据食管黏膜表面的微血管的形状和不规则形将其分为四型。1 型为上皮下乳头内的细小线形毛细血管，见于正常食管黏膜；2 型为略微膨胀扩张的血管，并且上皮下乳头内的毛细血管形状正常，主要见于炎性病变；3 型为口径不均的螺旋状血管，并且有挤压现象，排列不规则，主要见于 M1 期癌和 M2 期癌；4 型表现为血管有重叠，不规则的分支状、网状或无血管区，主要见于 M3 期癌和浸润更深层的癌。日本食管学会结合上述两种分型的优点提出了更为简洁的新分型，初步验证发现其评估表浅食管鳞癌浸润深度的平均准确度可达 90%。该分型将食管黏膜浅表血管分为 A 型和 B 型，见表 3-1。上皮内乳头状毛细血管袢各分型的内镜下表现见图 3-2。

表 3-1　早期食管鳞癌放大内镜下日本食管学会分型

分型依据及分型	形态特点	临床意义及推测的浸润深度
IPCL		
A 型	血管形态正常或轻度改变	正常鳞状上皮或炎性改变
B 型	血管形态变化较明显	鳞状细胞癌
B1 型	全部血管扩张、迂曲、粗细不均、形态不一	侵及黏膜上皮层 / 黏膜固有层
B2 型	有缺少血管袢的异常血管	侵及黏膜肌层 / 黏膜下层浅层（SM1）
B3 型	高度扩张不规整的血管（血管不规整，直径大于 60 μm，约为 B2 血管的 3 倍以上）	侵及黏膜下层中层（SM2）或更深
AVA		
小 AVA	AVA 直径≤ 0.5 mm	侵及黏膜上皮层 / 黏膜固有层
中 AVA	0.5 mm ＜ AVA 直径＜ 3 mm	侵及黏膜肌层 / 黏膜下层浅层（SM1）
大 AVA	AVA 直径≥ 3 mm	侵及黏膜下层中层（SM2）或更深

　　注：IPCL，上皮内乳头状毛细血管袢；AVA，无血管区。

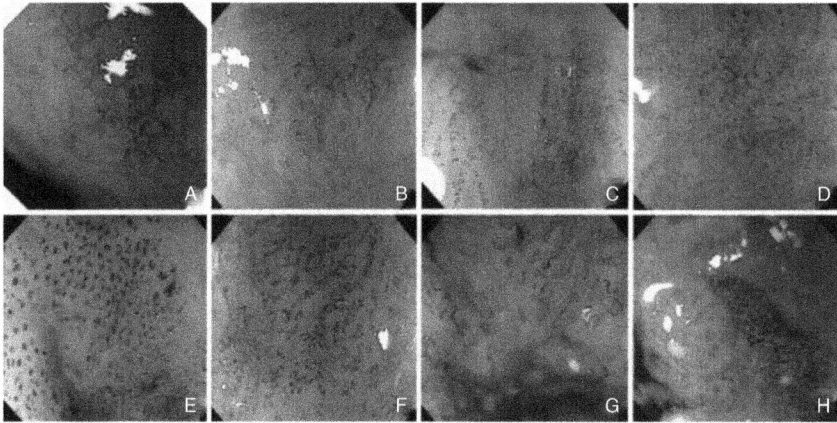

A ～ D. 分别为 IPCL Ⅰ～Ⅳ型；E ～ H. 分别为 IPCL Ⅴ 1、Ⅴ 2、Ⅴ 3 和 VN 型。

图 3-2　上皮内乳头状毛细血管袢各分型的内镜下表现

　　早期食管癌及癌前病变的内镜下分型及病变层次，依照 2002 年巴黎分型标准和 2005 年巴黎分型标准分类如下（图 3-3）：表浅型食管癌及癌前病变（Type 0）分为隆起型病变（0-Ⅰ）、平坦型病变（0-Ⅱ）和凹陷型病变（0-Ⅲ）。0-Ⅰ型又分为有蒂型（0-Ⅰ p）和无蒂型（0-Ⅰ s）。0-Ⅱ型根据病灶轻微隆起、平坦、轻微凹陷分为 0-Ⅱ a、0-Ⅱ b 和 0-Ⅱ c 3 个亚型。0-Ⅰ型与 0-Ⅱ a 型界限为隆起高度达到 1.0 mm（与活检钳单个钳片厚度 1.2 mm 比较），0-Ⅲ型与 0-Ⅱ c型界限为凹陷深度达 0.5 mm（与活检钳单个钳片厚度的一半 0.6 mm 比较）。同时具有轻微隆起和轻微凹陷的病灶根据隆起 / 凹陷比例分为 0-Ⅱ c+Ⅱ a 型和 0-Ⅱ a+Ⅱ c 型；凹陷和轻微凹陷结合的病灶则根据凹陷 / 轻微凹陷比例分为 0-Ⅲ +Ⅱ c 型和 0-Ⅱ c+Ⅲ型。

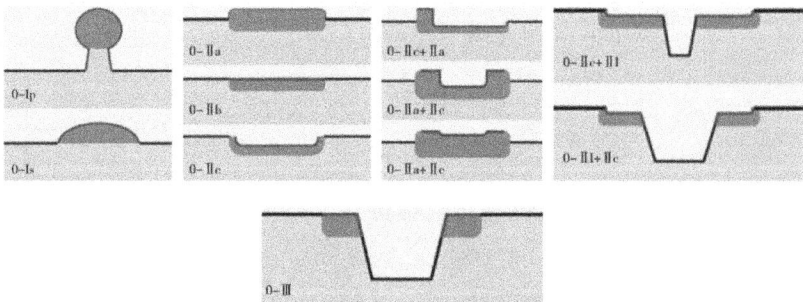

图 3-3　早期食管鳞癌内镜下分型模式图及判断标准（巴黎分型 2005 年版）

（资料来源：中华医学会消化内镜学分会，中国抗癌协会肿瘤内镜专业委员会 . 中国早期食管癌筛查及内镜诊治专家共识意见 (2014 年，北京)[J]. 中华消化内镜杂志，2015（4）：220-240.）

与传统外科手术相比，早期食管癌及癌前病变的内镜下切除具有创伤小、并发症少、恢复快、费用低等优点，且二者疗效相当，5年生存率可达95%以上。原则上，无淋巴结转移或淋巴结转移风险极低、残留和复发风险低的病变均适合进行内镜下切除。对于有症状或无症状筛查的患者，结合内镜的表现及相关分型理论，可以对食管相应肿瘤进行维也纳分型（表3-2），为患者制定更好的随访和治疗决策。

表 3-2　消化道上皮肿瘤维也纳分型

分类	诊断	临床处理
1	无肿瘤/异型增生	随访
2	不确定有无肿瘤/异型增生	随访
3	低级别上皮内瘤变	随访或内镜下切除△
	低级别腺瘤	
	低级别异型增生	
4	高级别上皮内瘤变	内镜下切除或外科手术局部切除△
4.1	高级别腺瘤/异型增生	
4.2	非浸润癌（原位癌）	
4.3	可以浸润癌	
4.4	黏膜内癌	
5	黏膜下浸润癌	手术切除△

注：△处理方式的选择应综合考虑病变大小、浸润深度（通过内镜、放射影像或 EUS 等评估），以及患者年龄、伴随疾病等因素。

2. 早期食管癌及癌前病变的内镜治疗禁忌证和适应证

对早期食管鳞癌及癌前病变进行内镜下治疗具有简便、创伤性小、并发症少、住院时间短、疗效与外科手术相当等优点。对于肿瘤的治疗，旨在根除治疗，达到临床治愈的效果，故对早期食管鳞癌在选择内镜治疗时要严格把握其适应证及禁忌证，适应证的原则是没有淋巴结转移的可能且可完整切除食管癌病变，在选择治疗方案之前对患者的病情进行综合、详尽的评估至关重要，包括病变的性质、大小、个数等。目前国内尚无统一规范的内镜下切除适应证，由于欧美食管癌发病率及鳞癌比例较低，加之内镜下切除技术的应用现状与我国差别较大，国内早期食管癌内镜下切除治疗多参考日本指南。日本食管学会 2012 年颁布的食管癌诊治指南推荐早期食管癌内镜下切除的绝对适应证：病变局限在上皮层或黏膜固有层的 T1a 期食管癌，淋巴结转移风险极低，内镜下切除可获得根治。内镜下切除的相对适应证：病变浸润黏膜肌层（M3）或黏膜下层浅层（T1b-SM1，黏膜下浸润深度＜ 200 μm）；黏膜下浸润深度超过 200 μm 的病变发生淋巴结转移的风险高，建议采取与进展期肿瘤相同的处理方式。对于早期食管癌及癌前病变患者治疗遵循流程见图 3-4。

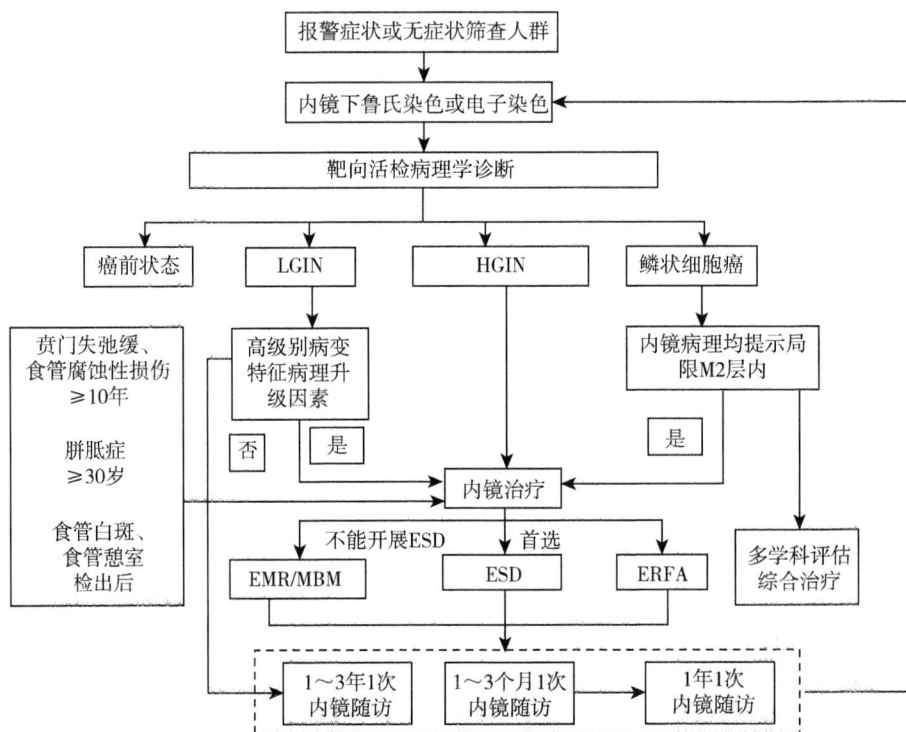

图 3-4　早期食管癌及癌前病变治疗流程

早期食管鳞癌及癌前病变内镜下治疗的禁忌证：①患者不同意；②患者不能配合；③有严重出血倾向者；④严重心肺功能异常不能耐受内镜治疗者；⑤生命体征不平稳者；⑥有食管静脉曲张或静脉瘤，无有效的出血预防对策者；⑦病变位于食管憩室内或波及憩室者；⑧术前评估有淋巴结转移的M3期及SM1期癌；⑨低分化食管鳞癌及未分化食管鳞癌。

3. 早期食管癌及癌前病变的内镜治疗方案及流程

所有病变在治疗前均应明确其范围，可以通过色素内镜、电子染色内镜和放大内镜来实现，确定好范围后，在距离病变外缘 5 mm 处做标记，在进行内镜下治疗时应将标记部位包括在内，以确保不遗漏病变。

（1）内镜黏膜下剥离术

内镜黏膜下剥离术是在进行黏膜下注射后使用特殊电刀逐渐分离黏膜层与固有肌层之间的组织，将病变黏膜及黏膜下层完整剥离的方法，推荐对于食管高级别上皮内瘤变、M1期癌、M2期癌，以及术前评估无可疑淋巴结转移的M3期癌首选内镜黏膜下剥离术治疗。对于早期食管鳞癌及癌前病变采用内镜黏膜下剥离术治疗可获得完整切除，有利于术后的病理评估，更好地确定疗效，以及是否需要进一步治疗。食管病变内镜黏膜下剥离术治疗基本流程包括：①病灶周围标记；②黏膜下注射，使病灶充分抬举；③环周切开黏膜；④黏膜下剥离，使黏膜与固有肌层完全分离开，一次完整切除病灶；⑤创面处理，包括创面血管处理与病灶边缘检查。国内学者对经典内镜黏膜下剥离术技术进行改进，发明了隧道式黏膜剥离技术（图 3–5，图 3–6）（标记 – 注射 – 远端开口 – 近端切开 – 建立隧道 – 两边切开），其提出主要是针对环周型病变，是治疗大面积食管病变的理想方法，该方法克服了食管环周病变经典内镜黏膜下剥离术切除后无法对切缘进行精确评估的缺点，有效简化了操作步骤，使内镜手术更加安全快捷。但术后容易出现食管狭窄，术前应与患者和（或）家属讲明此情况。术者操作时需考虑到食管管壁结构的特殊性，调整诸如黏膜下注射的深度、标记时电凝的功率等技术参数以减少出血、穿孔等并发症。

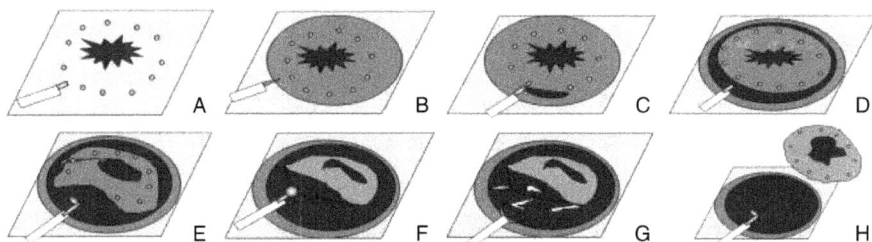

A.充分暴露病变，确定病变范围并在病变外围进行标记；B.进行黏膜下注射，观察抬举征；C.在病变周围切开病变黏膜至黏膜下层；D.在病变周围标记点的外缘环周切开黏膜；E、F.黏膜下层剥离；G.在剥离的过程中不断处理裸露的血管；H.将病变黏膜完全剥离下来，并处理创面，预防迟发性出血。

图3-5　内镜黏膜下剥离术示意图

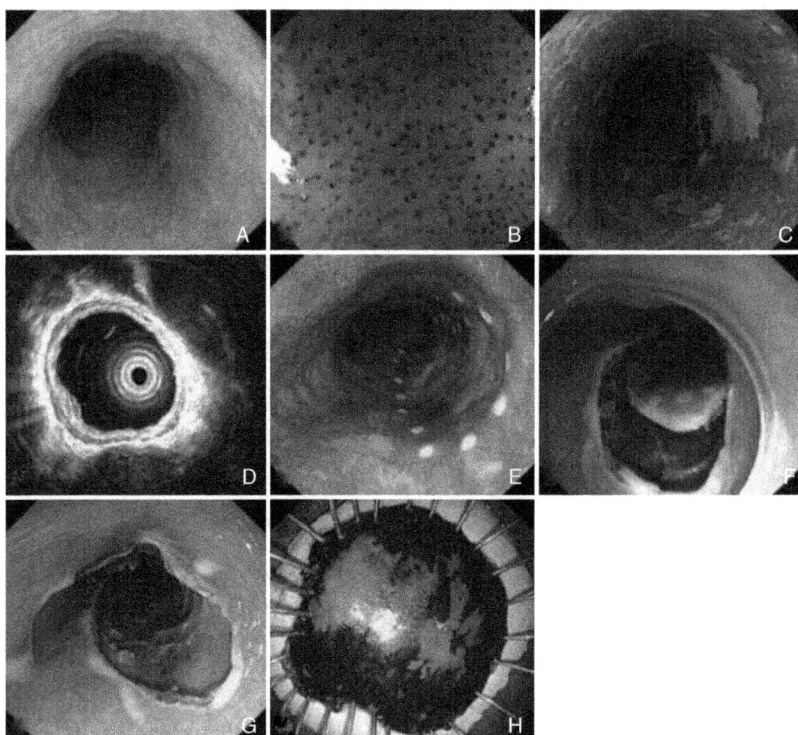

A.白光内镜示病变处食管黏膜粗糙，血管网消失；B.NBI放大观察病变IPCL分型为Ⅳ型（井上晴洋分型）；C.碘染色阳性；D.超声内镜显示病变位于黏膜层；E.标记后；F.黏膜下注射后切开黏膜；G.完整剥离病变并仔细检查创面；H.切除后标本。

图3-6　内镜黏膜下剥离术操作过程

早期食管癌内镜黏膜下剥离术治疗在美国应用较少，欧洲近几年逐步开始使用。日本开展较多，内镜黏膜下剥离术治疗食管鳞癌的整块切除率为93%～100%，完全切除率达88%以上。国内内镜黏膜下剥离术整块切除率为80%～100%，完全切除率为74%～100%。

（2）内镜下黏膜切除术

内镜下黏膜切除术指内镜下将黏膜病灶整块或分块切除，用于胃肠道表浅肿瘤诊断和治疗的方法。推荐用于可一次性完全切除的食管高级别上皮内瘤变、M1期癌、M2期癌，以及术前评估无可疑淋巴结转移的M3期癌可使用EMR治疗。对于可一次性完全切除的食管鳞癌癌前病变，以及M1、M2期癌，EMR治疗是安全有效的。目前采用的EMR技术已日趋多样化，如标准EMR、透明帽辅助EMR（EMRC）、结扎式EMR（EMR-L）、分片黏膜切除术（EPMR）、多环黏膜套扎切除术（MBM）等。各种EMR操作步骤虽略有不同，但基本原则与操作技巧基本一致。EMR过程中黏膜下注射是关键的步骤，充分的黏膜下注射使病变完全抬举，可避免穿孔的发生。具体EMR术式应根据病灶具体情况进行选择，以获得最佳疗效。有些直径略大的病变也可以通过EPMR、MBM等方式治疗，但不作为首选，因为EPMR、MBM为分片切除病灶，切下的小片组织由于受电凝等作用常影响进一步的病理评估。若术后残留部分较大，应再次追加内镜下局部治疗，对于小的残余病灶可用热活检钳或氩等离子体凝固术处理。切除的标本要回收，进行病理组织学检查。

EMRC是利用内镜前端安置的透明帽对病变进行吸引，再行圈套切除，对操作技术要求不高，并发症少，目前较为常用，但可切除的病变大小受透明帽的限制（图3-7）。EMR-L是先对病变进行套扎以阻断血流并形成亚蒂，再行切除，出血较少，视野清晰。EPMR用于传统EMR不能一次完整切除的较大病灶，将病灶分块切除，适用于大于2cm的巨大平坦病变，但标本体外拼接困难，难以评估根治效果，且易导致病变局部残留或复发。

MBM是使用改良食管曲张静脉套扎器进行多块黏膜切除的新技术，主要包括标记、套扎、圈套切除、处理创面等步骤。MBM无须行黏膜下注射，可显著缩短操作时间。与EMR相比，MBM具有操作简单、成本低、治疗时间短、安全高效的优点，便于在基层推广，但应注意规范化操作，避免病变残留。

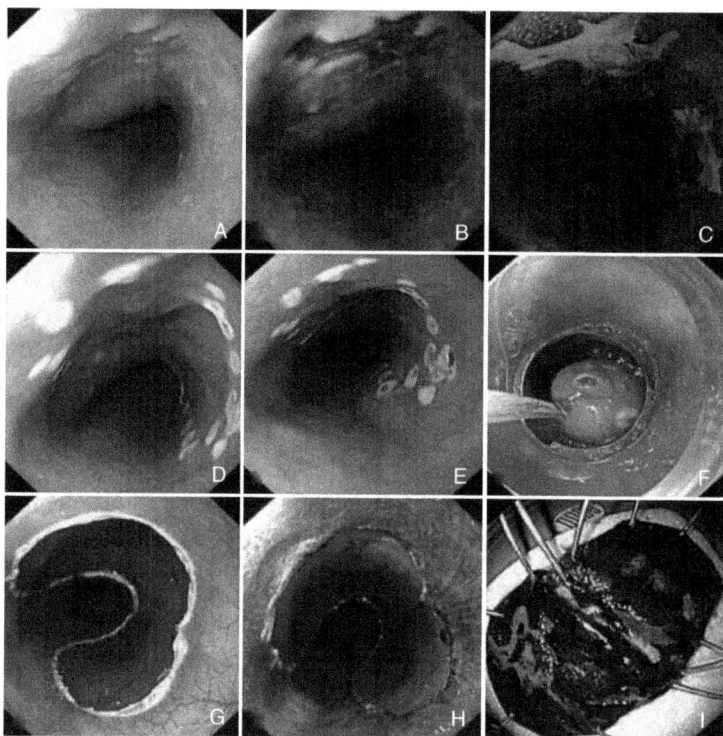

A. 内镜下显示食管黏膜粗糙、糜烂，活检病理为重度异型增生；B. NBI 模式下病变呈深棕色；C. 碘染色阳性；D. 标记后；E. 黏膜下注射后；F. 透明帽法行内镜下黏膜切除；G. 切除后创面；H. 切除后重新碘染色，人工溃疡周围未见阳性病灶；I. 切除的标本。

图 3-7　透明帽辅助 EMR 操作过程

4. 早期食管鳞癌及癌前病变内镜治疗流程及疗效评价

食管癌的整体内镜下治疗流程见图 3-8，其治疗后效果分为：①整块切除：病灶在内镜下被整块切除并获得单块标本。②完全切除 /R0 切除：内镜下切除标本的侧切缘和基底切缘无肿瘤残留。③不完全切除 /R1 切除：内镜下切除标本的侧切缘和基底切缘无肉眼可见肿瘤残留，但显微镜下可见肿瘤残留。④残留切除 /R2 切除：内镜下切除标本的侧切缘和基底切缘有肉眼可见的肿瘤残留。⑤ Rx 切除：由于血凝块或分块切除的影响，无法进行标本切缘评估时称为 Rx 切除。⑥内镜下完全治愈：a. 属于 R0 切除；b. 黏膜内癌或黏膜下层浸润深度不超过 200 μm（SM1）的黏膜下癌；c. 无脉管浸润；

d. 组织学类型为高、中分化。⑦残留：术后 6 个月以内在原切除部位及周围 1 cm 内黏膜发现肿瘤病灶。⑧局部复发：手术 6 个月以后在原切除部位及周围 1 cm 内黏膜发现肿瘤病灶。

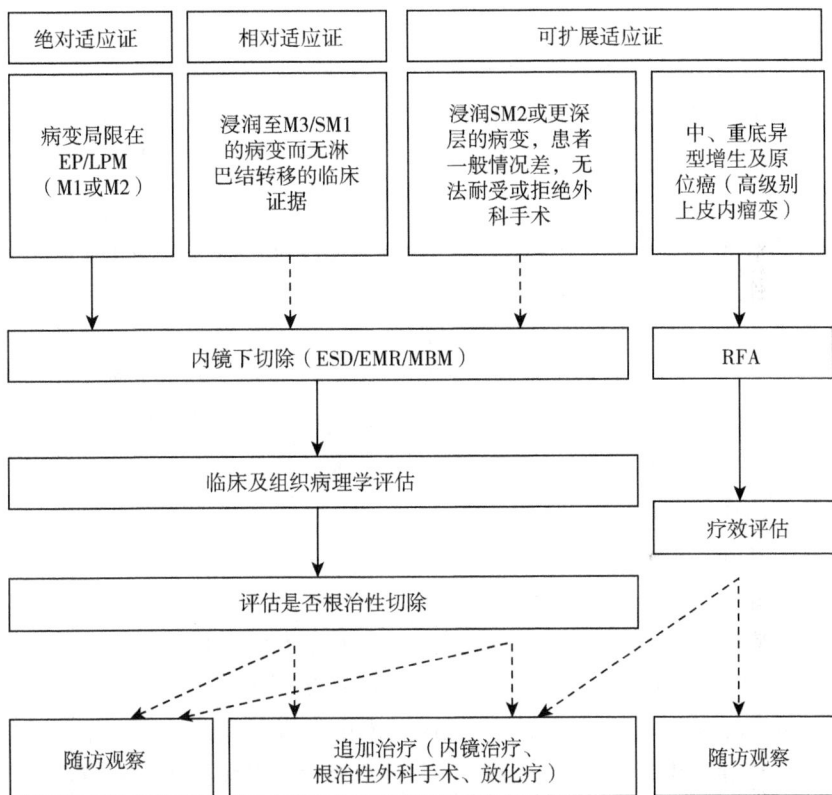

ESD：内镜黏膜下剥离术；EMR：内镜下黏膜切除术；MBM：多环黏膜套扎切除术；RFA：射频消融术。虚线箭头代表应权衡风险酌情选择。

图 3-8 早期食管癌内镜治疗流程

5. 早期食管癌及癌前病变的内镜治疗的常见并发症及处理方法

内镜下切除虽属微创治疗，但受设备器械、内镜技术方法、操作者经验、患者及病变情况等因素的影响，仍存在一定的并发症发生率，主要包括出血、穿孔、术后食管狭窄、感染等。

（1）出血

国外文献报道，食管 EMR 相关出血率可达 2%。ESD 中出血常见，术后迟发出血率不足 1%。国内文献报道，EMR 中出血发生率为 1.52% ～ 11.7%，迟发性出血率为 0 ～ 7.04%。ESD 中出血率为 22.9% ～ 59.6%，迟发性出血率为 0 ～ 4.88%。EMR 出血与切除病变的大小有关，病灶 ＞ 2.0 cm 者出血概率增加，混合电流切除者易发生术中出血，凝固电流切除者易发生延迟性出血。食管 ESD 出血可能与病变部位、大小及类型、剥离层次、病变的粘连程度、血管分布、操作者的熟练程度等相关。术中少量渗血，内镜喷洒肾上腺素生理盐水即可有效，而大量渗血则可酌情选用黏膜下注射肾上腺素生理盐水、热活检钳钳夹止血、氩等离子体凝固术止血或止血夹夹闭止血。术中出血多因操作中损坏黏膜下血管所致，因此，操作中可采取必要的预防措施，包括黏膜下注射液中加入肾上腺素生理盐水以收缩血管，术中应用热活检钳对可疑血管进行钳夹电凝处理等。术后出血相对少见，若患者血流动力学稳定，经保守治疗一般可恢复；而支持治疗后仍存在血流动力学不稳定，则需急诊内镜下确切止血，极少需要外科手术。术后酌情应用止血药和抑酸剂可达到预防出血的效果。

（2）穿孔

术中穿孔可及时发现。术后患者出现前胸和颈部皮下气肿，胸部 X 线片或 CT 发现纵隔气体或查体见穿孔征象等，考虑术后穿孔。国外文献报道，EMR 穿孔率不超过 2%。ESD 穿孔率为 2% ～ 10%。国内文献报道 EMR 穿孔率小于 6.3%，ESD 穿孔率为 0 ～ 11.5%。术中发现穿孔，后续操作应减少注气注水，切除结束后行内镜下夹闭，术后予禁食、胃肠减压、静脉使用广谱抗生素及支持治疗等保守治疗多可恢复。内镜下夹闭失败或穿孔较大内镜无法夹闭时，可能需要外科手术，以防病情进展。穿孔并发气胸时，应及时进行负压引流。隐性穿孔保守治疗多可痊愈。

（3）食管狭窄

食管狭窄指内镜切除术后需要内镜下治疗的食管管腔狭窄，常伴有不同程度的吞咽困难，多在术后 1 个月出现。病变大小、浸润深度及创面的环周比例和纵向长度对食管内镜切除术后狭窄率影响较大。其中，切除范围大于 3/4 环周及浸润深度超过 M2 层是术后狭窄的独立危险因素。大于 3/4 环周的病变内镜切除术后狭窄发生率可达 88% ～ 100%。内镜下食管扩张术是最常规的治疗方法，多数狭窄经数次内镜下扩张可缓解，存在高危因素的病例术后行预防性食管扩张可降低狭窄发生率。支架置入可作为难治性病例的选择，但存在疼痛、肉芽组织长入支架、食管溃疡形成及部分支架不能取出等问题。研究报道预防性覆膜支架置入可安全有效降低近环周食管 ESD 后狭窄发生率。生物可降解支架，因降解所致支架支撑力下降及移位等问题可导致长期疗效不理想。另外口服及局部注射糖皮质激素、细胞补片等也在预防或治疗术后食管狭窄有相关研究。

6. 内镜切除术后治疗与随访

研究报道表浅型食管鳞癌 ESD 后切缘阳性率为 11.4%，肿瘤越大、浸润越深，切缘阳性风险越大，术前精细评估病灶大小和预测浸润深度对预防术后残留非常重要。荟萃分析发现，ESD 组（术后随访时间超过 1 年）局部复发率（0.55%）明显低于 EMR 组（13.76%）。国内文献报道，EMR 术后局部复发率为 0 ~ 15.3%。ESD 后局部复发率为 0 ~ 9.4%。肿瘤局部复发可能与 EMR 方式、EPMR 分片块数、肿瘤浸润深度、操作是否规范、病变位于食管位置及食管癌家族史有关。病变切除后应仔细检查创面，必要时使用染色或电子染色内镜进行观察，发现病变残留时应及时行再次处理，有利于降低复发率。局部残留和复发的病变多可通过内镜下治疗清除，内镜下治疗失败者可追加手术或放化疗。内镜切除后 3 个月、6 个月和 12 个月各复查 1 次，若无残留复发，此后每年复查 1 次内镜。随访时应结合染色和（或）放大内镜检查，发现阳性或可疑病灶行指示性活检及病理诊断。另外，肿瘤标志物和相关影像学检查亦不可忽视。同时应警惕异时多原发食管鳞癌和第二原发癌（如头颈部鳞癌、胃癌等）。早期食管鳞癌内镜下切除治疗后再治疗方案见图3-9。

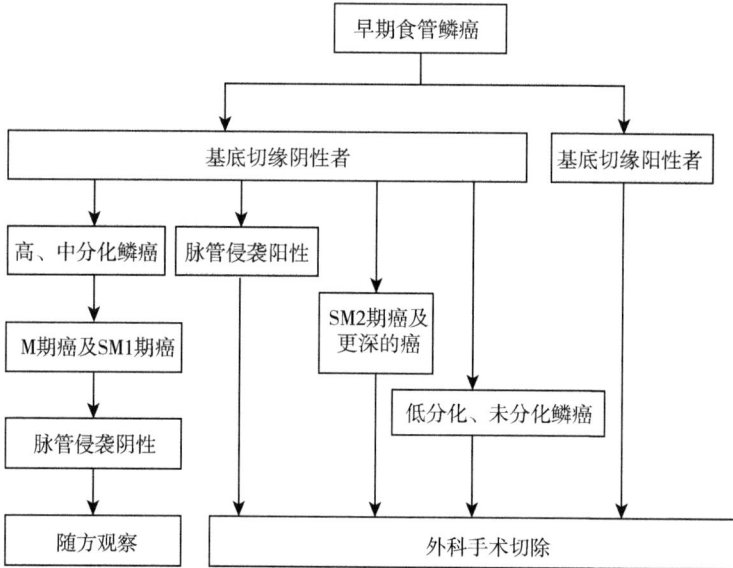

图 3-9　早期食管鳞癌内镜下切除治疗后再治疗方案

7. 内镜下非切除治疗

RFA 利用电磁波的热效应发挥治疗作用，使组织脱水、干燥和凝固坏死从而达到治疗目的，在多发、病变较长或累及食管全周的早期食管癌及其癌前病变的治疗中具有明显的优势，作用均匀且其治疗的深度控制在 1000 μm 左右，降低了穿孔和术后狭窄的发生率。初步研究结果显示，RFA 可用于Ⅱb 型病变，且治疗前活检应证实为食管鳞状上皮细胞中度异型增生和（或）重度异型增生及局限于 M2 层的中、高分化鳞癌。符合条件的早期食管鳞癌及其癌前病变 RFA 后 12 个月完全缓解率可达 97%。操作流程见图 3-10。但尚缺乏 RFA 对早期平坦食管鳞癌疗效的大样本量研究，长期疗效需进一步验证。环周型消融系统多应用于多发、延伸较长或环周病变的治疗，治疗过程包括记录消融位置、测量食管内径、置入消融导管进行消融等步骤，依据病变及第一次消融情况，可在清除已消融病变黏膜后行第二次消融，局灶型消融系统则多应用于局灶性病变及对术后残余灶的处理，无须经过测量步骤。内镜下非切除治疗方法还包括光动力疗法、氩等离子体凝固术、激光疗法、热探头治疗和冷冻疗法等。这些技术既可单独使用，也可与内镜切除术联合应用。

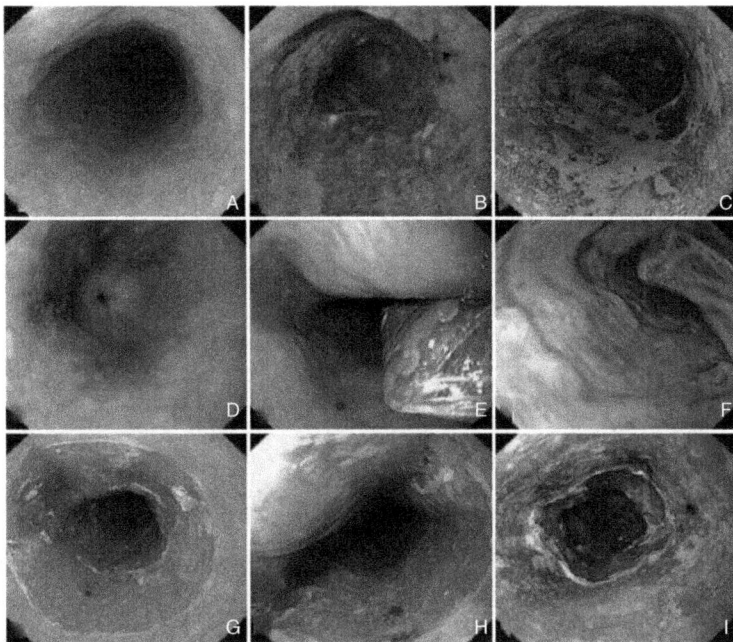

A.食管鳞状上皮重度异型增生，长约 4 cm，近乎全周；B.NBI 图像；C.碘染色阳性；D、E.治疗范围近端和远端的标记；RFA 球囊置于近端标记处（6 点位）；F.第一次消融后黏膜的外观；G.清除消融后病变黏膜后的外观；H、I.第二次消融后近端和远端的黏膜外观。

图 3-10　射频消融术操作过程

8.内镜切除术后中医药干预

　　食管癌现代医学"炎－癌转化"机制：食管癌为典型的炎症依赖性肿瘤，慢性持续炎症贯穿了"食管上皮单纯增生→食管上皮内瘤变→浸润癌"的发展全过程。肿瘤相关性炎症以免疫细胞的集中及分子介质的释放为主要特征，形成动态变化中的、复杂的肿瘤炎症微环境、免疫微环境及乏氧微环境，共同引起细胞恶性转化、增殖、侵袭，以及转移等生物学行为。

　　中医"热－瘀转化"的病机特点与"炎－癌转化"过程相一致，认为食管癌初起以气郁、痰热阻于食管为主，表现为热象，致使食管逐渐狭窄，久之则耗损阴津，瘀血阻滞于食管而成本病。基于高发区人群筛查探索食管癌前疾病的舌象转化规律研究进一步证实这个观点，通过在四川省盐亭县、山西省阳城县，以及河北省磁县等食管癌高发区开展食管癌高危筛查人群舌象研究，建立了 29 871 例食管癌高危筛查人群"病－证－象"数据库。通过对受检者数据分析发现，食管癌前病变到早癌过程中呈现红舌、裂纹舌先增后

食管癌中西医结合诊疗方案

降的趋势，紫舌呈现递增趋势，反映出食管癌变过程中由阴虚燥热向瘀血内阻转化的中医病机规律。随着反流性食管炎严重程度增加，舌象中热象表现逐渐升高，发展至巴雷特食管则以瘀舌为主要表现，这种舌象特征的变化，反映了食管癌发生过程中"热证"向"瘀证"的转变，从中医角度诠释了现代医学"炎-癌转化"的食管癌发病规律。

基于现代医学食管癌变的机制和中医病机转变规律，早期食管癌经内镜治疗术后，在规律随访的同时，采用中医药干预改变阴虚燥热或瘀血内阻的体质状态，可以有效减少术后食管癌的复发。

二、可切除食管癌的治疗方案选择

1. 食管癌的 TNM 分期

1987 年开始，UICC 与 AJCC 联合发布恶性肿瘤 TNM 分期标准，并不定期更新。目前，临床上采用的最新版食管癌 TNM 分期标准是 2009 年第 7 版。2017 年食管癌第 8 版 TNM 分期分别对临床、病理及新辅助治疗后进行分期，不再使用共同的分期系统（图 3-11，图 3-12）。根据肿瘤的 TNM 分期可以对患者进行更好的临床治疗和随访选择。

临床分期（cTNM）

	cT	cN	M
Stage 0	Tis	N0	M0
Stage I	T1	N0–1	M0
Stage II	T2	N0–1	M0
	T3	N0	M0
Stage III	T3	N1	M0
	T1-3	N2	M0
Stage IVA	T4	N0-2	M0
	Any T	N3	M0
Stage IVB	Any T	Any N	M1

病理分期（pTNM）

	pT	pN	M	G	Location
Stage 0	Tis	N0	M0	N/A	Any
Stage IA	T1a	N0	M0	G1	Any
	T1a	N0	M0	GX	Any
Stage IB	T1a	N0	M0	G2-3	Any
	T1b	N0	M0	G1-3	Any
	T1b	N0	M0	GX	Any
	T2	N0	M0	G1	Any
Stage IIA	T2	N0	M0	G2-3	Any
	T2	N0	M0	GX	Any
	T3	N0	M0	Any	Lower
	T3	N0	M0	G1	Upper/middle
Stage IIB	T3	N0	M0	G2-3	Upper/middle
	T3	N0	M0	GX	Any
	T3	N0	M0	Any	Location X
	T1	N1	M0	Any	Any
Stage IIIA	T1	N2	M0	Any	Any
	T2	N1	M0	Any	Any
Stage IIIB	T2	N2	M0	Any	Any
	T3	N1-2	M0	Any	Any
	T4a	N0-1	M0	Any	Any
Stage IVA	T4a	N2	M0	Any	Any
	T4b	N0-2	M0	Any	Any
	Any T	N3	M0	Any	Any
Stage IVB	Any T	Any N	M1	Any	Any

新辅助治疗后分期（ypTNM）

	yp T	yp N	M
Stage I	T0-2	N0	M0
Stage II	T3	N0	M0
Stage IIIA	T0-2	N1	M0
Stage IIIB	T3	N1	M0
	T4a	N0	M0
Stage IVA	T4a	N1-2	M0
	T4a	NX	M0
	T4b	N0-2	M0
	Any T	N3	M0
Stage IVB	Any T	Any N	M1

图 3-11 食管鳞癌的 TNM 分期（第 8 版）

（资料来源：AMIN M B, EDGE S, GREENE F L, et al. AJCC Cancer Staging Manual [M]. 8th ed. New York：Springer，2017：185-202.）

临床分期（cTNM）

	cT	cN	M
Stage 0	Tis	N0	M0
Stage I	T1	N0-1	M0
Stage II	T2	N0-1	M0
	T3		M0
Stage III	T1	N1	M0
	T1-3	N2	M0
Stage IVA	T4	N0-2	M0
	Any T	N3	M0
Stage IVB	Any T	Any N	M1

病理分期（pTNM）

	pT	pN	M	G	Location
Stage 0	Tis	N0	M0	N/A	Any
Stage IA	T1a	N0	M0	G1	Any
	T1a	N0	M0	GX	Any
Stage IB	T1a	N0	M0	G2-3	Any
	T1b	N0	M0	G1-3	Any
	T1b	N0	M0	GX	Any
	T2	N0	M0	G1	Any
Stage IIA	T2	N0	M0	G2-3	Any
	T2	N0	M0	GX	Any
	T3	N0	M0	Any	Lower
	T3	N0	M0	G1	Upper/middle
Stage IIB	T3	N0	M0	G2-3	Upper/middle
	T3	N0	M0	GX	Any
	T3	N0	M0	Any	Location X
	T1	N1	M0	Any	Any
Stage IIIA	T1	N2	M0	Any	Any
	T2	N1	M0	Any	Any
Stage IIIB	T2	N2	M0	Any	Any
	T3	N1-2	M0	Any	Any
	T4a	N0-1	M0	Any	Any
Stage IVA	T4a	N2	M0	Any	Any
	T4b	N0-2	M0	Any	Any
	Any T	N3	M0	Any	Any
Stage IVB	Any T	Any N	M1	Any	Any

新辅助治疗后分期（ypTNM）

	yp T	yp N	M
Stage I	T0-2	N0	M0
Stage II	T3	N0	M0
Stage IIIA	T0-2	N1	M0
Stage IIIB	T3	N1	M0
	T0-3	N2	M0
	T4a	N0	M0
Stage IVA	T4a	N1-2	M0
	T4a	NX	M0
	T4b	N0-2	M0
	Any T	N3	M0
Stage IVB	Any T	Any N	M1

图 3-12　食管腺癌的 TNM 分期（第 8 版）

（资料来源：AMIN M B，EDGE S，GREENE F L，et al. AJCC Cancer Staging Manual [M]. 8th ed. New York：Springer，2017：185-202.）

2. 外科手术治疗原则

在术前进行影像学检查及临床分期以评估可以切除性。对于适合且可切除的食管癌患者均应考虑行食管切除术。

可切除的食管癌如下：①T1a 肿瘤，为侵犯黏膜但没有侵犯黏膜下层的肿瘤，对于该类肿瘤，有经验的中心可以考虑行内镜下黏膜切除术＋射频或食管切除术（如前所述）。②黏膜下层（T1b）或更深的肿瘤可行食管切除术治疗。③T1 ～ T3 的肿瘤是可切除的，即使有区域淋巴结转移（N+）或肿瘤体积较大；多站淋巴结受累是相对的手术禁忌证，可结合患者年龄和身体状况加以考虑。④心包、胸膜或膈肌受侵的 T4a 肿瘤是可切除的。

3. 外科手术治疗方案

可切除食管癌的可选择手术方式：① Ivor Lewis 食管胃切除术（剖腹手术＋右侧开胸手术）；② McKeown 食管胃切除术（右侧开胸手术＋剖腹手术＋颈部吻合术）；③微创 Ivor Lewis 食管胃切除术（腹腔镜＋小切口右侧开胸手术）；④微创 McKeown 食管胃切除术（右侧胸腔镜＋小切口剖腹手术 / 腹腔镜手术＋颈部吻合术）；⑤经膈肌裂孔食管胃切除术（剖腹手术＋颈部吻合术）；⑥机器人微创食管胃切除术（经左胸或胸腹入路，胸部或颈部吻合）。

第二节　食管癌术后中医药治疗

手术切除目前仍是早期和局部晚期食管癌的主要治疗手段，根据病变位置和大小的不同，手术往往要涉及颈、胸、腹多个部位，胸腔和腹腔内有大量重要的脏器和血管，因此手术范围广、创伤面大，手术持续时间一般较长，淋巴结的清扫、对肺组织的挤压牵拉、食管的切除、胃解剖位置的改变，可引起一系列胃肠道运动、消化吸收功能、呼吸功能的障碍，导致生活质量降低。其主要并发症有胃食管反流、肺部并发症（如肺部感染、肺不张等）、吻合口溃疡、吻合口瘘等。中医药在预防、减轻手术治疗食管癌的并发症方面积累了丰富的经验，在提高食管癌患者的生活质量、延长生存期方面取得了较好的疗效。本节将从以下几个方面介绍食管癌术后常见并发症的中医药治疗。

一、术后康复

1. 肿瘤康复

肿瘤康复是调动医师、患者、家庭和社会各方面的积极力量，综合运用西医、中医、心理疏导、营养支持、功能训练、身心锻炼、社会保障等措施和技术，最大限度地提高肿瘤的治愈率，延长患者的带瘤生存期，改善患者的生活质量，帮助患者早日回归社会。肿瘤康复应该从肿瘤的明确诊断开始，到终末期的姑息治疗，贯穿肿瘤疾病的全周期。

中西医结合肿瘤康复是以中西医结合肿瘤专科医师为主导，联合外科医师、药剂师、心理医师、营养师、护士和社会工作者等，以中医整体观念、阴阳五行、辨证论治等理论为指导，采用中医特有的康复方法——饮食疗法、音乐疗法、针灸、中药内服和外治等，结合西医康复的积极措施和技术，以改善各种治疗手段的不良反应，减轻肿瘤患者的功能障碍，帮助肿瘤患者实现躯体及生理功能的恢复，使之重返社会。

2. 食管癌术后康复现状

食管癌的康复：以食管癌患者的需求为中心，从肿瘤确诊开始，贯穿肿瘤疾病的全周期，提供一系列的医疗服务、功能训练、身心支持、人文关怀、社会保障等，不但尽量帮助患者实现躯体及生理功能的恢复，还希望患者能够获得较高的生活质量和和谐的身心，尽可能地恢复其社会功能。

由于食管癌早期临床症状不够典型，多数患者确诊时该病已发展至中晚期，加之部分患者年龄偏大，手术创伤对患者身体功能造成的影响大，术后易出现多种并发症。如对胸壁的破坏可导致患者肺功能下降；双侧喉返神经淋巴结清扫后存在喉返神经短暂或永久性损伤，导致声音嘶哑、饮水呛咳，甚至吞咽功能障碍；切除食管下括约肌和食管裂孔结构遭到破坏，术后常发生胃食管反流。研究发现，食管癌手术致死率仅为 2%，而术后并发症发生率则高达 35% 以上，因此术后康复是巩固治疗效果、减少术后并发症的重要手段。

3. 食管癌术后中西医结合康复策略

食管癌术后，病邪虽去，但元气大伤，气血亏虚，康复以镇痛、功能训练、益气养血、补益脾胃为要。同时调整患者脾胃功能，促进机体修复，通过提高患者的免疫功能使其长期生存。食管癌患者的康复需求具有个体化、多样性特点，多学科团队合作是康复模式的必要方向。对此，我们要建立以中西医结合肿瘤医师为主导的多学科肿瘤康复团队，以中医药理念、文化特色，以及循证医学依据，为患者提供中西医结合肿瘤康复计划，主要是个体化的中西医康复计划、随访方案，具体内容包括症状控制、心理支持、营养方案、生活方式指导、物理治疗、运动康复等。

康复策略：了解患者现状，明确患者需求；对患者身体状况、营养状况、心理状况、家庭关系状况进行综合评估；制订个体化的中西医结合康复计划；制定随访方案。

中医药康复、中医药诊疗方法多样，扶正祛邪能够有效缓解食管癌术后的各种并发症。药物疗法：中药内服、外用；非药物疗法：针刺、艾灸、拔罐、耳穴压豆、推拿按摩、刮痧；体能训练：八段锦、太极拳、站桩；饮食疗法：食疗、药膳；身心疗法：移情易性、音乐疗法。

（1）疼痛康复

食管癌手术创伤大，留置引流管道多，术后疼痛感强烈，不仅影响患者休息，更重要的是会对患者的早期活动、咳嗽咳痰行为造成影响，进而影响患者术后的恢复。因此术后有效的疼痛管理是患者康复的关键。向患者讲解疼痛是术后必然的反应，烦躁和忧虑只会加重疼痛，有害而无益。教会患者做放松动作：短暂疼痛可采用深吸气、打哈欠的方法，持续疼痛可采用腹式呼吸，屈膝，放松腹肌、腿肌，闭目缓慢地呼气。嘱家属多体贴、关心患者，播放一些轻松的音乐，讨论一些患者感兴趣的话题等来分散其注意力，以减轻患者疼痛和不适的感觉。

药物镇痛。目前最常用的是三阶梯镇痛疗法，即根据疼痛由弱到强的量级不同，采用非阿片类镇痛剂、弱阿片类镇痛剂与强阿片类镇痛剂，可用透皮贴剂、自控镇痛泵、肌内注射等方法。应动态评估患者的疼痛强度并随时评估和记录暴发痛的部位、性质强度及治疗后缓解程度，为临床调整用药种类及剂量提供依据。癌性疼痛中药外治法的实验研究有积极的进展，在临床上也有不少应用，但自拟方较多。研究表明痛块消巴布剂/配方颗粒（中日友好医院）外敷可明显减轻足趾肿胀大鼠的足跖厚度，减轻骨转移癌痛大鼠行为学改变，这与减少局部炎症介质前列环素 E_2 释放，降低脊髓后角 SP 和 c-fos 表达有关。

非药物疗法。针灸对于癌性疼痛的缓解具有一定的作用，具有镇痛作用迅速且不良反应小、安全方便等优势，对于不同癌症所引发的癌性疼痛，采取辨证选穴，能够取得较好的临床效果。众多学者针刺足三里、内关、阿是穴治疗癌痛，从基础到临床做了大量研究，研究表明其在治疗癌性疼痛方面有一定的疗效。河北省民政总医院（现河北省退役军人总医院）用针刺（双侧合谷、足三里、三阴交、涌泉、百会、人中）联合止痛膏外敷疗法，治疗53 例晚期食管癌疼痛的患者，镇痛疗效优于三阶梯镇痛疗法组，不良反应低于对照组。

现有的手段能使大部分癌痛得以缓解，让患者有更高的生活质量与生命尊严。

（2）躯体功能康复

食管癌术后常见的躯体功能障碍包括发音吞咽障碍、呼吸功能障碍及感觉与神经功能障碍。这些问题需要专业的康复人员根据特定的功能障碍，进行有针对性的康复治疗。

吞咽康复：吞咽障碍会影响患者的饮食摄入及营养吸收，还可能导致食物误吸入气管，引发吸入性肺炎，发生窒息时甚至会危及生命，因此，及早干预十分必要。吞咽训练是改善吞咽障碍的必要措施，常见的吞咽康复训练方法有咽部冷刺激、吞咽康复操等。

①咽部冷刺激：在吞咽前使用冰冻棉签蘸少许水，轻轻长时间地触碰、刺激腭弓、舌根及咽后壁，上下进行 20 次。刺激方法：按逆时针方向使触发吞咽反射的区域变得敏感，有效强化吞咽反射，然后做空吞咽动作，以提高软腭和咽部的敏感性。

②吞咽康复操：通过加强唇、舌、下颌及软腭等运动控制，旨在提高吞咽肌肉力量、吞咽速度和肌肉的协调能力，从而增加吞咽的安全性和有效性。a.唇部训练：上下嘴唇弹动，弹出"波"音，并逐渐加快弹动节奏。通过运动及发音，增加唇部包纳食物的力量，减少因口角下垂、唇部封闭不全产生的流涎、嘴角漏食等问题。b.舌训练：做伸舌运动，用舌尖舔上唇、下唇及左右嘴角，并用舌尖舔嘴唇一圈。伸舌困难患者，可借助拉舌器进行辅助训练，用拉舌器吸住舌头，左右来回活动，然后向前牵拉，嘱患者后缩舌头并做吞咽动作，有助于改善舌萎缩和增强舌肌活动范围。c.下颌训练：慢慢用力把嘴巴张到最大，然后慢慢闭合，可将手置于下巴处施加阻力，增加张口幅度。同时，做咀嚼动作和牙齿上下叩击动作，增强咬合和张口力量。d.软腭训练：可简单理解软腭是防止食物从嘴里进入鼻咽的一道"门"，如果软腭上抬不足或缺损，会导致食物从鼻腔反流。可以通过发g、k、h（哥－科－喝）这3个音来增强软腭灵活度。e.鼓腮训练：用力闭紧双唇，鼓腮，可将手指置于脸颊施加阻力，以增强面部及口腔颊部感觉功能，可减少颊部内侧食物残留。f.做完以上动作后，做吞口水训练。

呼吸康复：是运用吸气时胸腔扩大、呼气时胸腔缩小的有效呼吸模式，以促进胸腔运动，可以加强胸膈呼吸肌肌力和耐力，改善通气功能，常用的呼吸康复技术，包括腹式呼吸、缩唇呼吸、吹气训练等。

①腹式呼吸训练：指导患者坐位或平卧位，全身放松，一手放于胸部，一手放于上腹部。用鼻深吸气3～5秒，置于腹部的手有向上抬起的感觉，胸部不动时，腹部慢慢膨隆，吸至不能再吸时，屏气2～3秒后用口呼出同时收缩腹部，置于腹部的手有向下降的感觉，每日2～3次，每次15分钟。

②缩唇呼吸训练：患者经鼻吸气，然后口呼气，呼气时，上下唇收拢成吹口哨状，缓慢呼气，一般吸气2秒，呼气4～6秒，呼吸频率＜20次/分，吸气和呼气的比例在1∶2，逐渐达到吸呼比1∶4。每次训练15分钟。

③吹气训练：准备长15 cm、宽2 cm的纸条，悬挂在患者口鼻前10～15 cm处，嘱患者深吸气后吹动纸条，使纸条飘荡，掌握方法后逐渐延长吹气时间，1次吹气使纸条能够维持飘荡4～6秒，患者能熟练掌握吹纸条训练后可加用吹气球训练。

④六字诀呼吸吐纳训练：取舒适的体位，一般选取放松坐位、高侧卧位、前倾站位和跪位前倾；六字诀包括嘘、呵、呼、呬、吹、嘻；呼吸吐纳预备式：放松上胸、肩部和手臂，内收小腹，轻合嘴唇，舌抵上腭，全身放

松，呼吸自然平稳，切忌用力。每变换一个字诀都需从预备式起。呼吸法：自然呼吸，先呼气后吸气，先胸式呼吸再腹式呼吸，每个字读 6 次后调息 1 次。患者能够站立后可以结合两臂的动作：吸气时，两臂从体侧徐徐抬起，手心向下，待腕与肩平时，以肘为轴转前臂，使手心翻向上，旋臂、屈肘使指尖向上，掌心相对高不过眉，向中合拢至两掌将要相合时，再向内画弧，两手心转向下，指尖相对；呼气时，两手似按球状，由胸前徐徐下落至腹前，两臂自然下垂，恢复预备式。山西省肿瘤医院用六字诀呼吸吐纳训练法配合心理护理干预了 40 位肿瘤患者，研究发现干预组较对照组可改善肿瘤化疗患者生活质量，降低患者意外事件发生率，提高化疗依从性。

（3）心理康复

食管癌患者术后要面临癌症复发转移的威胁和术后的痛苦，从而不可避免会产生焦虑、抑郁等负性情绪，研究证实食管癌患者的抑郁、焦虑得分均较高，有研究报道，食管癌合并心理障碍患者的比例为 20%～60%。不良的情绪会导致患者术后并发症发生率明显增加，延长住院时间，严重影响患者的预后。因此需要通过积极的心理康复来缓解患者的心理压力，促使患者积极配合治疗，减少并发症，缩短住院时间，改善预后。

心理康复的方法有：①支持性心理疗法，包括倾听患者的叙述，观察其表现，帮助分析，予以安慰鼓励；②行为疗法，针对患者的病态心理、异常行为，通过强化良好行为，抑制不良行为，建立正确行为；③其他康复治疗，对有躯体功能障碍、癌痛及形象缺陷者进行针对性康复，减轻痛苦，改善躯体功能和外观形象，可使患者在心理上得到新的适应与平衡。

有学者通过 3 个角度对 25 位食管癌术后患者进行心理康复，结果较对照组提升了患者的生活质量，降低了其不良情绪。①健康指导：对患者讲述发病的原因，以及发病特点，同时讲明手术的重要性，以此帮助患者对手术后的恢复过程等有所了解，并指导患者，以及家属缓解不适反应时所应该注意的要点；②情感引导：帮助家属认识心理支持的重要性，让家属鼓励患者积极参与心理干预，让患者感到心里温暖，感受到社会的关爱，以及家庭的支持；③应激处理：帮助患者自行找到应激源，从而有效处理，并予以有效的配合方法进行自我调节。

音乐疗法在心理康复中的有效性也被临床证实。多位学者采用中医五行音乐疗法（对患者进行辨证分型音乐疗法，根据情志主要证候按以下原则进行选曲：怒用角音，曲目有《高山》《流水》《广陵散》；喜用徵音，比如《平沙落雁》《梅花三弄》；思用宫音，比如《塞上曲》；悲用商音，比如《山居吟》；恐用羽音，比如《花好月圆》）对肿瘤患者进行干预，观察患者焦虑、抑郁等负性心理情绪的变化，研究发现实验组较对照组患者的负性心理情绪明显改善，认为中医五行音乐疗法能够改善患者焦虑、抑郁状况，提高患者的生活质量和治疗依从性。

（4）饮食营养康复

食管癌术后由于消化道重建、饮食结构改变，加之术后反流、食欲减退、饱腹感等症状影响，患者进食量下降，机体能量摄入减少，导致患者术后营养不良发生率高。调查发现术后1个月营养不良发生率高达73.4%。营养状况是决定患者康复速度和康复程度的重要因素，因此需要积极对患者进行营养评估和营养康复。食管癌术后1个月是患者营养不良发生率最高的时期，也是患者食管扩张、重新建立新饮食模式的黄金时期，抓住时机改善患者营养不良的状态，以增加机体抵抗力，减少术后并发症和感染，可促进伤口愈合及早日康复。

营养诊断：营养诊断是营养治疗的前提，而营养风险筛查则是营养诊断的基础。①建议对所有食管癌患者均进行营养筛查。可以采用营养风险筛查工具 NRS 2002、理想体重和 BMI 进行筛查。②对于营养筛查有营养风险的患者，应该进一步接受营养状况评估，可以采用患者参与的主观全面评定量表（patient-generated subjective global assessment, PG-SGA），这是专门为肿瘤患者设计的营养状况评估量表，以判断患者有无营养不良并评估其严重程度。③对于存在营养不良的患者，特别是重度营养不良患者，为了进一步了解营养不良的类型、营养不良的原因、是否合并代谢紊乱及器官功能障碍，需要进一步进行综合测定。综合测定的内容包括应激程度、炎症反应、能量消耗水平、代谢状况、器官功能、人体组成、心理状况等方面。综合测定的方法包括体格检查、人体成分分析、实验室检查、体能测定等。根据患者营养不良的程度，选择不同的营养康复模式。

摄入能量标准：食管癌患者一般推荐能量需求量为 25～30 kcal/（kg·d），对于食管癌手术患者，蛋白质目标摄入量建议提高至 1.5～2.0 g/（kg·d）。

营养治疗：食管癌术后传统需禁食5日左右，营养摄入由肠外营养补充，但近年研究发现实施早期肠内营养能刺激胃肠激素的分泌，增加免疫球蛋白的水平，提高机体免疫功能，促进胃肠功能恢复。研究发现食管癌术后6小时，小肠的蠕动、吸收、消化功能部分恢复。有学者认为全身麻醉术后 6 ～ 12 小时，麻醉药物开始失效，小肠的吸收、消化及蠕动功能恢复，就可以实施肠内营养；但也有学者认为实施肠内营养在 24 ～ 48 小时比较理想，研究表明在此阶段内开始肠内营养，患者能够很好地适应。中医认为食管癌术后正气亏虚，应多进食补益的药膳，如用菌类煲汤，膳食中加黄芪、人参、桂圆、大枣等补益气血之品。张海忠等自拟扶正复元方 [人参 15 g，黄芪 15 g，白术 10 g，山药 15 g，黄精 15 g，当归 15 g，白芍 15 g，茯苓 15 g，砂仁 10 g（后下），沙参 12 g，麦冬 12 g，莪术 10 g，藤梨根 10 g] 制成浓煎剂，于食管癌术后 12 ～ 24 小时经鼻饲管滴入，术后 7 日两组患者血清（TP、ALB、PA、Hb、TNF）水平和 EORTC QLQ-C30 量表各项评分较术后 1 日明显升高，观察组上述指标均明显高于对照组，表明扶正复元方结合肠内营养，可明显改善食管癌术后患者营养状况，提高生活质量。

营养疗效评估：对患者进行营养康复后应及时进行营养疗效评估，以了解营养康复效果，多采用以下评估指标：①快速反应指标（包括体重、血常规、电解质、肝肾功能、炎症参数、清蛋白、前清蛋白、转铁蛋白、急性手术 / 放化疗不良反应等），食管癌术后建议每周测量 1 ～ 2 次，必要时每天测量 1 次。②中速反应指标（人体测量参数、人体成分分析、生存质量评估、体能评估、肿瘤病灶评估等），食管癌术后建议每月测量 1 ～ 2 次。③慢速反应指标（生存分析、晚期手术 / 放化疗不良反应等），建议每 3 个月至半年评价 1 次。每次疗效评价后，需要根据评价结果对患者的营养治疗方案进行实时、动态调整。

药膳调理：食管癌术后，患者正气不足、气血亏虚、脾胃虚弱，这时运用传统食疗药膳培补人体正气，调节阴阳平衡，增强机体免疫功能，能减轻痛苦，提高生活质量。在具体的食疗处方上，应根据临床证型，辨证施膳。下面就食管癌的几种食疗药膳方法做一介绍。

①百合兔肉煲：野兔肉 1000 g，百合 150 g，田七 15 g。先焯水，后加辅料（桂皮、八角、花椒、丁香、大蒜、干椒、姜、葱）。小火焖煮至兔肉酥烂。

②砂锅鱼头：鲤鱼头、鲤鱼尾各 1 个共 250 g，桃仁 25 g。鱼头、鱼尾，两面煎透，放入砂锅内，原锅内留油重新上火烧热，将葱段、生姜片煸出金黄色，下入鸡汤、料酒、精盐和醋烧沸，起锅倒入砂锅内将砂锅加盖置火上烧沸，撇去浮油及浮沫，弃姜和葱，加入核桃，加盖转微火烧熟即可。

③当归桃仁饮：当归 25 g，桃仁 10 g。水煎当茶饮。

④三七蒸鸡：三七 20 g，母鸡 150 g，绍酒 5 g，生姜片、葱段、味精、盐适量。将生姜片、葱段、三七片放在鸡肉上入碗，再加入清汤、绍酒、盐，上笼蒸 2 个小时，出锅后，拣去葱姜，调入味精，再撒上三七粉。

⑤阿胶炖肉：阿胶 6 g，瘦猪肉 100 g。将猪肉洗净切块，加水适量，慢火炖至熟烂，加入阿胶烊化，低盐调味。食肉喝汤。

⑥蒜鲫鱼：大活鲫鱼 1 尾，大蒜适量。将鲫鱼去肠留鳞，大蒜切细，填入鱼腹，纸包泥封，炭火烧存性，研成细末，每服 10 g，温汤送下，日服 2～3 次。

⑦鸡蛋三七汤：鸡蛋 3 个，三七末 3 g，藕汁小杯，陈酒少许，鸡蛋打破置于一小碗中，和三七末、藕汁、陈酒，隔汤炖熟。

⑧生芦根粥：鲜芦根 30 g，粳米 50 g，以水 1500 mL 煎芦根，取汁 1000 mL 加粳米煮粥。

（5）体能康复

食管癌术后会出现疲乏、呼吸困难、心肺耐力下降、肌力及肌耐力下降、睡眠障碍等体能下降的症状，导致高质量的生存时间缩短。既往认为癌症出现体能下降，应该限制活动，降低能量消耗，依赖他人完成日常生活中所需要的活动；但越来越多的研究证据表明，癌症患者进行适当的运动能够恢复体能并在心理、生理上获益。术后 6 小时患者清醒后即可在床上运动，术后 1～2 天即可下床活动，循序渐进地增加活动量，有利于术后的康复。

体能康复方法：伦雪萍等于食管癌术后第 1 天开始让患者进行床上早期抬臀运动，10～20 次/轮，3～5 轮/日，直至肛门排气。结果发现，与对照组相比观察组患者术后腹胀发生率明显减少，首次肛门排气时间提前，拔出胸腔引流管、胃管时间较对照组缩短，差异有统计学意义。吴文裕等鼓励患者食管癌术后主动训练，具体方式为：①缓慢腹式呼吸运动：患者健侧上肢置于腹部，用鼻深吸气，腹部的手感觉到腹壁尽量鼓起，而后缩口唇如吹口哨状，经口慢呼气，同时手感觉腹壁回缩。速度以 4～6 次/分，开始时，5 次/组，2 组/日，逐渐增加到 15 次/组，3 组/日。②腹部按摩训练：平卧，两膝稍弯曲，使腹肌放松，以肚脐为中心，用手顺时针方向缓慢按摩腹部，力量适中，首先在肚脐周围小范围按摩 30 周，然后在肚脐周围大范围按摩 30 周，2～3 次/日，睡前或晨起进行。③床上主动运动：屈膝，使双下肢尽量向腹部靠近，然后伸直，外展，一侧下肢向外上拉开，回位，两侧分别进行。足部运动，双侧足背背屈维持 10 秒后再跖屈 10 秒。屈膝、外展、足部运动各 20 次，2 次 / 日。④桥式运动：患者双腿弯曲，双脚蹬床，双手拱床，抬高臀部运动，开始 2 次 / 组，2 组 / 日，逐渐增加到 10 次 / 组，3 组 / 日。⑤坐位训练：病情较稳定者，可逐渐摇高床位，适应坐位，当患者保持坐位 10 分钟无明显不适时，可嘱患者坐于床边进行坐位训练，以进一步促进胃肠道功能恢复。⑥站立及行走训练：坐位训练无不适者，可下地适当进行站立及行走训练。共干预 5 天。研究发现，运动康复干预对食管癌术后患者腹胀有明显治疗作用，尽早进行坐位训练很可能在整个康复过程中更为重要。

中医传统导引术：太极拳、八段锦、五禽戏、站桩等，不仅具有调理气血、调理脏腑阴阳的功能，还能调理心身，将"调身""调息""调心"三者有机结合，以心身并练和内外兼顾为主，通过有节律的呼吸与坚持运动提高机体体能。现代医学认为八段锦属于轻度有氧运动，适合食管癌术后气血亏虚的患者。在确保患者安全情况下，医护人员可根据患者心肺情况，循序渐进地增加其活动量，建议每周 3 ~ 5 天，每天 30 ~ 60 分钟，逐步提高其体能，促进术后康复，提高生存质量。

二、术后胃食管反流

胃食管反流是食管癌术后最常见的症状。据报道 36% ~ 81% 的患者会出现反酸、刺激性咳嗽、咽痛、胃灼热等不适症状。另有研究通过监测残留食管腔内连续 24 小时 pH 发现，食管癌术后胃食管反流的发病率为 100%，有明显的胸骨后烧灼感、反酸、嗳气、胸痛等症状的占 36.7%，无症状的胃食管反流占 63.3%。胃食管反流不仅能严重影响患者的生活质量，而且在反流物的长期刺激下可产生器质性损害，如反流性食管炎、食管溃疡、食管出血、食管癌复发等，还会因反流物的误吸而发生呛咳、肺部感染等，甚至导致死亡。

1. 症状

常见的为反酸、胸部烧灼感，有的表现为胸骨后疼痛、上腹痛、上腹烧灼感、顽固性咳嗽、哮喘、声音嘶哑、咽部异物感、嗳气、恶心等。

2. 检查方法

24 小时食管 pH 监测、食管阻抗 -pH 监测和无线胶囊监测。应用 pH 记录仪在生理状况下对患者进行 24 小时食管 pH 连续监测，可提供食管是否存在过度胃酸反流的客观证据。一般认为正常食管内 pH 为 5.5 ~ 7.0，当 pH ＜ 4 时被认为是胃酸反流指标，24 小时食管内 pH 监测的各项参数均以此作为基础。

3. 产生原因

食管癌术后反流症状的发生原因如下：①食管癌切除手术破坏了食管的完整性，切除了部分食管而成为短食管；②由于消化道重建而将胃提入胸内，因而失去了胃底与食管间的 His 角和膈肌脚在食管下端的弹簧夹作用。③术中支配胃的迷走神经受到损伤，造成了食管和胃的蠕动功能障碍，使患者术后的胃内容物排空延迟。④管状胃的建立使得胃容量减少。⑤术后管状胃的建立，使得一部分胃处于胸内负压的环境中，胸腔胃较正常的腹腔胃在形态、位置、神经支配、血液循环和胃外压力等方面均发生很大改变，致使其张力和排空能力下降。

对于食管癌术后出现因胃食管反流导致的呕吐、反酸、咳嗽等症状，目前中医临床辨证标准尚未统一。多数学者们认为食管癌术后咳嗽的病位在肺，还有的认为与脾、胃、肝密切相关，病理因素以痰、瘀为主，痰瘀停积、肺失宣肃是其病机关键，有的则强调源于脾胃，乃肺胃之气失降，肺气上逆所致。多数中医学者认为食管癌术后呕吐、反酸等病位在食管，总属本虚标实之证。食管为胃所主，胃主受纳，胃与食管皆以通为顺，以降为用。此外，脾主升清和运化，为胃行津液；肝主疏泄，与脾胃运化有重要的关联。因此病位虽在食管，但与胃、脾、肝同样存在密切的关系。术后各脏器功能受到损伤，无法各司其职，胃阴亏虚，易于化火；胃中阳气匮乏，运化无力，胃气失降；肝失疏泄，肝气郁结而化火。以上诸多因素导致肝火上炎，横逆犯胃，故脾胃虚弱是导致食管癌术后胃食管反流发生的重要病机，其中以胃阴亏虚证多见，标在肝气和湿热郁结。成都中医药大学姚德蛟认为食管癌术后的患者身体状况比较差，病机以本虚为基础，存在实证的表面病证，辨证以气滞血瘀为主，津枯血燥为本虚，气滞、血瘀为标实。中国中医科学院广安门医院李杰认为食管癌是全身性疾病在局部的整体表现，全身属虚，局部癌肿属实，手术创伤损伤脾胃后，其正气更加虚弱，术后脾胃虚弱无以运化水谷精微，则生化乏源，气血亏虚；脾为生痰之源，脾气虚弱，水谷精微无以运化，则生痰生湿，故术后以气虚痰湿证最常见。

4. 康复原则

①宣传教育，加强患者对胃食管反流的认识，通过心理疏导，减少焦虑。

②戒烟、戒酒、饮食规律、不暴饮暴食、少食多餐。建议患者避免进食可能促进反流的食物（如巧克力、咖啡、辛辣食物、橘子、西红柿、高脂食

物）等，睡前避免饮水。

③餐后保持直立位或散步 15～30 分钟，避免立即卧床。

④进餐 3 小时后再入睡，睡觉时取斜坡位。

⑤接受正规治疗。单药治疗效果差的时候，可以使用不同机制的药物联合治疗。

5. 中西医结合治疗方案

（1）西医药物治疗

①质子泵抑制剂是治疗胃食管反流的首选：艾司奥美拉唑、奥美拉唑、雷贝拉唑、泮托拉唑、兰索拉唑、右兰索拉唑、艾普拉唑。

②促胃肠动力药：伊托必利、西尼必利、莫沙必利、曲美布汀、多潘立酮。

③抗酸剂：铝碳酸镁、磷酸铝凝胶、碳酸氢钠、碳酸钙、氢氧化铝、氢氧化镁、三硅酸镁。

④H_2 受体拮抗剂：西咪替丁、法莫替丁、尼扎替丁、雷尼替丁。

⑤黏膜保护剂：康复新液（溶液剂）、马来酸伊索拉定、瑞巴派特、替普瑞酮。

⑥消化酶：复方阿嗪米特肠溶片、消化酶。

（2）中医药治疗

食管癌术后，现代医家根据胃食管反流患者不同的症状和体征，辨证分为如下几个证型。

胃阴亏虚：主症为胃灼热、反流，胃中似饥非饥，似辣非辣，似痛非痛；次症为上腹痛、胸痛、嗳气、腹胀、上腹不适、咽部异物感等，口干欲饮，大便干结。治以养阴和胃，清热解郁。方以麦门冬汤和左金丸加减。

气郁痰阻：主症为咽喉不适如有痰梗，胸膺不适；次症为嗳气或反流，吞咽困难，声音嘶哑，半夜呛咳。舌苔白腻，脉弦滑。治以降逆化痰、益气和胃。方以旋覆代赭汤。

中虚气逆：主症为反酸或泛吐清水，嗳气或反流；次症为胃脘隐痛，胃痞胀满，食欲缺乏，神疲乏力，大便溏薄。舌淡苔薄，脉细弱。治以温中健脾、降逆止呕。方以理中丸与陈皮竹茹汤加味。

气虚痰湿：气短、疲乏、食欲减退、呃逆、反酸、胃胀、吞咽困难、腹泻、口干、吐黏痰、声音嘶哑。舌淡苔白或伴有齿痕，脉沉濡无力或沉细。治以补气健脾、消痰散癖。方以芪术郁灵汤。

气滞血瘀：主症为胸膈痞满，刺痛拒按，痛有定处，面色晦暗或黧黑；次症为胸胁胀闷，两胁走窜疼痛，性情急躁或抑郁，吞咽不畅，不欲饮食，口干但欲漱水不欲咽，肌肤甲错。舌质紫暗或有瘀点、瘀斑，或舌下脉络迂曲，苔薄白；脉弦细或细涩。治以活血祛瘀、行气止痛。方以加味丹参饮。

（3）中成药治疗

气滞胃痛颗粒，每次 5 g，每日 3 次，适用于肝郁气滞、胃脘疼痛。

乌贝散，每次 3 g，每日 3 次，适用于肝胃不和。功能：制酸止痛，收敛止血。

左金丸，每次 3～6 g，每日 2 次，适用于肝火犯胃。功能：疏肝泻火，和胃止痛。

越鞠丸，每次 6～9 g，每日 2 次，适用于气郁痰阻。功能：理气解郁，宽胸除满。

（4）非药物干预

①针灸疗法：常用穴位有内关、足三里、中脘、脾俞、胃俞、肾俞、曲池、合谷、太冲、天枢、关元、三阴交。得气后行平补平泻的手法，留针 30 分钟，每日 1 次。胸闷、胸骨后疼痛者加膻中；吞咽不利、咽部异物明显者加天突、廉泉；咳嗽、痰多者加肺俞、丰隆；睡眠差加百会、四神聪、神门。

②耳穴压豆疗法：取神门、胃、肝、脾四处耳穴，用 75% 乙醇溶液棉签消毒该穴位处皮肤，以探穴笔在相应穴位附近按压寻找敏感点，将粘有王不留行的小胶布块贴于穴位敏感点处。每隔 2 小时进行穴位按压。按压穴位强度由轻到重，松紧交替，使之产生酸沉麻木的感觉，以患者局部可耐受疼痛为限，每穴每次按压 3～5 分钟，两耳同时对称贴压。用以治疗术后恶心呕吐。

③药穴指压疗法：将苏梗 30 g、紫苏叶 10 g、陈皮 12 g、香附 10 g、黄连 9 g、吴茱萸 9 g、肉桂 12 g、旋覆花 12 g、代赭石 30 g、红花 12 g、当归 20 g、甘草 10 g 放置于棕色密封瓶中，加入 1000 mL 的 50 度白酒，浸制 48 小时后取汁备用。操作方法：患者采取双手抱枕俯卧位，医者用棉球蘸少许药汁涂抹于患者相关穴位，常取足太阳膀胱经的肝俞、胆俞、脾俞、胃俞，督脉的神道、灵台、至阳，足阳明胃经的足三里及手厥阴心包经的内关，然后使用按揉、扣捏等推拿方法进行治疗，力度以患者能够耐受、局部皮肤潮红为度，每次 20～30 分钟，每日 1 次，2 周为 1 个疗程。

④中药热熨按摩法：代赭石、吴茱萸各 50 g，丁香、柿蒂、高良姜、旋覆花、槟榔、姜黄、郁金各 30 g，打细粉备用。用时以布袋装入上述药粉，以微波炉加热至 100 ℃，待温度凉至 60 ～ 70 ℃，由护理人员快速行回旋运转法，热熨中上腹部，力度要轻快，不要烫伤皮肤，温度逐渐下降后，力度加重，速度变慢，反复数次，持续 10 分钟。热熨后再加热至 60 ℃时，将药袋隔衣服置于胃脘处，加被覆盖 30 分钟。每天 2 次，每包药物用 1 天。穴位按摩：选择内关、攒竹、中脘、膈俞和涌泉穴，采用指压按摩法，力度由轻到重，以患者有明显酸胀发热感为度，每个穴位持续 3 ～ 5 分钟，并根据患者的耐受程度调整力度。先以掌心揉中脘 2 分钟，再按摩 3 分钟；让患者屏住呼吸，以拇指压 5 秒，然后呼气，如此反复 10 次。每天 2 次，疗程 7 天。

三、术后胃食管吻合口溃疡

吻合口溃疡，是指食管癌切除、重建（食管 – 胃、食管 – 空肠、食管 – 结肠等吻合）术后，吻合口局部出现溃疡的病理现象。如吻合口溃疡不及早进行干预，将会进一步加重出现出血、狭窄，甚至导致吻合口瘘的形成。吻合口瘘是食管癌术后最严重的并发症之一，也是食管癌术后死亡的主要原因。因此，术后吻合口溃疡的临床防治十分重要。

1. 症状

疼痛是术后胃食管吻合口溃疡最常见的症状之一，根据部位不同可表现有吞咽痛、胸骨后疼痛和高位上腹部疼痛，常发生于进食或饮水时，卧位或弯腰时加重，可放射至肩胛间区和颈部。吞咽困难也较常见，可能与溃疡周围炎性水肿、痉挛有关。此外也可见反酸、胃灼热、呕吐、呕血、胸闷、嗳气、咳嗽、气喘、咽部异物感等；溃疡伴感染可有发热、全身酸痛等炎性表现。

2. 产生原因

吻合口溃疡产生的原因可能与手术方式，患者自身情况如贫血、营养不良、糖尿病、术后大量使用糖皮质激素或本身使用免疫抑制剂等有关，导致吻合口处黏膜缺损而产生溃疡。

中医认为，吻合口溃疡的发生，主要由于气血不足所致，气血是构成人体和维持人体生命活动的基本物质，气血相互共存，相生相辅，相互为用，共同为人体各脏腑组织提供营养和动力。手术创伤，耗气伤血，肌肤失于充养则生新无力，导致溃疡发生。其主要病机为气血两虚。

3. 治疗原则

（1）非药物干预

休息，舒缓情绪，进软食、流食或半流食，避免刺激性饮食及过快、过烫饮食，戒烟戒酒，避免饭后立即平卧。

（2）药物干预

①西医治疗

质子泵抑制剂：艾司奥美拉唑、奥美拉唑、雷贝拉唑、泮托拉唑、兰索拉唑、右兰索拉唑、艾普拉唑。

抗酸剂：铝碳酸镁、磷酸铝凝胶、碳酸氢钠、碳酸钙、氢氧化铝、氢氧化镁、三硅酸镁。

H_2 受体拮抗剂：西咪替丁、法莫替丁、尼扎替丁、雷尼替丁。

黏膜保护剂：康复新液（溶液剂）、马来酸伊索拉定、瑞巴派特、替普瑞酮。

促胃肠动力药：伊托必利、西尼必利、莫沙必利、曲美布汀、多潘立酮。

②中医治则：益气养血，调和肝脾。

4. 中西医结合治疗方案

四逆散与半夏泻心汤（白芍、半夏、黄芩、人参、鳖甲各 10 g，黄连、干姜各 8 g，莪术、大枣各 12 g，柴胡 20 g，枳实 15 g，甘草 3 g）配合西药治疗术后胃食管吻合口溃疡 126 例，结果中西医结合组治愈率为 93.65%，与西药组、中药组比较，有显著差异，表明四逆散合半夏泻心汤配合西药治疗术后胃食管吻合口溃疡能改善临床症状，促进吻合口血液循环从而加快吻合口愈合，同时还可预防复发。

参考文献

[1]　国家消化系统疾病临床医学研究中心（上海），中华医学会消化内镜学分会，中国医师协会内镜医师分会消化内镜专业委员会，等 . 中国食管鳞癌癌前状态及癌前病变诊治策略专家共识 [J]. 中华消化内镜杂志，2020，37（12）：853-867.

[2]　马丹，杨帆，廖专，等 . 中国早期食管癌筛查及内镜诊治专家共识意见（2014 年，北京）[J]. 胃肠病学，2015，20（4）：220-240.

[3]　李鹏，王拥军，陈光勇，等.中国早期食管鳞状细胞癌及癌前病变筛查与诊治共识（2015年·北京）[J].中国实用内科杂志，2016，36（1）：14.

[4]　MIZUMOTO T，HIYAMA T，QUACH D T，et al.Magnifying endoscopy with narrow band imaging in estimating the invasion depth of superficial esophageal squamous cell carcinomas[J].Digestion，2018，98（4）：249-256.

[5]　KATADA C，TANABE S，WADA T，et al. Retrospective assessment of the diagnostic accuracy of the depth of invasion by narrow band imaging magnifying endoscopy in patients with superficial esophageal squamous cell carcinoma[J]. J Gastrointest Canc，2019，50：292-297.

[6]　中国中西医结合学会.中西医结合食管癌治疗方案专家共识（2021年版）[J].中日友好医院学报，2021，35（1）：5.

[7]　中国临床肿瘤学会指南工作委员会.中国临床肿瘤学会（CSCO）食管癌诊疗指南2020[M].北京：人民卫生出版社，2019.

[8]　国家消化内镜专业质控中心，国家消化系统疾病临床医学研究中心（上海），国家消化道早癌防治中心联盟，等.中国早期食管癌及癌前病变筛查专家共识意见（2019年，新乡）[J].中华健康管理学杂志，2019，13（6）：465-473.

[9]　李兆申，令狐恩强，王洛伟.中国消化道疾病内镜下射频消融术临床应用专家共识（2020，上海）[J].中华消化内镜杂志，2020，37（2）：6.

[10]　AMIN M B，EDGE S，GREENE F L，et al. AJCC cancer staging manual. 8th ed [M]. New York：Springer，2017：185-202.

[11]　BORGGREVE A S，KINGMA B F，DOMRACHEV S A，et al.Surgical treatment of esophageal cancer in the era of multimodality management.[J]. Ann N Y Acad，2018，1434：192-209.

[12]　IRIARTE F，SU S，PETROV R V，et al.Surgical management of early esophageal cancer[J].Surg Clin N Am，2021，101（3）：427-441.

[13]　迟文成，耿雪，周惠新，等.针灸治疗癌性疼痛的研究现状[J].针灸临床杂志，2022，38（8）：96-100.

[14]　高卫红，关伟华.六字诀呼吸吐纳训练法配合心理护理对肿瘤化疗患者生活质量及意外事件发生情况的影响[J].中国民间疗法，2021，29（5）：54-56.

[15]　王军，付学丽，王宏光.心理干预在食管癌术后护理中的作用探讨[J].心理月刊，2020，15（10）：43，46.

[16]　王静雅，杨倩，杜碧丽.五行音乐疗法联合中医特色健康教育对老年肿瘤化疗毒副反应患者心境状态及应对方式的影响[J].国际护理学杂志，2022，41（5）：863-868.

[17]　刘牡丹，陈适达，郑夏玲，等.五行音乐疗法配合耳穴压豆对妇科恶性肿瘤化疗患者心理状况和生活质量的影响[J].医学食疗与健康，2022，20（6）：190-193.

[18]　周红，谢钦，周敖如，等.食管癌术后康复期患者营养状况及生命质量的纵向研究[J].肿瘤代谢与营养电子杂志，2020，7（1）：70-74.

[19]　李涛，李宝生，吕家华，等.食管癌患者营养治疗指南[J].肿瘤代谢与营养电子杂志，2020，7（1）：32-42.

[20]　潘艳丽，罗前颖.食管癌病人术后早期肠内营养研究进展[J].循证护理，2022，8（17）：2327-2329.

[21]　张海忠，李群.中药扶正复元方配合肠内营养对食管癌术后患者营养状况和生活质量的改善效果观察[J].中国中医药科技，2022，29（3）：499-500.

[22]　陈浩然，刘浩，代金刚.中医导引术预防和辅助治疗肿瘤的相关研究进展[J].中医药学报，2021，49（3）：92-95.

[23]　BEMELMAN W A，VERBURG J，BRUMMELKAMP W H，et al. A physical model of the intrathoracic stomach[J].Am J Physiol，1988，254（2 Pt 1）：G168-G175.

[24]　胡妍，肖婷，张旭，等.理中丸合陈皮竹茹汤加味治疗食管癌术后呕吐的临床研究进展[J].内蒙古中医药，2022，41（1）：141-143.

[25]　张静.加味丹参饮治疗食管中下段癌术后吞咽困难（气滞血瘀证）的临床疗效观察[D].成都：成都中医药大学，2019.

[26]　张勇，周勇锋，罗璐.麦门冬汤联合左金丸治疗食管癌术后反流性食管炎的临床观察[J].世界中西医结合杂志，2020，15（6）：1096-1099，1103.

[27]　孙天泽.耳穴贴压防治腔镜食管癌根治患者全麻术后后恶心呕吐的临床研究[D].张家口：河北北方学院，2021.

第四章　食管癌化疗结合中医药治疗

第一节　食管癌化疗适应证

一、食管癌化疗的分类

新辅助化疗：新辅助化疗是在手术之前对患者进行化疗的方法，一般针对的是初诊评估有可能接受手术切除的患者。新辅助化疗的目的主要是如下几点：①可以消除微小的转移病灶，减少术中播散的机会。②可以缩小肿瘤、降期，提高根治性手术的切除率。③可以判断肿瘤对化疗药物的敏感性。如果在新辅助化疗期间肿瘤退缩得比较快，而且术后病理的反应情况比较好，说明化疗比较敏感，术后还可以继续采取术前的化疗方案进行化疗。如果在新辅助化疗期间患者出现肿瘤进展那说明肿瘤的恶性度比较高，并且对化疗不敏感，患者有可能从手术中获益不是很大。

术后辅助化疗：手术后进行的化疗。手术后为了尽量消灭残存的微小转移病灶，减少肿瘤复发和转移的机会，提高治愈率而进行的化疗称为术后辅助化疗。

同步放化疗：同步放化疗适合局部晚期食管癌，以增加局部控制率，提高生存率。又分为新辅助放化疗、术后辅助同步放化疗，以及根治性同步放化疗。

姑息性化疗：适合有远处转移或局部区域复发的食管癌，以提高患者生活质量，延长生存时间。对晚期食管癌患者，化疗作为其主要治疗模式，只要患者的身体状况、营养状况允许，检验、检查脏器功能基本正常，均可进行姑息性化疗，以期改善生活质量，延长总生存期。姑息性化疗也分为一线治疗、二线治疗，以及三线治疗等，一线治疗进展以后可以考虑为患者更换方案进行二线治疗。

二、化疗疗效评价

临床上建议采取个体化综合治疗的原则，即根据患者的机体状况，肿瘤的病理类型、侵犯范围（分期）和发展趋向，有计划、合理地应用现有的治疗手段，以期最大幅度地根治、控制肿瘤，提高治愈率，改善患者的生活质量。化疗作为食管癌治疗的重要一环，尤其对于晚期食管癌患者的治疗，至关重要。目前，药物治疗在食管癌中主要应用领域包括针对局部晚期患者的新辅助化疗和辅助化疗，以及针对晚期患者的姑息性化疗。对拟行化疗的患者，应做 KPS 评分或 ECOG 评分（表 4-1，表 4-2）。化疗过程中和化疗结束时应及时通过影像学检查对化疗的疗效做出评估（表 4-3 ～表 4-5）。

表 4-1　Karnofsky 评分（KPS，百分法）

评分	症状
100	正常，无症状和体征，无疾病证据
90	能正常活动，有轻微症状和体征
80	勉强可进行正常活动，有一些症状或体征
70	生活可自理，但不能维持正常生活或工作
60	生活能大部分自理，但偶尔需要别人帮助，不能从事正常工作
50	需要一定帮助和护理，以及给予药物治疗
40	生活不能自理，需要特别照顾和治疗
30	生活严重不能自理，有住院指征，尚不到病重
20	病重，完全失去自理能力，需要住院和积极的支持治疗
10	重危，临近死亡
0	死亡

表 4-2　Zubrod-ECOG-WHO 评分（ZPS，5 分法）

评分	症状
0	正常活动
1	症轻状，生活自理，能从事轻体力活动

评分	症状
2	能耐受肿瘤的症状，生活自理，但白天卧床时间不超过 50%
3	肿瘤症状严重，白天卧床时间超过 50%，但还能起床站立，部分生活自理
4	病重卧床不起
5	死亡

表 4-3　WHO 实体瘤疗效评价标准

疗效	标准
完全缓解（CR）	肿瘤完全消失超过 1 个月
部分缓解（PR）	肿瘤最大直径及最大垂直直径的乘积缩小达 50%，其他病变无增大，持续超过 1 个月
病变稳定（SD）	病变两径乘积缩小不超过 50%，增大不超过 25%，持续超过 1 个月
病变进展（PD）	病变两径乘积增大超过 25%

表 4-4　RECIST 疗效评价标准：靶病灶的评价

疗效	标准
完全缓解（CR）	所有靶病灶消失
部分缓解（PR）	靶病灶最长径之和与基线状态比较，至少减少 30%
病变进展（PD）	靶病灶最长径之和与治疗开始之后所记录到的最小的靶病灶最长径之和比较，增加 20%，或者出现 1 个或多个新病灶
病变稳定（SD）	介于部分缓解和疾病进展之间

表 4-5　RECIST 疗效评价标准：非靶病灶的评价

疗效	标准
完全缓解（CR）	所有非靶病灶消失和肿瘤标志物恢复正常
未完全缓解 / 稳定（IR/SD）	存在 1 个或多个非靶病灶和（或）肿瘤标志物持续高于正常值
病变进展（PD）	出现 1 个或多个新病灶和（或）已有的非靶病灶明确进展

最佳总疗效的评价是指从治疗开始到疾病进展或复发之间所测量到的最小值。通常，患者最佳疗效的分类由病灶测量和确认组成。

三、化疗适应证

1. 新辅助化疗适应证

对于食管鳞癌，可手术切除的局部晚期患者可考虑行新辅助化疗，包括 cTis ～ cT2 N1 ～ N3 M0 或 cT3 ～ cT4a anyN M0 期颈、胸段食管癌。对于可手术切除的局部晚期食管下段及食管 – 胃交界部腺癌推荐围手术期化疗或新辅助化疗，包括 cTis ～ cT2 N1 ～ N3 M0 或 cT3 ～ cT4a anyN M0 期或可疑 cT4b 期食管 – 胃交界部腺癌，术前新辅助化疗能够提高这部分人群的 5 年生存率，而不增加术后并发症和治疗相关死亡率。新辅助化疗一般就是术前进行 2 ～ 3 个月的治疗。对新辅助化疗后不降期者应继续给予放化疗或手术治疗。

2. 术后辅助化疗适应证

食管鳞癌根治性术后是否常规进行辅助化疗仍存在争议，尚未得到大型随机对照研究的支持。有研究表明食管鳞癌患者术后辅助化疗可延长无病生存期，但对总生存期无明显影响。基于前瞻性 II 期及回顾性临床研究的结果，目前认为对于存在高危因素（T4a 及 N1 ～ N3 期）的患者可考虑行 2 ～ 3 个周期的术后辅助化疗或放化疗，高危因素包括姑息切除、淋巴结阳性、有脉管瘤栓、低分化等。对于食管和食管 – 胃交界部腺癌推荐术后辅助化疗，食管下段及食管 – 胃交界部腺癌术后辅助化疗的证据来自围手术期化疗的相关研究，对于术前行新辅助化疗并完成根治性手术的患者，术后可沿用原方案行辅助化疗。根据 CheckMate 577 的研究结果，推荐术前接受过新辅助放化疗的食管癌和食管 – 胃交界部癌（包括鳞癌和腺癌）的患者，在根治术后 R0 切除如还未达到病理完全缓解（pCR），经病理学评估仍然有肿瘤残存，接受纳武利尤单抗治疗 1 年可显著延长无病生存期，关于新辅助治疗后的病理学评估见表 4-6。辅助治疗一般在术后 4 周以后开始。术后恢复良好、考虑行术后辅助化疗的患者可在术后 4 周完善化疗前检查并开始辅助化疗；如果患者术后恢复欠佳，可适当延迟辅助化疗，但不宜超过术后 2 个月。

表 4-6　CAP/NCCN 指南的新辅助治疗后病理学评估标准

诊断标准	肿瘤退缩分级
无存活癌细胞	0（完全反应）
单个或小簇癌细胞残留	1（中度反应）
残留癌灶伴间质纤维化	2（轻度反应）
少数或无肿瘤细胞消退；大量癌细胞残留	3（反应不良）

注：①肿瘤退缩分级只能在原发肿瘤评估，不适用于评估转移病灶。②疗效评估根据存活肿瘤细胞决定，经过新辅助治疗后出现的无肿瘤细胞的角化物或黏液湖不能认为是肿瘤残留；淋巴结内出现无肿瘤细胞的角化物或黏液湖不能认为是肿瘤转移。

3. 同步放化疗适应证

同步放化疗是食管癌综合治疗的重要组成部分。我国 70% 的食管癌患者就诊时已属中晚期，失去根治性手术切除的机会；而我国食管癌病理 95% 以上均为鳞癌，对放射线相对敏感。此时，就需要以术前放化疗联合手术或根治性放化疗的综合治疗方式来改善患者生存。可手术的食管癌患者，经术前放疗后，5 年生存率可由 33% 提高至 47%。不可手术的食管癌患者，也在应用先进的调强放疗技术和同步放化疗后，5 年生存率从单纯放疗时代的 5% 提高到现在的 15% ～ 20%。因此，目前对于中晚期的可手术、不可手术或拒绝手术的食管癌患者，术前同步放化疗联合手术或根治性同步放化疗是重要的治疗原则。

对于 cT1 ～ cT2 N1 ～ N3 M0 或 cT3 ～ cT4a anyN M0 的局部晚期的食管癌患者，拟行手术治疗前，推荐术前常规进行新辅助放化疗以提高根治性切除率、病理完全缓解率、局部肿瘤控制率，进而改善术后长期生存。研究证实，对于可以手术的食管癌患者，术前放化疗联合手术的治疗模式较单纯手术可获得明显生存获益。而术前同步放化疗的长期获益是否优于术前化疗尚无明确定论，但绝大多数研究认为放化疗综合治疗可提高局部控制率和根治性手术切除率。同步放化疗治疗后建议的手术时机是在患者身体条件允许的情况下，放化疗结束后 4 ～ 8 周，化疗结束后 3 ～ 6 周。

术后经病理学评估为非根治性切除（R1 或 R2），或虽为 R0 切除，但为 ypT4 anyN 期者，可根据恢复情况考虑行术后辅助同步放化疗；早期浅表型食管癌经内镜下黏膜切除术，病理学评估为 T1b 期或 T1a 期合并脉管癌栓、神经受累、低分化或未分化癌或非 R0 切除者，可考虑行术后辅助放疗或同步放化疗。

颈段食管癌，或经外科评估不可切除的 cT4b anyN M0 期胸段食管癌患者，或合并严重内科疾病无法耐受手术者，或拒绝手术治疗者，推荐行根治性同步放化疗。对于肿瘤不可切除，如气管、大血管、喉返神经受侵等，可行根治性同步放化疗，但需要警惕穿孔、出血的可能。对于腺癌可考虑在放疗前后进行周期性化疗。研究证实，同步放化疗在肿瘤降期、R0 切除和病理缓解方面的疗效均优于单纯放疗，特别是对于病理类型为鳞癌的患者。根治性同步放化疗后的巩固化疗是否获益，目前没有高级别证据，对于身体状况好、淋巴结转移多、分期较晚、低分化的患者建议巩固化疗。

4、姑息性化疗适应症

早期食管癌的临床症状不明显，难于发现；大多数食管癌患者在确诊时已为局部晚期或存在远处转移。因此，以控制播散为目的的化疗在食管癌的治疗中占有重要的地位。对初诊晚期转移性食管癌患者，如能耐受，可行系统性药物治疗。转移性食管癌患者经全身治疗后出现疾病进展，可更换方案治疗。对根治性治疗后出现局部复发或远处转移的患者，如能耐受，也可行系统性药物治疗。

鉴于食管癌的姑息性化疗在很多情形下，尤其是后线治疗中缺乏标准的治疗方案，因此鼓励患者在自愿的前提下参加适宜的临床研究。食管是人类最为重要的消化器官，原发病灶的存在严重影响患者的进食和整体营养状况，同时在治疗的过程中可能出现出血、消化道梗阻、穿孔等各种严重并发症，甚至危及患者的生命，因此在整个抗肿瘤治疗过程中，需要特别关注患者营养状况的维持、并发症的积极预防和及时处理，以提高患者的生活质量，延长患者的总生存期为治疗宗旨。

（1）一线治疗

对于 HER-2 阳性的食管腺癌患者，一线治疗可在顺铂＋氟尿嘧啶类药物的基础上联合曲妥珠单抗，四药联合方案：曲妥珠单抗＋帕博利珠单抗＋顺铂或奥沙利铂＋氟尿嘧啶类作为Ⅱ级推荐。对于 HER-2 阴性的食管腺癌常用的方案包括顺铂联合氟尿嘧啶＋免疫治疗、奥沙利铂联合卡培他滨＋免疫治疗等，晚期食管鳞癌常用的方案包括紫杉类联合铂类＋免疫治疗等。对于体力状况良好的患者，一线治疗也可以考虑紫杉类药物联合铂类及氟尿嘧啶类药物的三药联合方案。

（2）二线及以后治疗

晚期食管胃交界部腺癌的二线化疗可选择的方案包括紫杉醇单药，或伊立替康单药，或多西他赛单药。晚期食管鳞癌的二线可以选择免疫单药或参考腺癌的方案治疗。

晚期食管胃交界部癌的二线及以后治疗可选择阿帕替尼；晚期食管鳞癌二线及以后治疗可选择安罗替尼或阿帕替尼。对于 HER–2 阳性的食管腺癌，三线及以上推荐可以使用 ADC 类药物维迪西妥单抗作为后续治疗选择。

第二节　食管癌化疗方案

一、术前放化疗方案（输注的氟尿嘧啶可以用卡培他滨代替）

1. 首选方案

紫杉醇 + 顺铂：

紫杉醇 45 ～ 60 mg/m^2 i.v.d1；

顺铂 20 ～ 25 mg/m^2 i.v.d1。

每周重复 ×5 周。

紫杉醇 + 卡铂：

紫杉醇 45 ～ 60 mg/m^2 i.v.d1；

卡铂 AUC=2 i.v.d1。

每周重复 ×5 周。

奥沙利铂 + 氟尿嘧啶或卡培他滨或替吉奥：

奥沙利铂 85 mg/m^2 i.v. d1；

亚叶酸钙 400 mg/m^2，d1；

氟尿嘧啶 400 mg/m^2，静脉推注，d1；

氟尿嘧啶 800 mg/m^2，持续静脉输注 24 小时，qd，d1 ～ 2；

每 14 天为一周期，联合放疗 ×3 周期。

奥沙利铂 85 mg/m²，静脉输注 2 小时，d1；

氟尿嘧啶 300 mg/m²，持续静脉输注 24 小时 ×4 天（输注 96 小时），qw。

每 14 天为一周期，联合放疗 ×3 周期。

奥沙利铂 85 mg/m² i.v. d1、d15、d29；

卡培他滨 625 mg/m² i.v. bid，d1 ～ 5，qw×5 周；

或替吉奥 40 ～ 60 mg/m² po bid，d1 ～ 5，qw×5 周。

每周重复。

2. 其他推荐方案

顺铂 + 氟尿嘧啶或卡培他滨或替吉奥：

顺铂 75 ～ 100 mg/m² i.v. d1、d29；

氟尿嘧啶 750 ～ 1000 mg/m²，持续静脉输注 24 小时，qd，d1 ～ 4、d29 ～ 32。

每 35 天为一周期。

顺铂 15 mg/m² i.v. qd，d1 ～ 5；

氟尿嘧啶 800 mg/m²，持续静脉输注 24 小时，qd，d1 ～ 5。

每 21 天为一周期 ×2 周期。

顺铂 30 mg/m² i.v. d1；

卡培他滨 800 mg/m² po bid，d1 ～ 5，或替吉奥 40 ～ 60 mg/m² po bid，d1 ～ 5。

每周重复 ×5 周。

伊立替康 + 顺铂：

伊立替康 65 mg/m² i.v. d1、d8、d22、d29；

顺铂 30 mg/m² i.v. d1、d8、d22、d29。

紫杉醇 + 氟尿嘧啶或卡培他滨或替吉奥：

紫杉醇 45 ～ 60 mg/m² i.v. d1；

氟尿嘧啶 300 mg/m²，持续静脉输注，qd，d1 ～ 5。

每周 1 次 ×5 周。

紫杉醇 45 ～ 60 mg/m^2，i.v.d1；

卡培他滨 625 ～ 825 mg/m^2 po bid，d1 ～ 5，或替吉奥 40 ～ 60 mg/m^2 po bid，d1 ～ 5。

每周 1 次 ×5 周。

老年患者可考虑单药卡培他滨或者替吉奥。

二、围手术期化疗方案

氟尿嘧啶 + 奥沙利铂方案（仅对胸段食管腺癌或食管胃交界部腺癌）：

奥沙利铂 85 mg/m^2 i.v. d1；

亚叶酸钙 400 mg/m^2 i.v. d1；

FU 400 mg/m^2 静脉推注 d1，然后 1200 mg/m^2 ×2 d，持续静脉输注（总量 2400 mg/m^2，46 ～ 48 h）。

每 2 周重复。

奥沙利铂 85 mg/m^2 i.v. d1；

亚叶酸钙 200 mg/m^2 i.v. d1；

氟尿嘧啶 2600 mg/m^2 i.v. 24 小时持续输注 d1。

每 2 周重复。

卡培他滨 1000 mg/m^2 po bid，d1 ～ 14；

奥沙利铂 130 mg/m^2 i.v. d1。

每 3 周重复。

氟尿嘧啶 + 亚叶酸钙 + 奥沙利铂 + 多西他赛（FLOT）方案（仅对胸段食管腺癌或食管胃交界部腺癌）：

氟尿嘧啶 2600 mg/m^2 i.v. 24 小时持续输注 d1；

亚叶酸钙 200 mg/m^2 i.v. d1；

奥沙利铂 85 mg/m^2 i.v. d1；

多西他赛 50 mg/m^2 i.v. d1。

每 2 周重复，术前 4 个周期 + 术后 4 个周期，共 8 个周期。

氟尿嘧啶 + 顺铂方案：
氟尿嘧啶 1000 mg/m^2，每日持续静脉输注 d1 ～ 5；
顺铂 100 mg/m^2 i.v. d1；
每 28 天重复，术前 2 ～ 3 个周期 + 术后 3 ～ 4 个周期。

三、术前化疗方案

氟尿嘧啶 + 顺铂：
氟尿嘧啶 1000 mg/m^2 i.v. 24 小时持续输注 d1 ～ 4；
顺铂 80 mg/m^2 i.v. d1。
每 3 周重复，术前 2 个周期。

顺铂 + 氟尿嘧啶 + 多西他赛（鳞癌）：
顺铂 70 mg/m^2 i.v. d1；
氟尿嘧啶 750 mg/m^2，每日持续静脉输注 d1 ～ 5；
多西他赛 70 mg/m^2 i.v. d1。
每 3 周重复，术前 3 个周期。

紫杉醇 + 顺铂（鳞癌）：
紫杉醇 150 mg/m^2 i.v. d1；
顺铂 50 mg/m^2 i.v. d1；
每 2 周重复。

四、根治性放化疗（非手术患者）

1. 首选方案
紫杉醇 + 卡铂：
紫杉醇 50 mg/m^2 i.v. d1；
卡铂 AUC=2 i.v. d1。
每周 1 次，共 5 周。

氟尿嘧啶 + 奥沙利铂：

奥沙利铂 85 mg/m^2 i.v. d1、d15、d29；

氟尿嘧啶 180 mg/m^2 i.v. qd，d1～33。

奥沙利铂 85 mg/m^2 i.v. d1；

亚叶酸钙 400 mg/m^2 i.v. d1；

氟尿嘧啶 400 mg/m^2 i.v. 推注，d1；

氟尿嘧啶 800 mg/m^2，持续静脉输注 24 小时，qd，d1～2。

每 2 周重复，3 周期联合放疗，接下来 3 周期不联合放疗。

卡培他滨 + 奥沙利铂：

奥沙利铂 85 mg/m^2 i.v. d1、d15、d29；

卡培他滨 625 mg/m^2 po bid，d1～5；

每周 1 次，共 5 周。

氟尿嘧啶 + 顺铂：

顺铂 75～100 mg/m^2 i.v. d1；

氟尿嘧啶 750～1000 mg/m^2，持续静脉输注 24 小时，qd，d1～4。

每 28 天为 1 周期，2 周期联合放疗，接下来 2 周期不联合放疗。

卡培他滨 + 顺铂：

顺铂 30 mg/m2 i.v. d1；

卡培他滨 800 mg/m^2 po bid，d1～5。

每周 1 次，共 5 周。

2. 其他推荐方案

紫杉醇 + 顺铂：

紫杉醇 60 mg/m^2 i.v. d1、d8、d15、d22；

顺铂 75 mg/m^2 i.v. d1。

给予一周期。

多西他赛 60 mg/m^2 i.v. d1、d22；

顺铂 60 ～ 80 mg/m^2 i.v. d1、d22。

给予一周期。

多西他赛 20 ～ 30 mg/m^2 i.v. d1；

顺铂 20 ～ 30 mg/m^2 i.v. d1；

每周 1 次，共 5 周。

伊立替康 + 顺铂：

伊立替康 60 mg/m^2 i.v. d1、d8、d22、d29；

顺铂 30 mg/m^2 i.v. d1、d8、d22、d29。

紫杉醇 + 氟尿嘧啶类：

紫杉醇 45 ～ 50 mg/m^2 i.v. d1, d1 qw；

氟尿嘧啶 300 mg/m^2，持续静脉注射，qd，d1 ～ 5。

每周 1 次，共 5 周。

紫杉醇 45 ～ 50 mg/m^2 i.v. d1。

卡培他滨 625 ～ 825 mg/m^2，po bid，d1 ～ 5。

每周 1 次，共 5 周。

五、术后化疗方案

纳武利尤单抗（仅对术前接受过新辅助同步放化疗后达到 R0 切除，并有病理证实的残存病灶，及术后分期 ≥ ypT1 或者 ≥ ypN1）

纳武利尤单抗 240 mg。

每 2 周重复，治疗 16 周。

然后，纳武利尤单抗 480 mg。

每 4 周重复。

总治疗时长不超过一年。

奥沙利铂 + 卡培他滨（腺癌）：

奥沙利铂 130 mg/m^2 i.v.d1；

卡培他滨 1000 mg/m^2 po bid，d1 ～ 14。

每 3 周重复。

紫杉醇 + 顺铂（鳞癌）：
紫杉醇 150 mg/m^2 i.v. d1；
顺铂 50 mg/m^2 i.v. d1；
每 2 周重复。

六、术后放化疗方案（仅用于食管 – 胃结合部腺癌）

根据 INTERGROUP 0116 试验的研究结果，奠定了食管癌术后辅助放化疗的基础，然而因为担心相关毒性反应，专家组不推荐采用在这项临床实验中细胞毒药物的特定剂量或者给药计划，专家组推荐由以下改良方案中的其中一个替代。

氟尿嘧啶
放化疗前 2 周期，放化疗后 4 周期。
亚叶酸钙 400 mg/m^2 i.v. d1；
氟尿嘧啶 400 mg/m^2，静脉推注，d1；
氟尿嘧啶 1200 mg/m^2，持续静脉滴注 24 小时，d1 ～ 2。
每 2 周重复。

与放疗同步：
氟尿嘧啶 200 ～ 250 mg/m^2，持续静脉滴注 24 小时，d1 ～ 5。
每周 1 次 ×5 周。

卡培他滨
放化疗前 1 周期，放化疗后 2 周期。
卡培他滨 750 ～ 1000 mg/m^2 po bid d1 ～ 14。
每 3 周重复。
与放疗同步：
卡培他滨 625 ～ 825 mg/m^2 po bid，d1 ～ 5。
每周 1 次 ×5 周。

七、转移性或者局部晚期食管癌（无局部治疗指征）的系统治疗方案

1. 一线治疗方案（表 4-7）

表 4-7　一线治疗方案

分层		Ⅰ级推荐	Ⅱ级推荐	Ⅲ级推荐
HER-2 阳性 腺癌	PS=1-2	曲妥珠单抗联合氟尿嘧啶 / 卡培他滨 + 顺铂（1 A 类）	曲妥珠单抗 + 帕博利珠单抗 + 顺铂或奥沙利铂 + 氟尿嘧啶类（1 A 类）	曲妥珠单抗联合其他一线化疗方案（2 B 类）
HER-2 阴性 腺癌	PS=0-2	帕博利珠单抗 + 顺铂 + 氟尿嘧啶类 (5-FU 或卡培他滨)(1 A 类)；纳武利尤单抗 + 奥沙利铂 + 氟尿嘧啶类 (5-FU 或卡培他滨)(PD-L1 表达 CPS ≥ 5, 1 A 类)；信迪利单抗 + 奥沙利铂 + 卡培他滨(PD-L1 CPS ≥ 5, 1 A 类)；替雷利珠单抗 + 奥沙利	纳武利尤单抗 + 奥沙利铂 + 氟尿嘧啶类 (5-FU 或卡培他滨)(PD-L1 表达 CPS<5 或未进行 PD-L1 表达检测，1 A 类)；信迪利单抗 + 奥沙利铂 + 卡培他滨 (CPS<5 或未进行 PD-L1 表达检测，1 A 类)；伊立替康 + 氟尿嘧啶类 (2 A 类)；氟尿嘧啶类或紫杉类单药 (2 A 类)	

分层		Ⅰ级推荐	Ⅱ级推荐	Ⅲ级推荐
HER-2 阴性 腺癌	PS=0-2	铂+卡培他滨，或替雷利珠单抗+顺铂+5-FU(PD-L1表达阳性，1 A类)；顺铂+氟尿嘧啶(1 A类)；奥沙利铂+氟尿嘧啶(1 A类)；顺铂或奥沙利铂+氟尿嘧啶类+多西他赛(适用于 PS 评分良好、可配合定期行不良反应评估的患者，1 A 类)		
鳞癌	PS=0-2	帕博利珠单抗+顺铂+氟尿嘧啶类(5-FU或卡培他滨)(1A类)；卡瑞利珠单抗+顺铂+紫杉醇(1A类)；顺铂+氟尿嘧啶(2A类)；纳武利尤单抗+顺铂+氟尿嘧啶(1A类)；特瑞普利单抗+顺铂+紫杉醇(1A类)；信迪利单抗+顺铂+紫杉醇/5-FU(1 A 类)；斯鲁利单抗+顺铂+5-FU(PD-L1 CPS≥1, 1A类)；替雷利珠单抗+顺铂+紫杉醇，或替雷利珠单抗+顺铂+5-FU/卡培他滨(1A类)	纳武利尤单抗+伊匹木单抗(适用于存在化疗禁忌证或拒绝化疗，且PD-L1 CPS≥1的患者，1 A 类)；铂类+紫衫类(3类)；顺铂+长春瑞滨(3类)	顺铂+白蛋白结合型紫杉醇(3类)；卡瑞利珠单抗+阿帕替尼+奈达铂+紫杉醇脂质体(3类)；安罗替尼+顺铂+紫杉醇(3类)

分层		Ⅰ级推荐	Ⅱ级推荐	Ⅲ级推荐
腺癌及鳞癌	PS ≥ 3	最佳支持治疗 / 对症处理 (2 A 类) 参加临床研究		

一线治疗方案：对于 HER-2 过表达的腺癌，推荐使用曲妥珠单抗联合化疗治疗，也可考虑曲妥珠单抗联合帕博利珠单抗和化疗；对于鳞癌和 HER-2 阴性的腺癌，推荐使用免疫检查点抑制剂联合化疗治疗，若存在免疫检查点抑制剂禁忌或拒绝免疫检查点抑制剂治疗，可行单纯化疗。

曲妥珠单抗 + 化疗 (HER-2 阳性腺癌，化疗可选择顺铂或奥沙利铂 + 氟尿嘧啶类)：

三周方案：第一周期负荷剂量 8 mg/kg i.v.d1；维持剂量 6 mg/kg i.v.d1。

两周方案：第一周期负荷剂量 6 mg/kg i.v. d1；维持剂量 4 mg/kg i.v. d1。

推荐方案如下。

（1）曲妥珠单抗 + 帕博利珠单抗 + 化疗 (HER-2 阳性腺癌)：

曲妥珠单抗：第一周期负荷剂量 8 mg/kg i.v. d1，维持剂量 6 mg/kg i.v.d1；

帕博利珠单抗 200 mg i.v. d1；

顺铂 80 mg/m^2 i.v.d1；

5-FU 800 mg/m^2 每日持续静脉注射，d1 ～ 5。

每 21 天重复。

或曲妥珠单抗：第一周期负荷剂量 8 mg/kg i.v.d1；维持剂量 6 mg/kg i.v.d1；

帕博利珠单抗 200 mg i.v.d1；

奥沙利铂 130 mg/m^2 i.v.d1；

卡培他滨 1000 mg/m^2 po bid d1 ～ 14。

每 21 天重复。

（2）帕博利珠单抗 + 顺铂 + 氟尿嘧啶：

帕博利珠单抗 200 mg i.v.d1；

顺铂 80 mg/m^2 i.v.d1

氟尿嘧啶 800 mg/m^2，每日持续静脉注射 d1 ～ 5。

每 21 天重复。

（3）纳武利尤单抗 + 奥沙利铂 + 氟尿嘧啶类 (腺癌)：

纳武利尤单抗 360 mg i.v. d1；

奥沙利铂 130 mg/m² i.v. d1；

卡培他滨 1000 mg/m² po bid，d1 ～ 14。

每 21 天重复。

或纳武利尤单抗 240 mg i.v.d1；

奥沙利铂 85 mg/m² i.v.d1；

氟尿嘧啶 400 mg/m² 推注 d1，然后 1200 mg/m²，每日持续静脉注射，d1 ～ 2；

亚叶酸钙 400 mg/m² i.v.d1。

每 14 天重复。

（4）信迪利单抗 + 奥沙利铂 + 卡培他滨 (腺癌)：

信迪利单抗 3 mg/kg(体重 <60 kg)，200 mg(体重 ≥ 60 kg) i.v. d1；

奥沙利铂 130 mg/m² i.v. d1；

卡培他滨 1000 mg/m² po bid，d1 ～ 14。

每 21 天重复。

（5）替雷利珠单抗 + 奥沙利铂 + 卡培他滨，或替雷利珠单抗 + 顺铂 + 氟尿嘧啶 (PD-L1 表达阳性腺癌)：

替雷利珠单抗 200 mg i.v.d1；

奥沙利铂 130 mg/m² i.v.d1；

卡培他滨 1000 mg/m² po bid，d1 ～ 14。

每 21 天重复。

或替雷利珠单抗 200 mg i.v. d1；

顺铂 80 mg/m² i.v. d1；

氟尿嘧啶 800 mg/m²，每日持续静脉注射，d1 ～ 5。

每 21 天重复。

（6）卡瑞利珠单抗 + 顺铂 + 紫杉醇（鳞癌）：

卡瑞利珠单抗 200 mg i.v. d1；

顺铂 75 mg/m^2 i.v. d1；

紫杉醇 175 mg/m^2 i.v. d1。

每 21 天重复。

（7）纳武利尤单抗 + 顺铂 + 氟尿嘧啶类（鳞癌）：

纳武利尤单抗 240 mg i.v. d1；

每 14 天重复；

顺铂 80 mg/m^2 i.v，d1；

氟尿嘧啶 800 mg/m^2，每日持续静脉注射，d1～5。

每 28 天重复。

（8）纳武利尤单抗 + 伊匹木单抗（鳞癌）：

纳武利尤单抗 3 mg/kg i.v. d1；

每 14 天重复；

伊匹木单抗 1 mg/kg i.v. d1。

每 42 天重复。

（9）特瑞普利单抗 + 顺铂 + 紫杉醇（鳞癌）：

特瑞普利单抗 240 mg i.v. d1；

顺铂 75 mg/m^2 i.v. d1；

紫杉醇 175 mg/m^2 i.v. d1。

每 21 天重复。

（10）信迪利单抗 + 顺铂 + 紫杉醇 / 氟尿嘧啶（鳞癌）：

信迪利单抗 3 mg/kg(体重 <60 kg)，200 mg(体重 ≥ 60 kg) i.v. d1；

顺铂 75 mg/m^2 i.v. d1；

紫杉醇 175 mg/m^2 i.v. d1 或氟尿嘧啶 800 mg/m^2，每日持续静脉注射，d1～5。

每 21 天重复。

（11）斯鲁利单抗 + 顺铂 + 氟尿嘧啶 (PD-L1 表达阳性鳞癌)：

斯鲁利单抗 3 mg/kg i.v. d1；

顺铂 50 mg/m^2 i.v. d1；

氟尿嘧啶 1200 mg/m^2，每日持续静脉注射，d1 ～ 2。

每 14 天重复。

（12）替雷利珠单抗 + 顺铂 + 紫杉醇，或替雷利珠单抗 + 顺铂 + 氟尿嘧啶 / 卡培他滨 (鳞癌)：

替雷利珠单抗 200 mg i.v. d1；

顺铂 60 ～ 80 mg/m^2 i.v. d1；

紫杉醇 175 mg/m^2 i.v. d1。

每 21 天重复。

或者替雷利珠单抗 200 mg i.v. d1；

顺铂 60 ～ 80 mg/m^2 i.v. d1；

氟尿嘧啶 750 ～ 800 mg/m^2，每日持续静脉注射，d1 ～ 5，或卡培他滨 1000 mg/m^2 po bid d1 ～ 14。

每 21 天重复。

（13）顺铂 + 氟尿嘧啶类：

顺铂 75 ～ 100 mg/m^2 i.v. d1；

氟尿嘧啶 750 ～ 1000 mg/m^2，每日持续静脉注射，d1 ～ 14.

每 28 天重复。

顺铂 50 mg/m^2 i.v. d1；

氟尿嘧啶 2000 mg/m^2 24 小时持续静脉注射，d1；

亚叶酸钙 200 mg/m^2 i.v. d1。

每 14 天重复。

顺铂 80 mg/m^2 i.v. d1；

卡培他滨 1000 mg/m^2 po bid, d1 ～ 14。

每 21 天重复。

（14）奥沙利铂 + 氟尿嘧啶类：

奥沙利铂 +5-FU/CF:

奥沙利铂 85 mg/m² i.v.d1；

亚叶酸钙 400 mg/m² i.v.d1；

氟尿嘧啶 400 mg/m² 静脉注射，d1，然后 1200 mg/m² 每日持续静脉注射，d1 ～ 2。

每 14 天重复。

奥沙利铂 85 mg/m² i.v.d1；

亚叶酸钙 200 mg/m² i.v.d1；

氟尿嘧啶 2600 mg/m² 每日持续静脉注射，d1。

每 14 天重复。

奥沙利铂 130 mg/m² 静脉注射，d1

卡培他滨 1000 mg/m² po bid d1 ～ 14。

每 21 天重复。

（15）铂类 +5-FU/CF+ 多西他赛：

顺铂 40 mg/m² i.v.d3；

亚叶酸钙 400 mg/m² i.v.d1；

氟尿嘧啶 400 mg/m²，静脉注射,d1，然后 1000 mg/m² 每日持续静脉注射，d1 ～ 2；

多西他赛 40 mg/m²，静脉注射，d1。

每 14 天重复。

奥沙利铂 85 mg/m² i.v.d1；

氟尿嘧啶 1200 mg/m² 每日持续静脉注射，d1 ～ 2；

多西他赛 50 mg/m² i.v.d1。

每 14 天重复。

卡铂 AUC=6 i.v.d2；

氟尿嘧啶 1200 mg/m²，每日持续静脉注射，d1 ～ 3；

多西他赛 75 mg/m^2 i.v.d1。
每 21 天重复。

（16）铂类 + 紫杉类：
顺铂 75 mg/m^2 i.v.d1；
紫杉醇 175 mg/m^2 i.v.d1。
每 21 天重复。

卡铂 AUC-5 i.v. d1；
紫杉醇 200 mg/m^2 i.v. d1。
每 21 天重复。

顺铂 70 ～ 75 mg/m^2 i.v. d1；
多西他赛 70 ～ 85 mg/m^2 i.v. d1。
每 21 天重复。

（17）伊立替康 +5-FU：
伊立替康 180 mg/m^2 i.v.d1；
亚叶酸钙 400 mg/m^2 i.v.d1；
氟尿嘧啶 400 mg/m^2，静脉注射，d1，然后 2000 mg/m^2，每日持续静脉注射，d1 ～ 2。
每 14 天重复。

伊立替康 80 mg/m^2 i.v.d1；
亚叶酸钙 500 mg/m^2 i.v.d1；
氟尿嘧啶 2000 mg/m^2，每日持续静脉注射，d1。
每周重复，连续 6 周后停止 2 周。

（18）顺铂 + 长春瑞滨：
顺铂 80 mg/m^2 i.v.d1；
长春瑞滨 25 mg/m^2 i.v. d1、d8。
每 21 天重复。

（19）氟尿嘧啶单药：

亚叶酸钙 400 mg/m² i.v.d1；

氟尿嘧啶 400 mg/m²，静脉注射，d1，然后 1200 mg/m²，每日持续静脉注射，d1 ～ 2。

每 14 天重复。

氟尿嘧啶 800 mg/m²，每日持续静脉注射，d1 ～ 5。

每 28 天重复。

卡培他滨 1000 ～ 1250 mg/m² po bid，d1 ～ 14。

每 21 天重复。

（20）紫杉类单药：

多西他赛 75 ～ 100 mg/m² i.v.d1；

每 21 天重复。

紫杉醇 135 ～ 175 mg/m² i.v.d1。

每 21 天重复。

（21）紫杉醇 80 mg/m² i.v.d1、d8、d15、d22。

每 28 天重复。

顺铂 + 白蛋白结合型紫杉醇：

顺铂 75 mg/m² i.v.d1；

白蛋白结合型紫杉 125 mg/m² i.v.d1、d8。

每 21 天重复。

（22）卡瑞利珠单抗 + 阿帕替尼 + 奈达铂 + 紫杉醇脂质体：

卡瑞利珠单抗 200 mg i.v.d1；

阿帕替尼 250 mg po d1 ～ 3；

奈达铂 50 mg/m² i.v.d1；

紫杉醇脂质体 150 mg/m² i.v.d1。

每 14 天重复。

（23）安罗替尼 + 顺铂 + 紫杉醇：

安罗替尼 10 mg po d1 ～ 14；

顺铂 60 ～ 75 mg/m^2 i.v. 分 3 天（d1 ～ 3）；

紫杉醇 135 mg/m^2 i.v.d1。

每 21 天重复。

2. 二线及以上治疗方案（表4-8）

表4-8　二线及以上治疗方案

分层	Ⅰ级推荐	Ⅱ级推荐	Ⅲ级推荐
PS=0-2	卡瑞利珠单抗（鳞癌，既往未接受免疫检查点抑制剂治疗，1 A 类） 帕博利珠单抗（鳞癌，既往未接受免疫检查点抑制剂治疗，PD-L1 CPS ≥ 10，1 A 类） 纳武利尤单抗（鳞癌，既往未接受免疫检查点抑制剂治疗，1 A 类） 替雷利珠单抗（鳞癌，既往未接受免疫检查点抑制剂治疗，1 A 类） 伊立替康 + 替吉奥（鳞癌，2 A 类） 多西他赛单药（腺癌，1 A 类） 紫杉醇单药（腺癌，1 A 类） 伊立替康单药（腺癌，1 A 类） 紫杉醇+雷莫西尤单抗（腺癌，1 A 类） 伊立替康 + 氟尿嘧啶（腺癌，2 A 类） 曲妥珠单抗 + 紫衫类（HER-2 阳性腺癌，铂类治疗失败且既往未接受过曲妥珠单抗，2 A 类） 纳武利尤单抗（腺癌，三线及以上且既往未接受免疫检查点抑制剂治疗，1 A 类）	安罗替尼（鳞癌，2 A 类） 多西他赛单药（鳞癌，3 类） 紫杉醇单药（鳞癌，3 类） 伊立替康单药（鳞癌，3 类） 阿帕替尼（腺癌，三线及以上，1 A 类；鳞癌，3 类） 维迪西妥单抗（HER-2 阳性腺癌，三线及以上，3 类）	白蛋白结合型紫杉醇单药（鳞癌，3 类）； 卡瑞利珠单抗 + 阿帕替尼（鳞癌，3 类）
PS ≥ 3	最佳支持治疗 / 对症处理（2 A 类） 参加临床研究		

推荐方案如下。

卡瑞利珠单抗 (鳞癌)：

200 mg i.v.d1。

每 14 天重复。

帕博利珠单抗 (鳞癌，CPS ≥ 10)：

200 mg i.v. d1。

每 21 天重复。

或 400 mg i.v.d1。

每 42 天重复。

纳武利尤单抗 (腺癌，三线或以上；鳞癌，二线或以上)：

240 mg 或 3 mg/kg i.v. d1；

每 14 天重复。

或 480 mg i.v. d1。

每 28 天重复。

替雷利珠单抗 (鳞癌)：

200 mg i.v. d1。

每 21 天重复。

紫杉醇 + 雷莫西尤单抗 (腺癌)：

紫杉醇 80 mg/m^2 i.v. d1、d8、d15、d22；

雷莫西尤单抗 8 mg/kg i.v. d1、d15。

每 28 天重复。

紫杉类：

多西他赛 75 ～ 100 mg/m^2 i.v. d1。

每 21 天重复。

紫杉醇 175 mg/m^2 i.v.d1。

每 21 天重复。

紫杉醇 80 mg/m^2 i.v. d1、d8、d15、d22。

每 28 天重复。

紫杉醇 80 mg/m^2 i.v. d1、d8、d15。

每 28 天重复。

伊立替康:

伊立替康 150 ～ 180 mg/m^2 i.v. d1。

每 14 天重复。

伊立替康 125 mg/m^2 i.v. d1、d8。

每 21 天重复。

伊立替康 + 氟尿嘧啶:

伊立替康 180 mg/m^2 i.v. d1;

亚叶酸钙 400 mg/m^2 i.v. d1;

氟尿嘧啶 400 mg 静脉注射,d1,然后 1200 mg/m^2 每日持续静脉注射,
d1 ～ 2。

每 14 天重复。

伊立替康 + 替吉奥:

伊立替康 160 mg/m^2 i.v. d1;

替吉奥 40 ～ 60 mg po bid,d1 ～ 10。

每 14 天重复。

维迪西妥单抗 (HER-2 阳性腺癌,三线或以上):

维迪西妥单抗 2.5 mg/kg i.v. d1。

每 14 天重复。

安罗替尼:

安罗替尼 12 mg/d po d1 ～ 14。

每 21 天重复。

阿帕替尼：
阿帕替尼 250 ～ 500 mg/d po qd。

白蛋白结合型紫杉醇：
白蛋白结合型紫杉醇 100 ～ 150 mg/m^2 i.v. d1、d8。
每 21 天重复。

卡瑞利珠单抗 + 阿帕替尼：
卡瑞利珠单抗 200 mg i.v. d1；
阿帕替尼 250 mg po qd。
每 14 天重复。

第三节　中医药联合化疗方案

一、中医药联合含紫杉醇类方案

　　化疗所致周围神经毒性引起的疼痛、麻木、无力等症状严重影响患者日常生活，降低患者生活质量。周围神经毒性的中医病机为寒凝血瘀，气血不达四末。温经通络、活血化瘀中药联合含紫杉醇类方案能够减轻紫杉醇类药物引起的周围神经毒性，总有效率为 75%，改善末梢神经感觉异常，如肢端疼痛、麻木、无力等症状，疼痛缓解率达 85%，明显改善患者生活质量。且基础研究表明，温经通络、活血化瘀中药外用可有效改善化疗所致大鼠周围神经病变引起的机械性痛觉过敏 / 超敏、冷刺激缩足反射次数、尾神经传导速度等指标，具有明确的神经保护作用；其作用机制可能与抑制脊髓后角星形胶质细胞活化进而介导的伤害性信号传递有关，可能通过亚油酸代谢通路、甘油磷脂代谢通路发挥防治紫杉醇所致周围神经病变的作用。可外用通络散洗剂，内服黄芪桂枝五物汤或补阳还五汤。

1. 外用

通络散洗剂

功效：温经通络、活血化瘀，主要适用于化疗所致周围神经毒性患者。

组成：老鹳草 20 g，川芎 20 g，桂枝 15 g，红花 10 g。

用法：水煎 400 ～ 500 mL 药液，将药液置于恒温足浴桶，加温水至 1000 mL，温度 35 ～ 37 ℃，浸泡手足，每次 20 分钟，每天 2 次，14 天为 1 个疗程。

2. 内服

黄芪桂枝五物汤

功效：益气温经、和血通痹，主要适用于寒凝血瘀者，症见肢端疼痛、麻木，遇冷痛甚，得热则减，舌淡红，苔薄白，脉弦紧。

组成：黄芪 50 g，桂枝 15 g，芍药 15 g，生姜 6 g，大枣 5 枚。

用法：水煎服，早晚饭后温服。

补阳还五汤

功效：益气活血、通经活络，主要适用于气虚血瘀者，症见肢端疼痛明显，麻木，无力，舌淡苔白，脉沉缓。

组成：黄芪 30 g，当归 10 g，赤芍 10 g，川芎 10 g，桃仁 10 g，红花 10 g，地龙 10 g。

用法：水煎服，早晚饭后温服。

可口服甲钴胺、B 族维生素。日常生活中应注意保暖，避免冷刺激，如戴手套、脚套，温水刷牙，忌食生冷食物。

二、中医药联合含氟尿嘧啶类方案

手足综合征是氟尿嘧啶类化疗药物如氟尿嘧啶、卡培他滨的常见不良反应，中医认为其病机为"寒凝络阻、筋脉失养"，温经通络中药联合含氟尿嘧啶类药物能够提高手足综合征治疗有效率达 87%，降低患者 NCI 分级，减轻疼痛，提高化疗完成率。可外用温络通洗剂，内服当归四逆汤。

1. 外用

温络通洗剂

功效：温经活血、通络止痛，主要适用于手足综合征患者。

组成：黄芪 30 g，红花 12 g，紫草 20 g，当归 20 g。

用法：水煎 400 ～ 500 mL 药液，将药液至于恒温足浴桶，加温水至 1000 mL，温度 35 ～ 37 ℃，浸泡手足，每次 20 分钟，每天 2 次，14 天为 1 个疗程。

2. 内服

当归四逆汤

功效：养血散寒、温经通脉，主要适用于血虚寒凝者，症见肢端麻木、怕冷、疼痛，感觉迟钝、感觉异常，指纹消失，皮肤肿胀、红斑、脱屑等，舌淡苔白，脉沉细。

组成：当归 10 g，桂枝 10 g，白芍 15 g，细辛 3 g，生甘草 6 g，通草 10 g，大枣 6 枚。

用法：水煎服，早晚饭后温服。

可口服维生素 B_6、维生素 E 和环氧化酶特异性抑制剂塞来昔布。日常生活中应注意尽量避免手部和足部的摩擦、受压，避免接触高温、寒冷物品，避免在阳光下曝晒，避免进食辛辣、刺激性食物。

三、中医药联合含伊立替康方案

伊立替康常见剂量相关性毒性为迟发性腹泻，推荐洛哌丁胺标准治疗，不用于预防性治疗。中医认为迟发性腹泻的病机为脾虚湿盛，水谷不化，升降失调，清浊不分。中医药联合含伊立替康方案主要起到预防及改善迟发性腹泻的作用，以提高化疗耐受性。研究显示，黄芩汤和生姜泻心汤均能有效缓解伊立替康所致腹泻，减轻肠黏膜损伤，减轻化疗所引起的体重下降，可以通过调整肠道菌群分布达到缓解伊立替康所致腹泻的作用，黄芩汤可有效提升乳杆菌科的含量，而生姜泻心汤可使拟杆菌科水平显著升高。基础研究表明，生姜泻心汤可减少伊立替康所导致的肠道细胞凋亡，促进肠黏膜细胞的增殖，促进肠干细胞的表达，降低大鼠注射伊立替康后肠道粪便中 β- 葡糖醛酸酶活性。因此治宜运脾祛湿，再根据寒湿或湿热、脾虚或肾虚之不同，分而治之。

湿热泄泻者可服黄芩汤，寒热错杂者可用生姜泻心汤，脾虚泄泻者可选参苓白术散，肾阳虚泄泻者推荐中成药四神丸。

1. 黄芩汤

功效：清热止痢、和中止痛，主要适用于湿热泄泻者，症见泄泻腹痛，泻下急迫，或泻而不爽，粪色黄褐，气味臭秽，肛门灼热，苔黄腻，脉滑数。

组成：黄芩 9 g，芍药 6 g，甘草 6 g，大枣 12 枚。

用法：水煎服，日 1 剂，早晚饭后各 1 次温服。

2. 生姜泻心汤

功效：和中降逆、消痞散结，主要适用于肝脾不调、寒热错杂泄泻者，症见肠鸣泄泻，心下痞硬，嗳气带有食臭味，舌淡红，苔白腻，脉弦滑。

组成：生姜 12 g，半夏 9 g，黄芩 9 g，黄连 3 g，干姜 3 g，人参 9 g，炙甘草 9 g，大枣 12 枚。

用法：水煎服，日 1 剂，早晚饭后各 1 次温服。

3. 参苓白术散

功效：益气健脾、利湿止泻，主要适用于脾虚泄泻者，症见泄泻伴有不消化的食物，大便时泄时溏，纳食减少，食后脘闷不舒，面色萎黄，神疲倦怠，舌淡苔白，脉细弱。

组成：党参 15 g，白术 30 g，茯苓 15 g，炒薏苡仁 30 g，砂仁 10 g，山药 30 g，白扁豆 10 g，陈皮 10 g，桔梗 10 g，莲子 15 g，甘草 6 g。

用法：水煎服，早晚饭后温服。

4. 四神丸

功效：温肾健脾、固肠止泻，主要适用于肾阳虚泄泻者，症见黎明之前脐腹作痛，肠鸣即泻，完谷不化，泻后即安，小腹冷痛，形寒肢冷，腰膝酸软，舌淡苔白，脉细弱。

用法：口服，1 次 9 g，1 日 1～2 次。

临床应根据 UGT1A1 不同基因型调整伊立替康剂量：UGT1A1 6/6 予正常剂量，UGT1A1 6/7 予正常剂量 + 密切观察，UGT1A1 7/7 予减半剂量 + 密切观察。并根据前一周期出现腹泻的程度，在下一周期减量用药。

四、中医药联合含铂类方案

中医药联合含铂类方案主要解决恶心呕吐、食欲缺乏等消化道反应，以提高化疗耐受性和依从性。

1. 恶心呕吐

化疗所致恶心呕吐应以预防为主，根据化疗方案呕吐发生风险，推荐单独或联合应用 5-HT3 受体拮抗剂（昂丹司琼、格拉司琼、托烷司琼、帕洛诺司琼等）、糖皮质激素（地塞米松）或 NK-1 受体拮抗剂（阿瑞匹坦）等药物，但部分药物价格较高，且对化疗所致慢性恶心呕吐的治疗效果不理想，限制了其临床应用。中药适用于化疗后慢性恶心呕吐的患者，同时中医药有预防恶心呕吐的作用。

恶心呕吐的中医病机为"胃失和降、胃气上逆"，降逆止呕中药内服联合含铂类方案能够预防或减轻恶心呕吐反应，提高化疗患者的生活质量。临床常虚实并见，治宜和胃降逆止呕，在补气、温中等扶正之上，施以祛邪之法。

脾胃虚寒呕逆者可服丁香柿蒂汤，胃虚痰阻呕逆者可用旋覆代赭汤，脾气虚痰阻呕逆者可选香砂六君子汤，寒热错杂呕逆者推荐半夏泻心汤。

①丁香柿蒂汤

功效：温中益气、降逆止呕，主要适用于脾胃虚寒呕逆者，症见化疗恶心呕吐，伴有腹痛喜温喜按，腹胀纳少，大便溏泄，舌淡苔白，脉沉迟。

组成：丁香 6 g，柿蒂 10 g，生姜 10 g，党参 15 g。

用法：水煎服，日 1 剂，早晚饭后各 1 次温服。

②旋覆代赭汤

功效：温胃化痰、降逆止呕，主要适用于胃虚痰阻呕逆者，症见化疗恶心呕吐，伴有胃脘痞闷或胀满，按之不痛，频频嗳气，纳差，舌苔白腻，脉缓或滑。

组成：旋覆花 15 g，代赭石 30 g，姜半夏 10 g，人参 9 g，甘草 6 g，生姜 10 g，大枣 5 枚。

用法：水煎服，早晚饭后温服。

③香砂六君子汤

功效：健脾化痰、降逆止呕，主要适用于脾气虚痰阻呕逆者，症见化疗恶心呕吐，时作时止，伴有胃纳不佳，脘腹痞闷，口淡不渴，面白少华，倦怠乏力，舌质淡，苔薄白，脉濡弱。

组成：法半夏 9 g，陈皮 9 g，茯苓 15 g，党参 15 g，炒白术 12 g，砂仁 6 g，木香 6 g，炙甘草 6 g。

用法：水煎服，早晚饭后温服。

④半夏泻心汤

功效：消痞散结、和中降逆，主要适用于寒热错杂呕逆者，症见化疗恶心呕吐，肠鸣下利，心下痞满、不痛，舌苔腻而微黄。

组成：半夏6g，黄芩6g，黄连6g，干姜6g，人参6g，炙甘草6g，大枣10枚。

用法：水煎服，早晚饭后温服。

针灸联合止吐药物治疗化疗所致的恶心呕吐，临床疗效明显优于单用止吐药，能够降低止吐药物不良反应发生率，且操作易行、价廉、安全性好。推荐内关穴位针刺或足三里穴位注射。

⑤内关穴位针刺

功效：降逆止呕。

取穴：内关穴。

穴位针刺方法：患者取仰卧位，双上肢平放于床上，暴露内关穴，常规消毒后，针刺内关穴，使患者出现酸、麻、胀感，行针3分钟，留针30分钟/次，每日1次。

⑥足三里穴位注射

功效：降逆止呕。

取穴：足三里穴。

穴位注射方法：患者取坐位，对足三里穴位局部皮肤进行消毒，在选定足三里穴位后将注射器快速注入患者皮下约1cm处，采取针灸法进行提、插、捻、转，出现酸、麻、胀感后，回抽无血液即可注入异丙嗪或甲氧氯普胺，拔出针头后立刻对穿刺点消毒，并用棉签按压，防止药液渗出或出血。

2. 食欲缺乏

中医认为食欲缺乏的病机为"正气亏虚、脾运失健"。临床当分清虚实，实证湿热中阻者可服三仁汤，虚证脾胃虚弱者可用中成药健脾丸，气血亏虚者可选中成药八珍颗粒。

①三仁汤

功效：清热利湿、宣畅气机，主要适用于湿热中阻者，症见食欲缺乏，伴有头痛恶寒，身重疼痛，肢体倦怠，面色淡黄，午后身热，苔白不渴，脉弦细而濡。

组成：白豆蔻6g，杏仁15g，薏苡仁30g，半夏9g，厚朴12g，淡竹叶9g，滑石18g，通草6g。

用法：水煎服，早晚饭后温服。

②八珍颗粒

功效：补气养血，主要适用于气血亏虚者，症见食欲缺乏，伴有面色萎黄，四肢乏力，舌淡苔白，脉细弱。

用法：开水冲服，1 次 1 袋，1 日 2 次。

③健脾丸

功效：健脾开胃，主要适用于脾胃虚弱者，症见食欲缺乏，伴有大便稀溏，完谷不化，食后易泻，面色萎黄，神疲倦怠，形体瘦弱，舌淡苔白，脉虚无力。

用法：口服，1 次 8 丸，1 日 3 次。

食欲缺乏可口服营养制剂，或增强食欲的药物如甲地孕酮等，或通过胃或空肠营养管进行营养支持，必要时补充静脉营养。

五、中医药防治其他常见化疗不良反应

1. 骨髓抑制

（1）肿瘤化疗导致的白细胞或中性粒细胞减少

对于肿瘤化疗导致的白细胞或中性粒细胞减少，可预防性或治疗性使用粒细胞集落刺激因子。预防性使用粒细胞集落刺激因子可用于首程化疗后、预期可能出现严重白细胞或中性粒细胞下降的患者（一级预防），或用于既往化疗后出现粒细胞减少性发热或虽无发热但出现严重的、持续时间较长的化疗相关白细胞或中性粒细胞下降的患者再次接受相同方案化疗后（二级预防）。对已经出现白细胞或中性粒细胞下降的患者，治疗性使用粒细胞集落刺激因子。

（2）化疗相关贫血

对于肿瘤化疗相关贫血，可行补充铁剂、促红细胞生成素治疗和输血治疗等。对化疗后重度贫血，血红蛋白 < 60 g/L，无症状但有合并疾病或高风险，或有持续性心动过速、呼吸急促、胸痛、劳力性呼吸困难、轻度头晕、晕厥、重度乏力妨碍工作和日常活动等患者，应考虑行红细胞输注。

（3）肿瘤化疗所致血小板减少症

对于肿瘤化疗所致血小板减少症的治疗主要包括输注血小板和促血小板生长因子治疗。对于没有出血的患者，75×10^9/L $<$ 血小板 $< 100 \times 10^9$/L，应密切观察血小板及出血情况；10×10^9/L $<$ 血小板 $< 75 \times 10^9$/L，应使用白

食管癌中西医结合诊疗方案

细胞介素 –11 或血小板生成素；血小板 ≤ 10×10^9/L，建议预防性输注血小板或联合血小板生成素。对于有出血的患者，应输注血小板或联合血小板生成素。

骨髓抑制的中医病机为"气血亏虚"，补气生血的中药配合化疗能够起到预防化疗后骨髓抑制的作用，当化疗后出现轻中度骨髓抑制时，应用中医药治疗能够改善骨髓抑制的程度。可服当归补血汤或八珍汤或十全大补汤。

①当归补血汤

功效：补气生血，主要适用于气血两虚者，症见面色㿠白或萎黄，心悸气短，伴有头目眩晕，失眠健忘，多梦自汗，少气懒言，神疲乏力；或发色不泽，唇甲淡白；或食少纳呆，饮食无味，形体消瘦；或手足麻木，肌肤不仁。舌质淡，苔薄白，脉细弱或缓而无力。

组成：黄芪 30 g，当归 6 g。

用法：水煎服，早晚饭后温服。

②八珍汤

功效：益气补血，主要适用于气血亏虚者，症状同上。

组成：党参 15 g，白术 12 g，茯苓 10 g，当归 10 g，川芎 10 g，白芍 12 g，熟地黄 15 g，甘草 6 g。

用法：水煎服，早晚饭后温服。

③十全大补汤

功效：温补气血，主要适用于气血虚损者，症状同上。

组成：当归 15 g，川芎 15 g，白芍 20 g，熟地黄 30 g，人参 10 g，白术 20 g，茯苓 20 g，炙甘草 6 g，黄芪 30 g，肉桂 15 g。

用法：水煎服，早晚饭后温服。

④推荐中成药：白细胞下降推荐地榆生白片、生白口服液，贫血推荐生血丸、益血生胶囊，血小板下降推荐养血饮口服液、升血小板胶囊（表4-9）。

表4-9　化疗后骨髓抑制防治中成药推荐

药物	功效	用法
地榆升白片	益气养血，主要适用于白细胞减少症	口服，1次2～4片，1日3次
生白口服液	温肾健脾、补益气血，主要适用于白细胞减少症属脾肾阳虚、气血不足者	口服，1次40 mL，1日3次

药物	功效	用法
生血丸	补肾健脾、填精益血，主要适用于全血细胞减少及贫血，症见面黄肌瘦、体倦乏力、眩晕食少的脾肾两虚者	口服，1次5 g，1日3次
益血生胶囊	健脾补肾、生血填精，主要适用于贫血属脾肾两虚、精血不足者	口服，1次4粒，1日3次
养血饮口服液	补气养血、益肾助脾，主要适用于白细胞、血小板减少属气血两亏者	口服，1次10 mL，1日2次
升血小板胶囊	清热解毒、凉血止血、散瘀消斑，主要适用于血小板减少者	口服，1次4粒，1日3次

2. 化疗后便秘

食管癌患者化疗后由于进食量减少，内脏神经功能紊乱，或应用5-HT$_3$受体拮抗剂镇吐等，容易发生便秘。中医病机是热滞大肠，腑气闭塞不通，或正虚推动无力，导致大肠传导失司。因此治宜泄热导滞通便或补虚润肠通便。中医药可以通过内服外用等多种方法，达到缓解化疗后便秘的作用。

胃肠积热便秘可服中成药麻仁润肠丸，气阴两虚、脾肾不足的虚证便秘可选苁蓉润肠口服液，腹胀者可外用中药穴位敷贴联合穴位按摩，症状改善不明显者可配合西药缓泻剂及胃肠动力药。

（1）内服

①麻仁润肠丸

功效：润肠通便，主要适用于胃肠积热便秘者，症见肠胃积热，胸腹胀满，大便秘结，小便短赤，舌红苔黄燥，脉滑数。

用法：口服，1次1～2丸，1日2次。

②苁蓉润肠口服液

功效：益气养阴、健脾滋肾、润肠通便，主要适用于气阴两虚、脾肾不足的虚证便秘患者，症见排便乏力或大便干结，或伴有形寒肢冷，面色㿠白，舌淡胖或边有齿痕，舌苔白滑，脉沉细无力。

用法：口服，1次20 mL，1日3次。

（2）外用

①中药穴位敷贴

功效：健脾和胃。

组成：茯苓、白术、半夏、吴茱萸、丁香、细辛、石斛、党参。

取穴：中脘、神阙、足三里、涌泉、内关、合谷、胃俞。

②穴位按摩方法：患者取仰卧位，双下肢平放于床上，医师用双手指端按揉选取的穴位，用指腹沿顺时针方向轻轻按压、旋揉1分钟，再逆时针方向旋揉1分钟，各穴位按压2～3分钟，直至按摩完所有穴位。按压力度以患者感到酸、麻、胀、痛，能忍受为宜。

建议增加饮食中的纤维含量，食用粗纤维食物、水果和蔬菜，饮足量液体，适当增加身体活动。

3.自汗盗汗

食管化疗所致自汗盗汗，西医尚无有效治疗手段，在中医属于"气虚""阳虚""血虚""阴虚"等虚证范畴。化疗药物为攻伐之品，易损伤正气，耗伤津液，迫津外泄。治疗上应以扶正固本、收敛止汗为法，可内服生脉散合牡蛎散或玉屏风散合牡蛎散固本止汗，外用推荐止汗散敷脐以收涩敛汗。

（1）内服

①生脉散合牡蛎散

功效：益气养阴、固表止汗，主要适用于气阴两虚自汗盗汗者，症见自汗或盗汗，五心烦热，或兼午后潮热，舌淡红少苔，脉细数。

组成：党参20 g，五味子10 g，麦冬12 g，黄芪30 g，麻黄根9 g，煅牡蛎30 g。

用法：水煎服，早晚饭后温服。

②玉屏风散合牡蛎散

功效：益气固表、收涩止汗，主要适用于气虚卫表不固自汗者，症见汗出恶风，稍劳汗出尤甚，易于感冒，体倦乏力，面色少华，舌淡、苔薄白，脉细弱。

组成：黄芪30 g，白术30 g，防风10 g，煅牡蛎30 g，麻黄根30 g，浮小麦30 g。

用法：水煎服，早晚饭后温服。

（2）外用

止汗散

功效：收涩敛汗，主要适用于多汗者。

组成：五味子10 g，五倍子10 g，郁金10 g，冰片3 g。

用法：清洁脐部后予止汗散敷脐，每24小时换1次。

六、与化疗联合应用的中成药

①消癌平注射液

功效：清热解毒，化痰软坚。

用法：以5%或10%葡萄糖注射液进行稀释后滴注，每次用量20～100 mL，1日1次。

②艾迪注射液

功效：清热解毒，消瘀散结。

用法：静脉滴注。成年人每次50～100 mL，加入0.9%氯化钠注射液或5%～10%葡萄糖注射液400～450 mL中，1日1次；与化疗合用时，疗程与化疗同步。

③复方斑蝥胶囊

功效：破血消瘀，攻毒蚀疮。

用法：口服，1次3粒，1日2次。

第四节 化疗期间中医调护

化疗期间食管癌患者由于肿瘤本身引起的梗阻、疼痛等症状影响进食，加上肿瘤恶性消耗，以及化疗后消化道等不良反应都会导致患者营养状况恶化，体力状态变差，活动耐力下降，加剧患者的心理负担，并且会降低患者化疗的耐受性和依从性，从而影响患者预后。因此化疗期间的营养、心理、运动等方面的调护尤为重要。国内首次开展的早期营养及心理干预联合一线标准化疗在晚期食管癌患者的随机对照Ⅲ期临床研究，在化疗前由多学科团队完成营养状态、心理状态及生活质量评估，制定个体化营养及心理支持治疗方案。研究结果表明，早期营养及心理支持治疗联合一线标准化疗对比单纯化疗可显著延长晚期食管癌患者的生存时间，总生存时间从 11.9 个月延长至 14.8 个月，显著降低 32% 死亡风险。中医学素来秉持"以人为本"的思想，自古有"药食同源""以情胜情""动静结合"之说，重视食管癌患者化疗期间的综合调护。

一、饮食调护

食管癌患者往往因进食噎膈导致营养状况不佳，化疗后恶心呕吐、食欲缺乏等消化道反应，更加重了体力状况下降，使得化疗耐受性下降，因此饮食调护对于化疗期间的食管癌患者尤为重要。针对食管癌患者化疗期间的不适，可以制定个性化饮食调养方案，通过改善就餐环境，改变食物类型、烹饪方法和用餐时间等，达到饮食调护的目的。化疗期间的食管癌患者饮食上应该注意以下几点。

①积极营造轻松愉快的进餐环境，在治疗前后 1～2 小时避免进食，避免接触正在烹调或进食的人员，减少环境刺激。对于进食哽噎、疼痛的患者，提供充足的就餐时间，缓解紧张、焦虑情绪。

②让患者充分了解适当进食及充足营养的重要性，鼓励患者摄取足够量的食物，保证机体的营养供应。鼓励患者在身体较为舒适或化疗反应不明显的时候多进食，例如在化疗之前或两次化疗之间。当患者感到饥饿的时候，可以随时进食，应事先准备好方便食用的糕点、水果、饮品等。进食的时候可以先食用高营养并且喜爱的食物，如果进食哽噎不明显，正餐时间可以吃固体食物，茶歇时间可以补充有营养的流质饮食，避免过度的饱胀感。恶心呕吐频繁的时候，要禁食 4～8 小时，必要时可以延长至 24 小时，给予静脉营养支持，待恶心呕吐症状有所缓解后，再缓慢进流质饮食。

③化疗期间饮食宜少食多餐，饮水宜少量多次，以小分量营养均衡的膳食和饮品为主。三餐勿过饱，避免在消化道反应高峰期进食，调整饮食间隔，减轻恶心呕吐等不适。可以在一天中最不容易恶心的时间多进食，比如清晨，进食前后尽量少饮水。进餐后不要立即躺下，或者长时间卧床，要适当活动，如慢走、散步等，可以减少食物反流，促进肠道排空，减少恶心呕吐、便秘等不适。

④饮食宜进清淡、温热、细软、少而精、松软易消化的食物，以高热量、优质蛋白、低脂、富含维生素、易消化的流食或半流质饮食为主，增加

水果和蔬菜的摄入，进食困难的患者可以喝新鲜的蔬菜汁、水果汁，避免助湿生痰、寒凉、燥硬及辛辣食物，如酒、辣椒、胡椒等。

⑤针对化疗后不同证候表现的患者，给予相应的食疗建议。食管癌总的食疗原则是化痰开郁、活血解毒、益气养阴、健脾和胃。化疗早期尚没有出现明显化疗相关不良反应的时候，可能表现为进食哽噎，胸膈、胃脘痞满不适，与情绪有关，舌质偏红，苔薄腻，脉弦细。中医辨证认为是痰气交阻，治疗上应当理气开郁、化痰润燥，加上化疗期间还要注意扶助正气，因此常用药食同源的药物有砂仁、木香、莲藕、沙参、贝母、天花粉、生芦根、橘皮等，食疗方可以选择沙参贝母鸭肉汤、生芦根粥、藕橘饮等。化疗后逐渐出现正气损伤，患者临床上表现为神倦乏力，形体消瘦，面唇色淡，纳食不香，舌质淡白，脉细。中医辨证认为是气阴双亏，治疗上应该益气养阴补血，常用药物有西洋参、黄芪、大枣、枸杞子等，食疗方可以选择西洋参粥，以达到气阴双补的目的。

⑥针对食管癌患者化疗后不同的临床症状，给予个体化的饮食指导。例如对于有化疗周围神经毒性或手足综合征的患者，要忌食生冷、辛辣、刺激的食物。对于化疗恶心呕吐、便秘的患者，可服用姜丝萝卜汤等温胃降逆、下气宽中之品，或鲜藕姜汁粥以和中养胃止呕，或鲜芦根汤以清胃生津止呕；尤其是恶心呕吐的患者，可以在每次化疗期间咀嚼和胃降逆止吐的鲜生姜片，从每次化疗药物使用前2小时到化疗结束，不喜生姜片辛辣味的患者可以适量喝温姜汁水替代。对于化疗后食欲缺乏、腹泻的患者，饮食可以加入陈皮、薏苡仁等健脾和胃祛湿之品，如薏米银耳粥等。对于化疗导致骨髓抑制、自汗盗汗的患者，可加用益气养血、补骨生髓的山药、龙眼肉、红枣、甲鱼等药食同源之物，可通过大枣桂圆薏米粥、归参炖母鸡、龙眼大枣炖甲鱼等药膳健脾益气、滋阴养血、补益肝肾。

⑦化疗期间正气亏损，但是不能急于进补而添加太多补品或者补益的食物，以免不能消化反而造成消化道负担，要根据患者实际情况量力而行。

二、情志调护

食管癌化疗期间的情志调护是希望通过情志疏导，解除情志障碍，使化疗患者保持心情舒畅，避免精神紧张及过分焦虑，能够积极配合治疗。具体措施如下。

①化疗前医师要给予患者科学的解释和鼓励，消除患者对化疗的紧张、恐惧情绪。可以向患者介绍化疗药物的作用和不良反应，给予患者心理支持和安慰。化疗期间给予患者心理和生活的指导，尤其在出现化疗不良反应的时候，把握患者的心理活动，及时进行心理疏导，尽量消除患者不利于治疗的情绪，争取患者的积极配合。

②做好患者亲属的动员工作，建议亲属在化疗前后给予患者更多的精神支持，多关心体贴患者，注意患者的不良情绪，减轻患者的心理负担。

③为患者营造温馨安静舒适的病房环境，使医患、患友关系和谐，使患者在轻松的气氛中积极配合治疗，达到治疗目的。

④可以指导患者通过中医五音疗法、意向放松疗法等心理疗法，减轻自我心理的焦虑和阻抗，增强对化疗不良反应的耐受性。

中医五音疗法：中医理论指出，人体喜怒忧思悲恐惊七情的变化很有可能造成患者气机紊乱、气血失调，而引发临床症状。例如患者对化疗的焦虑、恐惧，对恶性肿瘤病情的悲伤、易怒等情绪，会累及气血，伤及脏腑，出现相应症状，脏腑所伤，又会进一步影响情志。中医五音疗法将传统中医阴阳五行与现代音乐节律结合在一起，通过商、宫、徵、角、羽五音来调节脏腑气血功能失调，有解郁养肝、宁心安神、理肺化痰、健脾养血、滋补肾精的作用。研究显示，化疗期间应用中医五音疗法，能够达到改善情志、缓解症状、提高生活质量的目的。中医五音疗法的实施过程，首先要选择一个安静、温度适宜的房间，让患者排空二便后平卧于床上，轻闭双眼，在治疗师音乐讲解下，全身处于放松状态，聆听五行音乐。按照中医五行、五脏与五种音乐调式的辨证关系选取音乐，宫音属土入脾胃，可健脾养胃；商音属金入肺大肠，可宣肺降气；角调属木入肝胆，可调畅气机、疏肝解郁；徵调属火入心小肠，可养心安神；羽调属水入肾膀胱，可补益肾精。可以在肿瘤化疗前开始，每日早晚各 1 次，时间为 30 分钟，音量以感觉舒适为宜，疗程为 3～4 周。

意向放松疗法：意象放松疗法是动机心理学在传统放松技术的基础上，配合患者积极想象的心理治疗方法。有研究显示，意象放松疗法可以减轻患者化疗时的恶心呕吐症状，提高患者对化疗的耐受性，改善化疗患者的生活质量。接受意象放松疗法过程中，患者沉浸于优美平静的意境，感到被无条件接纳和包容，没有压抑与紧张，积极的体验逐渐代替消极悲观的感受，无助与恐惧的情绪渐渐弱化，减轻心理因素引起的恶心、呕吐症状。因为意象直接与情绪情感关联，通过意象的改变可消除患者的消极元意象，减轻心理的焦虑和阻抗，增加患者对肿瘤治疗不良反应的耐受性。

三、运动调护

中医认为机体正气虚弱，或外邪乘虚而入，脏腑阴阳虚弱，气血运行和水液代谢异常，导致痰浊瘀毒内盛，阻碍经脉，而致气滞血瘀，痰瘀互结，日久而成癌毒。癌毒耗伤正气，加之化疗损伤，致使正气更虚。中医导引术能疏通经络，行气化瘀，调和营卫，并能培补元气，扶正固本，对防治肿瘤具有重要的临床意义。近年来，研究表明中医导引术对肿瘤化疗患者具有减轻症状，以及提高免疫力的作用。

中医导引术是一种康复保健养生功法，结合了经过特别设计的肢体运动和呼吸控制，将自我机体融合于周边一切事物，抽象性地创造了众多套保健养生术，体现了中医基础理论中"天人合一"的重要思想。常见的如八段锦、二十四节气养生法、六字诀、五禽戏等，以阴阳、气血、脏腑、经络，以及筋骨为机体基础，顺应天时地利，结合精神意识，引动内外之气，使机体内气血调和，达得"阴平阳秘，精神乃治"。

参考文献

[1] ZHANG L, LI W, LYU X, et al. Adjuvant chemotherapy with paclitaxel and cisplatin in lymph node-positive thoracic esophageal squamous cell carcinoma[J]. Chinese J Cancer Res，2017，29（2）：149.

[2] KELLY R J, AJANI J A, KUZDZAL J, et al. adjuvant nivolumab in resected esophageal or gastroesophageal junction cancer[J]. New Engl J Med/NEJM，2021，384（13）：1191-1203.

[3] YANG H, LIU H, CHEN Y, et al. neoadjuvant chemoradiotherapy followed by surgery versus surgery alone for locally advanced squamous cell carcinoma of the esophagus （NEOCRTEC5010）: a phase Ⅲ multicenter, randomized, open-label clinical trial[J]. J Clin Oncol，2018，36（27）：2796-2803.

[4] SALCEDO J, SUEN S, BIAN S X. cost - effectiveness of chemoradiation followed by esophagectomy versus chemoradiation alone in squamous cell carcinoma of the esophagus[J]. Cancer Medicine，2020，9（2）：440-446.

[5] ZHAO X, REN Y, HU Y, et al. neoadjuvant chemotherapy versus neoadjuvant chemoradiotherapy for cancer of the esophagus or the gastroesophageal junction: A meta-analysis based on clinical trials[J]. PLoS One, 2018, 13（8）: e0202185.

[6] 倪文婕，于舒飞，杨劲松，等.局部晚期食管癌根治术后放疗同步周方案 化疗的耐受性研究 [J]. 中华肿瘤杂志，2019，41（6）.

[7] 许彦超，刘亚南，吉磊，等.中医外治法治疗食管癌评述 [J]. 中医学报，2020，35（8）: 1681-1684.

[8] FUSE N, BANDO H, CHIN K, et al. adjuvant capecitabine plus oxaliplatin after D2 gastrectomy in Japanese patients with gastric cancer: a phase Ⅱ study[J]. Gastric Cancer, 2017, 20: 332-340.

[9] BANG Y J, VAN CUTSEM E, FEYEREISLOVA A, et al. trastuzumab in combination with chemotherapy versus chemotherapy alone for treatment of HER2-positive advanced gastric or gastro-oesophageal junction cancer （ToGA）: a phase 3, open-label, randomised controlled trial[J]. The Lancet, 2010, 376（9742）: 687-697.

[10] 娄彦妮，田爱平，张侠，等.中医外治化疗性周围神经病变的多中心、随机、双盲、对照临床研究 [J]. 中华中医药杂志，2014，29（8）: 2682-2685.

[11] 肖宏宇，唐海波，卢义.加味黄芪桂枝五物汤治疗紫杉醇化疗后神经毒性反应的疗效观察 [J]. 中国药物经济学，2014（12）: 40-41.

[12] 魏晓晨，王慧，朱立勤，等.补阳还五汤预防奥沙利铂所致周围神经毒性疗效及安全性的系统评价 [J]. 中国实验方剂学杂志，2016，22（22）: 186-190.

[13] YU R, WU X, JIA L, et al. effect of chinese herbal compound LC09 on patients with capecitabine-associated hand-foot syndrome: a randomized, double-blind, and parallel-controlled trial[J]. Integrative Cancer Therapies, 2020, 19: 1534735420928466.

[14] 山广志，刘文奇.当归四逆汤加味治疗卡培他滨导致手足综合征 [J]. 浙江中医药大学学报，2010，34（5）: 687-688.

[15] KUMMAR S, COPUR M S, ROSE M, et al. a phase i study of the chinese herbal medicine PHY906 as a modulator of irinotecan-based chemotherapy

in patients with advanced colorectal cancer[J]. Clin Colorectal Cancer, 2011, 10（2）: 85-96.

[16] DENG B, JIA L, TAN H, et al. effects of shengjiangxiexin decoction on irinotecan-induced toxicity in patients with UGT1A1*28 and UGT1A1*6 polymorphisms[J]. Journal of Traditional Chinese Medicine, 2017, 37（1）: 35-42.

[17] 田艳萍, 王旗春. 中西医结合治疗肿瘤化疗相关性腹泻 21 例临床观察 [J]. 江苏中医药, 2009, 41（11）: 30-31.

[18] 王晓露, 潘宇, 田永立, 等. 四神丸加味对伊立替康所致的迟发性腹泻的临床疗效观察 [J]. 浙江临床医学, 2014（12）: 1972-1973.

[19] 沈礼平, 张卉, 沈金根, 等. 丁香柿蒂汤加味防治化疗致延迟性呕吐 51 例临床观察 [J]. 中国中医药科技, 2014, 21（2）: 198-199.

[20] RITHIRANGSRIROJ K, MANCHANA T, AKKAYAGORN L. Efficacy of acupuncture in prevention of delayed chemotherapy induced nausea and vomiting in gynecologic cancer patients[J]. Gynecologic Oncology, 2015, 136（1）: 82-86.

[21] SOYEON C, ZHANG X, IN-SEON L, et al. pharmacopuncture for cancer care: a systematic review[J]. Evidence-Based Complementray and Alternative Medicine, 2014, 2014: 804746.

[22] 李守山. 健脾丸加味治疗化疗患者食欲不振疗效观察 [J]. 中国当代医药 2011, 18（35）: 100-101.

[23] 蒋立峰, 刘怀民. 当归补血汤防治肿瘤化疗后骨髓抑制临床观察 [J]. 中医学报, 2013（4）: 475-477.

[24] 杨思源, 郭丽敏, 贾媛, 等. 中药穴位敷贴结合穴位按摩对肿瘤患者化疗后消化道反应的 Meta 分析 [J]. 临床与病理杂志, 2019, 39（8）: 1773-1782.

[25] 李佩文. 放化疗调养与护理 [M]. 北京: 中国中医药出版社, 2004: 1-286.

[26] 温明华, 陈小凤, 肖静. 中医五音疗法对妇科恶性肿瘤患者化疗期生存质量的影响 [J]. 新中医, 2016, 48（1）: 2.

[27] 江锦芳, 陈丽君, 劳永聪, 等. 化疗意象放松疗法对减轻化疗恶心呕吐的效果观察 [J]. 广西医科大学学报, 2008, 25（6）: 2.

[28] 陈浩然，刘浩.中医导引术预防和辅助治疗肿瘤的相关研究进展[J].中医药学报，2021，49（3）：4.

[29] LU Z，FANG Y，LIU C，et al. early interdisciplinary supportive care in patients with previously untreated metastatic esophagogastric cancer：a phase Ⅲ randomized controlled trial[J]. Journal of Clinical Oncology，2021，39（7）：748-756.

第五章　食管癌放疗结合中医药治疗

第一节　食管癌放疗适应证

我国食管癌病理 95% 以上均为鳞癌，食管鳞癌主要位于食管中上段，对放射线相对敏感，而食管腺癌主要位于食管下段至食管 – 胃交界处，生物学行为类似胃癌。因此，术前放疗联合手术或根治性放化疗的综合治疗模式能改善局部晚期食管癌患者生存。可手术的食管癌患者，经术前放疗后，5 年生存率可由 33% 提高至 47%。不可手术的食管癌患者，在调强放疗技术和同步放化疗后，5 年生存率从单纯放疗时代的 5% 提高到现在的 15% ～ 20%。因此，目前对于中晚期的可手术、不可手术或拒绝手术的食管癌，术前同步放化疗联合手术或根治性同步放化疗是重要的治疗原则。

一、新辅助放化疗

食管癌新辅助放化疗相关研究包括主要针对欧美患者人群开展的 CROSS研究及针对中国患者开展的 NEOCRTEC 5010 研究，均获得良好结果，因此新辅助放化疗是局部晚期食管癌术前的标准治疗方案。NCCN 指南及 CSCO指南也给予新辅助放化疗 I 级专家推荐（证据等级 1A 类）。

CROSS 研究是迄今为止食管癌 / 食管 – 胃交界处癌领域唯一随访超过 10年的 RCT 研究，也是食管癌新辅助放化疗大宗研究随访时间最长的研究。在经历长达 10 年的随访后，证实了新辅助放化疗相对于单纯手术的生存优势（图 5-1，图 5-2）：新辅助放化疗减少了 40% 的死亡风险，10 年生存的绝对获益仍保持在 13%。同时病理类型分层分析仍提示鳞癌新辅助放化疗获益优于腺癌，鳞癌 10 年生存率仍高达 46%，其 10 年绝对生存获益为 23%，远高于腺癌的 10%，术前接受新辅助同步放化疗对局部进展可切除食管癌或食管 – 胃交界处癌患者的总体生存效益持续至少 10 年。但是，在实际临床中，这种治疗模式存在一定争议，因为进行了新辅助放化疗后，患者术后出现食管瘘、出血等并发症的风险较高，且给手术增加了难度。

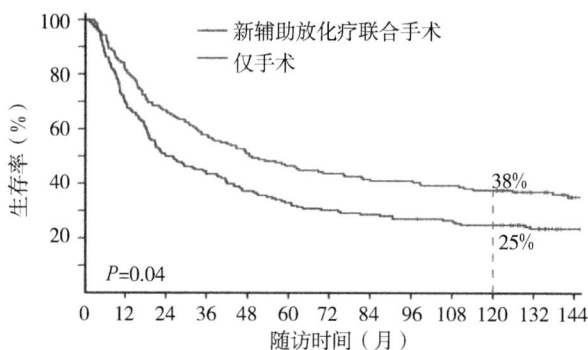

图 5-1　OS 率 Kaplan–Meier 估计值

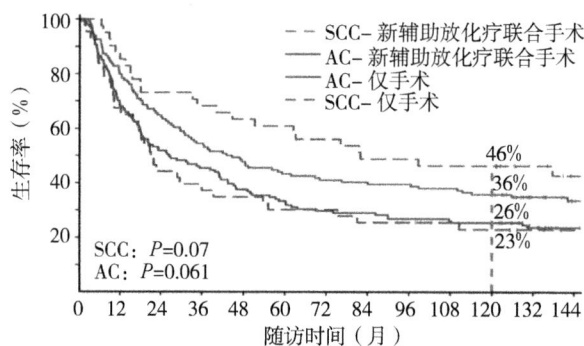

AC：腺癌；SCC：鳞状细胞癌。

图 5-2　按肿瘤组织学分层的 OS 率 Kaplan–Meier 估计值

　　一直以来，关于何为食管癌最佳新辅助治疗模式的争议，甚嚣尘上，未来食管癌新辅助治疗领域仍存在变数。目前多个Ⅲ期 RCT 研究正在如火如荼地开展，头对头地比较不同的新辅助模式，有望解决该领域的相关争议之声，举例来说，ESOPEC 为前瞻性、多中心Ⅲ期 RCT 研究，在食管腺癌患者中，比较 CROSS 新辅助放化疗方案和围手术期 FLOT 化疗方案的疗效；Neo-AEGIS 为开放标签、多中心Ⅲ期 RCT 研究，在食管腺癌 / 食管 - 胃交界处癌患者中比较 CROSS 新辅助放化疗方案和围手术期 mMAGIC 化疗方案的疗效；JCOG1109 为三臂设计的Ⅲ期 RCT 研究，在局部晚期食管癌患者中对比了顺铂 +5-FU（CF）或多西他赛 +CF（DCF）新辅助化疗和新辅助放疗同步 CF

化疗的疗效；复旦大学附属中山医院针对局部晚期食管鳞癌发起的前瞻性、开放标签、多中心 RCT 研究，头对头比较新辅助放化疗（紫杉醇 + 顺铂一周方案）和新辅助化疗（紫杉醇 + 顺铂三周方案）等。

由中山大学傅剑华教授领衔的 NEOCRTEC5010 研究进一步奠定了新辅助放化疗在局部进展期食管癌治疗中的地位，2020 年该团队报道了研究中患者术后的复发模式，经过平均 51.9 个月的随访，新辅助放化疗组共 62 例（33.7%）患者肿瘤复发，而单纯手术组则有 104 例（45.8%）患者复发。所有复发患者中，术后 2 年内新辅助放化疗组患者的复发比例低于单纯手术组（71.0% ∶ 83.7%，P=0.053），而 3 年后新辅助放化疗组患者的复发比例高于单纯手术组（16.1% ∶ 5.8%，P=0.029）。另外，该研究发现食管癌术后主要以局部淋巴结转移和远处转移为主，其中肺是远处转移最常见的器官。单纯手术组与新辅助放化疗组相比，有着更高的吻合口复发率（6.2% ∶ 2.2%）、局部淋巴结复发率（20.3% ∶ 12%）和远处转移率（21.1% ∶ 14.7%）。这项研究对于监测和治疗食管癌术后复发转移等有重要的指导意义。

放化疗组（CRT 组）中位随访时间为 41.0 个月（四分位间距 20.1 ～ 59.3 个月），手术组（S 组）中位随访时间为 34.6 个月（四分位间距 17.7 ～ 54.2 个月）。CRT 组的中位 OS 为 100.1 个月（95% CI，74.6 ～ 125.6 个月），而 S 组的中位 OS 为 66.5 个月（95% CI，39.7 ～ 93.3 个月）（HR 0.71；95% CI，0.53 ～ 0.96；P = 0 .025）。CRT 组和 S 组 1 年 OS 率分别为 90.0%（95% CI，85.2% ～ 93.3%）和 86.2%（95% CI，80.9% ～ 90.1%）；2 年 OS 率分别为 75.1%（95% CI，68.8% ～ 80.4%）和 72.5%（95% CI，66.1% ～ 77.9%）；3 年 OS 率分别为 69.1%（95% CI，62.4% ～ 74.8%）和 58.9%（95% CI，52.0% ～ 65.3%）。389 例接受 R0 切除术的患者中位 DFS 在 CRT 组为 100.1 个月（95% CI，49.7 ～ 150.6 个月），而在 S 组为 41.7 个月（95% CI，19.0 ～ 64.4 个月）（HR 0.58；95% CI，0.43 ～ 0.78）。基于意向性治疗原则（intention to treat，ITT）的多变量分析显示，新辅助放化疗 + 手术和更低的 T 期独立预测更好的生存（图 5-3，图 5-4）。

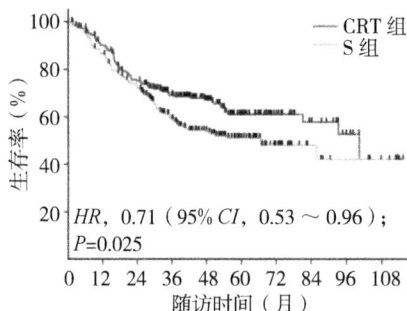

图 5-3　OS 与随访时间

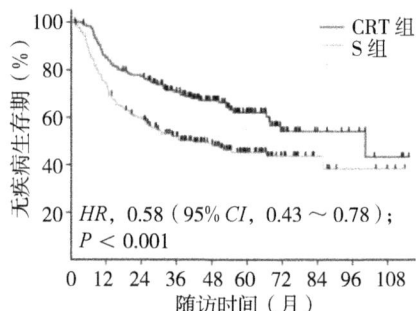

图 5-4　DFS 与随访时间

1. 非颈段食管鳞癌新辅助放化疗适应证（NCCN 2021 年第 4 版指南 2B 级推荐）

①分期为 cT2N0M0 但有高危因素（淋巴血管浸润，肿瘤最长径 ≥ 3 cm，病理分化差）。

②分期为 cT1b ～ cT2，N+，M0。

③分期为 cT3 ～ cT4a，无论有无淋巴结转移，M0。

2. 食管腺癌新辅助放化疗适应证（NCCN 2021 年第 4 版指南 1 级推荐）

①分期为 cT2N0M0 但有高危因素（淋巴血管浸润，肿瘤最长径 ≥ 3 cm，病理分化差）。

②分期为 cT1b ～ cT2，N+，M0。

③分期为 cT3 ～ cT4a，无论有无淋巴结转移，M0。

备注：以上分期食管癌患者，腺癌可以选择围手术期或术前单纯化疗，而鳞癌则目前只推荐术前新辅助放化疗。

新辅助放化疗疗效预测：中国医学科学院肿瘤医院赫捷院士团队在 *SIGNAL TRANSDUCT TAR* 发表了一项研究成果，旨在构建个体化免疫特征以预测接受新辅助放化疗的食管鳞癌患者的 pCR 率。研究发现，四基因免疫特征（*SERPINE1*、*MMP12*、*PLAUR* 和 *EPS8*）系统可用于预测食管鳞癌患者新辅助放化疗的疗效和预后（图 5-5）。

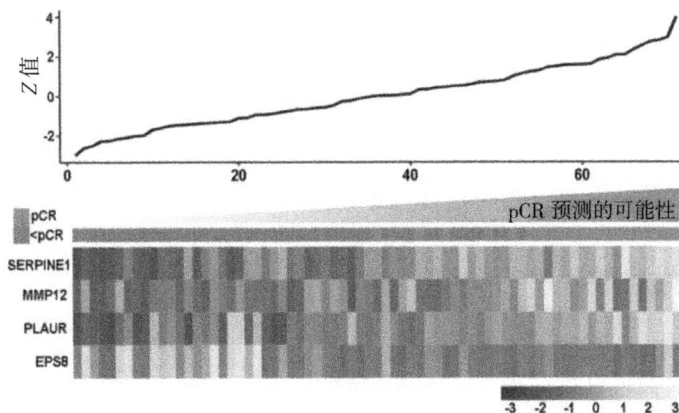

图 5-5　食管癌新辅助免疫治疗 PCR 率预测

（资料来源：HONG YANG，AME THORACIC SURGERY COLLABORATIVE GROUP.Neoadjuvant chemoradiotherapy followed by Surgery versus surgery alone for locally advanced squamous cell carcinoma of the esophagus (NEOCRTEC5010): A Phase III Multicenter，Randomized，Open-Label Clinical Trial[D].J Clin Oncol. 2018.）

二、根治性放化疗

1. 食管鳞癌根治性放化疗适应证

①分期为 cT1b ～ T4a，N0-N+，M0 的颈段食管鳞癌，或非颈段食管鳞癌但存在手术禁忌证或拒绝手术治疗的患者。

②分期为 cT4b，除外肿瘤浸润大气管、大血管、椎体或心脏。

2. 食管腺癌根治性放化疗适应证

①分期为 cT1b ～ T4a，N0-N+，M0 的食管腺癌，且拒绝手术治疗或存在手术禁忌证的患者。

②分期为 cT4b，除外肿瘤浸润大气管、大血管、椎体或心脏。

备注：对于不可手术食管癌术前放疗后如转化为可手术，建议手术切除。如仍不可手术，则继续行根治性放疗。

三、术后辅助放化疗

1. 食管鳞癌术后辅助放化疗适应证

术前未接受过新辅助放化疗的 R1、R2 切除的食管癌。

2. 食管腺癌术后辅助放化疗适应证

①术前未接受过新辅助放化疗的 R1、R2 切除的食管癌，或 R0 切除但

分期为 T2 ～ T4a，N0-N+。

②术前接受过单纯新辅助化疗的 R1、R2 切除的食管癌。

备注：目前并无循证医学证据证明确术后放化疗的治疗顺序。一般建议 R1 切除或 R2 切除后，先进行术后放疗或同步放化疗，再进行化疗。R0 切除术后，对于腺癌建议先化疗再进行放疗或同步放化疗。

四、姑息放疗

食管鳞 / 腺癌姑息放疗适应证：

①术后局部区域复发（术前未行放疗）。

②较为广泛的多站淋巴结转移。

③骨转移、脑转移等远地转移病变，缓解临床症状。

④晚期病变化疗后转移灶缩小或稳定，可考虑原发灶放疗。

⑤晚期病变解决食管梗阻，改善营养状况。

⑥缓解转移淋巴结压迫造成的临床症状。

⑦分期为 cT4b 局部晚期，无手术指征，且不能耐受根治性放化疗。

五、食管癌合并寡转移或局部复发根治性放疗探索

寡转移是在发生全身多处转移之前存在的一种相对惰性的中间状态，最初是指单个器官的孤立转移病灶，随后延伸为少数几个器官出现的 3 ～ 5 个转移病灶，同时还要求转移肿瘤的负荷比较小，且长时间不出现其他新发病灶（6 ～ 12 个月）。食管癌寡转移具体的临床指标：淋巴结转移为主，孤立的淋巴结转移，不超过 2 个转移部位，病灶不超过 3 个，无肝脏、肺脏、脑和骨转移，复发转移距手术间隔＞ 12 个月。对此类患者，应化疗后达到部分缓解（无进展生存期时间长），并同时进行积极的局部治疗，可以使 5% ～ 10% 的患者达到"治愈"。针对寡转移病例的治疗，尽管在食管癌中并没有关于免疫治疗联合寡转移灶放疗的相关研究结论发表，但关于寡转移灶立体定向放疗治疗晚期食管癌，中国已经发表了研究报告。该研究显示局部控制率非常高，甚至在第 4 年、第 5 年，都保持水平线，体现了长期的局部控制率。对于晚期食管癌患者，1 年 OS 率达 76%，2 年 OS 率为 58%。同时在立体定向放疗期间，≥ 3 级毒性的发生率只有 3%。目前在我国注册的免疫联合放疗治疗寡转移食管癌临床试验，放疗联合帕博利珠单抗治疗食管癌后寡转移患者

的前瞻性、开放性、单臂Ⅱ期临床研究，注册号为 ChiCTR2100045015，关注结果，可期盼食管癌寡转移治疗新进展。

第二节　放疗联合中医药治疗

放疗在食管癌治疗中占有重要地位，但是在放疗的同时，由于电离辐射对正常细胞的影响，食管癌放疗过程中不可避免会出现疲乏、食欲下降、恶心、呕吐等全身不良反应和放射性食管炎、口腔炎、皮炎等局部不良反应，给患者带来巨大痛苦。中医药作为治疗食管癌的常用方法之一，将其配合放疗，不仅可以减轻机体的不良反应，还可以增强放疗的疗效，提高患者的耐受力和生活质量，从而增强患者的免疫功能，减少肿瘤复发和转移的机会，进而延长患者的生存时间。

一、中医药配合放疗的作用

1. 中医药防治放疗不良反应

放疗是一种局部治疗手段，放疗产生的不良反应主要集中在放疗靶区的局部，但是也会出现全身反应。全身反应主要表现为头晕乏力、食欲下降、恶心呕吐、骨髓抑制、发热等。在放疗的同时联合中医治疗，可以有效减轻患者的全身及局部不良反应。中医认为，放射线作为一种热毒之邪，易耗气伤阴、灼伤津液，中医主要治则为清热解毒、凉补气血、生津润燥、健脾和胃。

经验方：生黄芪 30 g，生地黄 30 g，山豆根 15 g，连翘 15 g，射干 9 g，板蓝根 30 g，玄参 9 g，陈皮 9 g，清半夏 9 g，焦白术 9 g，焦神曲 15 g，全瓜蒌 15 g。水煎服，每日 1 剂。

2. 中药的放疗增敏作用

中药配合放疗，具有一定协同增效作用。罗利琼等将 63 例中晚期食管癌患者随机分为三组各 21 例，均采用三维适形放射治疗，放疗对照组（A 组）口服配制液，参麦注射液组（B 组）予参麦注射液静脉滴注，联合放疗组（C 组）同时口服加味参麦汤 [方药组成：红参 14 g，麦冬 14 g，五味子 9 g，玄参 14 g，桔梗 14 g，生地黄 14 g，石斛 14 g，金银花 10 g，生石膏 9 g，甘草9g；胸痛加延胡索9g，川楝子9g，纳食少、脘腹胀满加陈皮9g，木香6g，砂仁6g，呃逆加代赭石15g（先下），旋覆花9g（包煎），口苦口干加黄芩6g]至放疗结束。结果显示加味参麦汤组（C组）临床获益率高于放疗对照组（A组）和参麦注射液组（B组）。马纯政等将60例食管癌患者随机分为观察组和对照组各30例，对照组采用单纯放疗，观察组采用放疗联合化痰散瘀中药（方药组成：制半夏9g，桃仁15g，威灵仙30g，制南星9g，黄药子10g，川贝母10g，瓜蒌15g，丹参9g，红花15g，茯苓15g，郁金15g，当归15g）治疗，结果显示，观察组在降低患者症状积分、改善患者生活质量、提高瘤体稳定率、保护骨髓等方面均优于对照组。黄泽桦等将80例食管癌患者随机分为对照组40例接受常规放疗，观察组40例加用四君子汤，结果显示观察组总有效率为62.5%，明显高于对照组的总有效率37.5%。李路路等将64例老年食管癌随机分为试验组34例和对照组30例，试验组采用参一胶囊联合三维适形放射治疗，对照组采用单纯放疗，结果显示试验组与对照组的近期有效率分别为85.2%和53.3%，试验组不良反应发生率明显低于对照组，试验组的1年、2年、3年生存率均高于对照组。此外，动物实验与临床试验证明，从防己中提取的汉防己碱是一种有效的放射增敏剂，其制剂粉防己碱在食管癌放疗过程中应用具有一定的放疗增敏作用。川红注射液（含川芎、红花）及扶正增效方（含黄芪、枸杞子、女贞子、太子参、红花、苏木等）通过改善癌细胞的乏氧状态而起增敏作用。

3. 放疗后中药巩固疗效

放疗属局部性治疗，难免有残留的癌细胞。中药是放疗后一种较佳的接力性治疗，坚持长期服用扶正祛邪中药是提高远期疗效、减少肿瘤复发的关键。放疗后多以益气养阴扶正为主，辅以清热解毒、消肿散结等祛邪治疗，可提高治疗效果。

4. 中成药作用

安多霖胶囊：减轻修复放疗损伤，兼具抗癌作用。规格：0.32g/粒；用法：4粒/次，3次/日。

贞芪扶正颗粒：益气养阴扶正；可促进人体免疫功能恢复。规格：5g/袋；用法：1袋/次，2次/日。

健脾益肾颗粒：补肾健脾；用于手术、放射线、化学治疗后促进正常功能的恢复。规格：10g/袋；用法：1袋/次，2次/日。

二、中西医结合治疗放疗并发症

1. 放射性食管炎

（1）概述

放射性食管炎是胸部及头颈部恶性肿瘤患者接受放疗时出现的剂量限制性反应，是以照射野内正常食管黏膜发生充血、水肿、糜烂或炎性渗出性改变甚至溃疡为表现，在其基础上可合并感染为特征的一种疾病，是较为常见的一种并发症，食管癌放疗患者放射性食管炎的发生率为 54.5% ～ 100%。其临床主要表现为吞咽疼痛，严重者甚至可出现消化道出血、食管穿孔、食管气管瘘等急危重症，不仅给患者带来极大痛苦，甚至因此中断治疗进程，限制放疗疗效。因此，早期预防放射性食管炎的发生和发展对减轻患者痛苦、改善生活质量、保证放疗计划顺利完成，甚至是保证放化疗同时进行以更好地控制肿瘤、提高患者的生存率均具有重要现实意义。

放射性食管炎属于中医古籍中"噎膈"等疾病范畴。中医学认为，放射线作为抗肿瘤手段，是一种具有"火热"特点的物质。机体被辐射之热灼伤，造成体内热毒过盛，伤阴耗气，损伤机体津液，可造成机体微循环障碍，血液浓缩，黏滞性增加，血流缓慢，类似血瘀征象。另外，癌症患者多正气不足、瘀血内结而致病。依病因病机分为热毒内盛、热毒伤阴、气阴两虚、血热瘀滞等证型，治以清热解毒、生津润燥、益气养阴、活血化瘀，该病又以热毒伤阴型最多见。清热解毒、活血化瘀、养阴生津法可以起到保护黏膜、抗溃疡、抗辐射、抗炎、镇痛、解除平滑肌痉挛、调节免疫力等作用，能降低毛细血管通透性，减少炎症渗出量和炎性细胞浸润。

（2）分级

目前多采用 NCI 与美国肿瘤放射治疗协作组（RTOG）共同修订的放射性食管炎的评价标准进行分级：0 级，无变化；Ⅰ级，轻度吞咽困难或吞咽疼痛需用表面麻醉药、非麻醉药镇痛或进半流饮食；Ⅱ级，中度吞咽困难或吞咽疼痛需麻醉药镇痛或进流质饮食；Ⅲ级，重度吞咽困难或吞咽疼痛伴脱水或体重下降＞ 15%，需鼻饲或静脉补充营养；Ⅳ级，完全阻塞、溃疡、穿孔或瘘管形成。

（3）处理方法

①护理：放疗前向患者行健康教育，介绍可能出现放射性食管炎的症状、放疗注意事项，指导患者进食高蛋白、高热量、低脂肪、低渣的流食或

半流食，温度控制在 40 ℃左右，忌酒、粗糙干硬及油炸食物。进食时细嚼慢咽，口服药研碎冲服，不宜进餐后平卧，进餐后饮少量温开水，防止食物残渣对食管黏膜的刺激，防止发生感染。

②黏膜保护：半卧位或平卧位口服维生素 B_{12} 口服溶液、硫糖铝口服混悬液保护食管黏膜，若合并胃灼热样疼痛，可以混合利多卡因凝胶口服，建议使用后至少 1 小时内不要进食和饮水。

③ 抗感染治疗：轻症食管炎嘱其口服庆大霉素（8 U/ 次，3 次 / 日），重症食管炎患者可以考虑静脉滴注抗生素治疗。

④ 中医药治疗

治则治法：中医学认为，放射线乃火热毒邪，侵袭机体，最易伤阴耗气，致毒热炽盛、气阴两伤，继而侵犯脏腑血脉，致血脉壅滞、瘀血内阻，亦可使脾胃运化功能减弱，致水谷不化、胃失和降而生痰湿之邪。潘敏求国医大师认为放射性食管炎病因病机主要责之于津亏热结、气阴两虚、痰瘀互结，其中"火毒"之邪贯穿疾病始终，该病既有其邪实的一面，多见于早期，又有其本虚的一面，多见于后期。李晓东等通过对放射性食管炎辨证分型数据统计分析发现，目前大部分中医学者认为放射性食管炎的基本病机是热毒炽盛、耗伤阴津，且在此病机基础上可同时出现血瘀、血热之证。放射性食管炎的病位虽在食管，但其发生发展与全身津液耗损、正气亏虚、脾胃肾功能失调密切相关。多数医家均认为放射性食管炎的病理性质为本虚标实，以气阴亏虚为本，热毒、瘀血、痰湿为标。病之初期，多表现为实证，以热毒内盛为主；后期多表现为虚实夹杂，以虚、瘀为主。近年来，中医药防治本病已取得很大进展，且不良反应小，具有明显优势。

针对放射性食管炎本虚标实的病机特点，现代医家治疗放射性食管炎不外乎治本与治标两种，临证时应当权衡标本虚实、主次兼顾，初期以标实为主，重在治标，宜清热解毒、活血化瘀、理气化痰；后期以正虚为主，重在治本，宜滋阴润燥、补气生津。然放射性食管炎病机复杂，多表现为虚实夹杂，则当标本同治。潘敏求指出，放射性食管炎乃虚实夹杂、标本同病，主张以补气生津、清热解毒、祛瘀化痰之法治疗。李杰等强调放射性食管炎的治疗应"因时制宜"，即针对不同阶段的证候，有侧重地辨证分析。放疗前以补中益气汤加减益气扶正为主；放射性食管炎病证初起的急性期，应"急则治其标"，以血府逐瘀汤加减解毒活血；放射性食管炎慢性期的主要证型为燥热伤阴、瘀血内阻，此时应"治病求本"，以芪术郁灵汤凉补气血、开郁散结。杜佳等认为放射性食管炎的治疗应以清热解毒、养阴生津为主，同时兼顾活血化瘀、补中益气。

古方化裁：国内学者对许多经典古方对放射性食管炎的防治作用做了大量临床研究，发现其能显著降低放射性食管炎的发生率及严重程度，推延放射性食管炎的发生时间，缩短放射性食管炎症状持续时间，有助于放疗计划的顺利进行，提高放疗效果。路军章等将120例行纵隔放疗的肿瘤患者随机分为两组，治疗组口服加味竹叶石膏汤（竹叶、生石膏、麦冬、清半夏、人参、白及、炙甘草等），对照组口服蒙脱石散。研究结果显示，加味竹叶石膏汤对放射性食管炎具有显著疗效，不仅能减少放射性食管炎的发生，亦能降低放射性食管炎的严重程度。其后该团队对竹叶石膏汤开展进一步研究，在原方基础上另加白花蛇舌草、半枝莲等五味中药，并采用先进工艺将其制成复方竹叶石膏颗粒，以达清热解毒、益气养阴、燥湿和胃之效。研究结果表明复方竹叶石膏颗粒能有效降低中重度放射性食管炎的发生，推延放射性食管炎发生时间，缩短症状持续时间，并有效缓解口干咽燥、吞咽困难等症状。刘俊德等研究表明沙参麦冬汤加减（玉竹、麦冬、沙参、生地黄、扁豆、牡蛎、白花蛇舌草、炙甘草等）治疗急性放射性食管损伤的总有效率明显高于西医对照组。刘俊波等研究显示血府逐瘀汤（柴胡、枳壳、生地黄、当归尾、红花、桃仁、甘草等）在减少放疗期间2级及以上放射性食管炎的发生率，缩短放射性食管炎症状持续时间，改善患者生活质量及Karnofsky功能状态评分（KPS评分）方面均优于西药对照组。周映伽等以放疗联合口服加味桔梗汤（桔梗、甘草、天花粉、金银花、麦冬、黄芪等）为治疗组，放疗联合口服蒙脱石散为对照组，结果发现加味桔梗汤能明显降低放射性食管炎的发生率，提高治疗有效率，并且治疗组KPS评分增加、疼痛改善及食欲增加情况均明显优于西药对照组。杨春生等研究表明增液汤加减（生地黄、玄参、麦冬、牛蒡子、牡丹皮、连翘、白及、甘草等）能降低同步放化疗患者放射性食管炎的发病率并减轻炎症反应，延迟放射性食管炎的发生时间，促进机体免疫力恢复。

综上研究表明，放疗同时灵活运用经典古方加减化裁对放射性食管炎的防治具有明显优势，能改善患者临床症状，提高生活质量，甚至可以保证放化疗同时进行以更好地控制肿瘤，进而提高患者的生存率。

自拟验方：自拟方是医者根据临床实践经验，结合先贤医家、现代药理学研究结果等方面的认识所创制的新方，是中医药观点、理论创新的具体体现，有助于扩大药物的使用范围，促进中医药理论的创新。李要轩等以自拟清膈养阴汤（生黄芪、麦冬、沙参、金银花、牡丹皮、甘草等）作为治疗组用药，对照组单纯行放疗。结果显示治疗组放射性食管炎发生率及病变级别明显低于对照组，放射性食管炎发生时间亦显著推迟；并且在缓解进食疼痛、改善食欲及 KPS 评分方面均优于对照组。崔珍等将中晚期食管癌患者随机分为两组，治疗组在进行放化疗的同时口服中药解毒生肌方（黄芪、枳壳、白芍、生地黄、赤芍、丹参、浙贝母、牡丹皮、玄参、白花蛇舌草、甘草等），对照组放化疗同时口服常规西药复方制剂。结果显示，中药解毒生肌方较西药复方制剂能降低中重度放射性食管炎的发生率，推延放射性食管炎的发生时间，缩短症状持续时间，改善 KPS 评分，且安全性好，不良反应发生率低于对照组。崔艳东研究结果表明益气滋阴解毒方（黄芪、白术、茯苓、太子参、沙参、白花蛇舌草、八月札等）能显著降低中重度放射性食管炎的发生率，临床疗效亦显著优于西药常规治疗。此外，养阴清热汤、玄参甘桔汤及清热养阴利咽方协同放疗均可明显降低放疗不良反应，对放射性食管炎具有一定防治作用。

贾立群等将 64 例行纵隔放疗的肿瘤患者随机分为两组，治疗组口服中药溃疡油（中日友好医院院内制剂），对照组口服康复新液。通过比较两组患者治疗前后急性放射性食管炎分级变化、吞咽疼痛评分变化、体重变化、KPS 评分变化、治疗药物起效时间、观察期间镇痛药物使用情况，综合评价中药溃疡油对急性放射性食管炎的临床疗效。通过比较两组患者治疗前后血常规、肝肾功能变化及不良反应发生情况，评价溃疡油的用药安全性。治疗后治疗组急性放射性食管炎分级分布在 0 ～ 1 级者占 83.3%（25/30），2 ～ 3 级者占 16.7%（5/30），对照组 0 ～ 1 级者占 59.4%（19/32），2 ～ 3 级者占 40.6%（13/32），两组比较差异有统计学意义（$P < 0.05$）；治疗组总有效率为 86.7%，高于对照组的 78.1%，且治疗组显效率为 53.4%，亦高于对照组的 25.0%，差异均有统计学意义；治疗组治疗后吞咽疼痛评分 [（1.70 ± 1.51）分] 较治疗前 [（6.07 ± 1.28）分] 明显降低，对照组治疗后疼痛评分 [（3.16 ± 1.80）分] 较治疗前 [（6.13 ± 1.24）分] 亦明显降低（$P < 0.01$），治疗组治疗后疼痛评分 [（1.70 ± 1.51）分] 较对照组 [（3.16 ± 1.80）分] 低（$P < 0.01$）；治疗组治疗后体重 [（63.08 ± 10.76）kg] 较治疗前 [（62.10 ± 10.26）kg] 增加，对照组治疗后体重 [（63.37 ± 9.91）kg] 较治疗前 [（62.74 ± 10.16）kg] 亦增加，差异均有统计学意义（$P < 0.01$）；治疗组治疗后 KPS 评分提高率为 80.0%，

高于对照组的 68.8%，但差异比较无统计学意义（$P > 0.05$）；治疗组药物起效时间 [（6.19 ± 1.06）天] 较对照组 [（7.32 ± 1.18）天] 快（$P < 0.01$）。两组患者治疗前后血常规、肝肾功能指标无明显变化，观察期间均未出现严重不良反应。中药溃疡油能显著降低急性放射性食管炎的分级，缓解患者吞咽疼痛、吞咽困难等临床症状，疗效优于康复新液，且较康复新液起效快，也能改善患者体重及 KPS 评分，安全性好，值得临床推广应用。

　　研究表明，放射性食管炎损伤主要分为急性炎症损伤与纤维化修复两部分，NF-κB 通路介导的炎症因子转录是炎症损伤期的核心病理机制，TGF-β1/Smad4/FN 通路介导的纤维化及黏膜修复是纤维化修复期的主要病理改变。基于中医外治理论制备的中药溃疡油主要通过皮肤及黏膜吸收起效，治疗放射性损伤有显著临床疗效，但治疗放射性食管炎疗效仍有待提升，机制仍有待探索。中日友好医院贾立群教授课题组通过动物体内实验为探究纳米化溃疡油能否带来疗效提升，验证纳米溃疡油是否通过 NF-κB 通路和 TGF-β1/Smad4/FN 通路提高疗效，探讨纳米溃疡油对疼痛相关因子的影响，探究纳米化后溃疡油中有效成分黏附性和吸收率对比单纯溃疡油是否得到提高。通过进行纳米溃疡油干预放射性食管炎大鼠的药效学评价，以及纳米溃疡油干预放射性食管炎大鼠的机制研究，发现溃疡油可有效改善临床患者的放射性食管炎症状，降低放射性食管炎分级，减轻疼痛，改善患者营养状态。纳米改良后的纳米溃疡油可以有效减轻放射性食管炎大鼠的食管病变程度，促进大鼠进食量恢复。在分子生物学机制方面，纳米溃疡油抑制炎症，可能与抑制 NF-κB 炎症因子介导的炎症反应，抑制 IL-6、TNF-α 等多种促炎因子的升高有关。造模后 7 天时，纳米溃疡油未能通过激活 TGF-β1/p38MAPK/FN 通路促进纤维蛋白 FN 表达。纳米溃疡油镇痛效果可能与抑制 PGE_2、SP、CGRP 等疼痛相关因子水平相关。在黏附性和吸收率提高方面，纳米溃疡油中大黄酚、大黄素甲醚、左旋紫草素黏附性高于中药溃疡液，纳米溃疡油黏附性得到提升，纳米水滑石基质延长溃疡液作用于食管黏膜表面的时间；纳米水滑石结合后溃疡油中大黄酚、大黄素甲醚、大黄素、欧前胡素四种成分吸收率提高，纳米溃疡油的有效成分组织吸收率得到提高。

　　综上研究显示，自拟方药防治放射性食管炎疗效确切，能显著降低放射性食管炎的发生率及疾病严重程度，对患者生活质量的改善及远期疗效亦具有明显优势。自拟验方如下。

a. 清热解毒滋阴方

药物组成：生地黄 30 g，玄参 15 g，麦冬 10 ~ 15 g，天花粉 20 g，石斛 20 ~ 30 g，金银花 15 g，野菊花 10 g。

使用方法：水煎服，每天 1 剂，小口频服，慢慢含咽，每日数次。

b. 代茶饮

决明子 30 g，生甘草 10 g，热开水冲泡，代茶饮，宜少量频服。

杭白菊 5 g，麦冬 5 g，金银花 5 g，胖大海 1 ~ 2 个，生甘草 5 g，热开水冲泡，代茶饮，宜少量频服。具有清热解毒、养阴止痛之效。

c. 复方白及凝胶剂

药物组成：白及 50 g，地榆 20 g，玄参 20 g，生地黄 20 g，知母 20 g，大黄 10 g（中日友好医院验方）。

使用方法：浓煎后，加入赋形基质，制成凝胶，取少量口服，每日多次，以睡前服用 1 次为佳。

d. 溃疡油

药物组成：紫草 10 g，红花 10 g，黄芪 30 g，当归 20 g，大黄 10 g（中日友好医院验方）。

使用方法：用适量植物油煎制后过滤去药渣，取少量口服，每日多次，以睡前服用 1 次为佳。

中成药：康复新液含服 5 mL 慢咽，服药时间最好持续 5 分钟，服药后半小时内禁止进食饮水。康复新液是美洲大蠊干燥虫体提取物配制而成的溶液，其气微腥臭，味甜，是纯中药制剂，具有益气养阴、解毒生肌、通利血脉、抗炎镇痛、促进创面愈合等作用。康复新液富含黏糖氨酸、肽类和多元醇类成分。康复新液治疗放射性食管炎的临床报道甚多，疗效确切。段春燕等研究证实康复新液能显著降低放射性食管炎的严重程度，推迟放射性食管炎的发生时间。陈丽民等研究表明，康复新液可以有效预防患者在放疗期间发生放射性食管炎，还可明显减轻放射性食管炎的严重程度，缩短放射性食管炎的持续时间，对放射性食管炎具有防治作用。蛋珍油是一种消化道黏膜保护剂，郭金等的研究发现蛋珍油较常规西药复方制剂明显降低放射性食管炎的发生率，提高治疗有效率。战淑珺等研究发现复方苦参注射液能明显减轻食管癌患者的急性放疗反应，降低中重度放射性食管炎的发生率，减少放疗期间镇痛药的使用。张锐等在西药常规复方制剂基础上采用痰热清注射液及康复新液防治放射性食管炎，发现两药联合可显著降低 2 级以上放射性食管炎的发生率，提高患者生活质量。这表明中药制剂治疗放射性食管炎具有较显著的临床疗效，有助于预防放射性食管炎的发生，降低放射性食管炎的病变级别，且用药简便，安全性好，值得临床推广应用。

（4）中医药治疗机制研究

调节机体免疫功能。大量研究表明，中医药可有效降低放射性食管炎的发生，提高患者生活质量，其作用机制可能与增强机体免疫功能有关。刘俊德等观察沙参麦冬汤加减对放射性食管损伤患者免疫相关性指标的影响，发现患者血清中的 CD3、CD8、CD4 免疫相关因子含量均较治疗前有所提高，治疗组在改善免疫功能方面较对照组有显著性差异。宋长亮等使观察组患者在对照组基础上同时口服金银花水煎液，结果发现患者血清中 $CD3^+T$、$CD4^+T$、$CD4^+/CD8^+$ 水平显著升高，淋巴细胞亚群结构比例明显优于对照组，免疫因子 IgG 及补体 C3 水平亦显著升高，表明金银花水煎液可有效抑制放疗引起的免疫功能下降，促进机体免疫功能的恢复，进而降低放射性食管炎的发生率及发病程度。路军章等通过动物实验研究进一步证实放射线会导致放射性食管炎家兔的免疫功能明显下降，较单纯照射相比，复方竹叶石膏颗粒或康复新液协同放疗能显著提高外周血 T 淋巴细胞 $CD4^+$、$CD4^+/CD8^+$，以及免疫因子 IgG、补体 C3 的值，调节放射性食管炎家兔的细胞免疫及体液免疫功能，进而发挥对放射性食管炎的防治作用。

降低炎性细胞因子表达。炎症反应激活是放射性食管炎发生发展过程中重要的病理变化，TNF-α、IL-6、IL-8、IL-10、TGF-β1、IFN-γ 等细胞因子所介导的炎性反应与放射性食管炎的发生密切相关。有研究表明，降低炎性细胞因子表达可能是中医药防治急性放射性食管损伤的作用机制之一。周育夫等研究发现，放疗后患者血清中炎症反应指标（包括 TNF-α、IL-6、TGF-β1、IFN-γ）较放疗前显著升高；研究组患者放疗期间同时口服清热养阴护膜方汤剂（金银花、土茯苓、白及、百合、天冬、北沙参、白花蛇舌草等），放疗后发现患者血清中炎症反应指标的含量显著低于对照组，表明清热养阴护膜方能通过降低炎性细胞因子表达，抑制炎性反应，减轻放射线对正常食管的损伤，进而降低放射性食管炎的发生。刘俊德等研究结果表明，沙参麦冬汤能调控放射性食管损伤患者血清中炎性细胞因子的表达，在降低血清中 TNF-α、IL-6、IL-2、IL-10 等炎性因子方面较西医对照组有显著性差异。宋长亮等研究发现，金银花水煎液可有效降低 TNF-α、TGF-β1、IL-6水平，降低炎症反应，从而保护食管组织。

发挥抗氧化作用。放射线的电离作用会引起食管组织中的水分子大量分解成氧自由基，大量生成的氧自由基能引起食管黏膜发生氧化性损伤。因此，有学者认为中医药能有效减轻食管的放射性损伤，其机制可能与提高机体抗氧化水平，减轻或抑制氧化应激反应有关。周育夫等将患者随机分为两组，对照组单纯行放疗，研究组行放疗同时口服清热养阴护膜方汤剂。结果发现，放疗后两组患者血清中丙二醛、晚期氧化蛋白产物的含量均显著高于放疗前，抗氧化酶超氧化物歧化酶和过氧化氢酶的含量均显著低于放疗前，而研究组患者丙二醛、晚期氧化蛋白产物的升高幅度及抗氧化酶超氧化物歧化酶、过氧化氢酶的降低幅度均显著低于对照组。这表明清热养阴护膜方对放疗过程中的氧化应激反应具有抑制作用。路军章等研究发现，复方竹叶石膏颗粒能够显著降低放射性食管炎家兔食管组织中一氧化氮含量、羟自由基水平，以及谷胱甘肽过氧化物酶、过氧化氢酶活性，进而抵抗放射线对家兔食管组织的氧化性损伤，发挥抗氧化作用，从而起到保护食管组织的作用。

综上，炎症反应和氧化应激反应是放疗射线引起食管黏膜损伤的重要途径。中医药对放疗过程中的放射性损伤具有抑制作用。多数学者认为降低炎性细胞因子表达、抑制炎性反应和氧化应激反应、调节机体免疫功能是其发挥保护食管作用的可能的分子机制。

2. 放射性皮炎

（1）概述

放射性皮炎是由于放射线照射引起的皮肤黏膜炎症性损害，是肿瘤放疗最常见的不良反应之一。文献报道，大约95%的肿瘤放疗患者在病程中会出现不同程度的放射性皮炎，其中，中、重度放射性皮炎的发生率为10%～15%。根据发生时间，放射性皮炎可分为急性放射性皮炎和迟发性放射性皮炎，前者通常发生在治疗开始后的90天内，而后者通常在放疗结束数月至数年后才出现。急性放射性皮炎的皮肤改变包括发红、水肿、色素改变、脱毛和干性或湿性脱皮等。迟发性放射性皮炎表现为真皮纤维化、皮肤异色性改变、萎缩及毛细血管扩张等。严重的放射性皮炎不仅严重影响了患者的生活质量，并且可能引起局部或全身感染，迫使患者提前中止放疗，进而影响肿瘤患者的长期生存。因此，必须采取措施，防止放射性皮炎的恶性发展，以确保患者放疗计划的顺利完成。

放射性皮炎的发病机制复杂，尚未完全阐明。急性放射性皮炎通常在辐射后的数小时至数周后发生，目前认为其原因包括直接结构性组织损伤、短寿命自由基生成、细胞核与线粒体 DNA 不可逆的双链断裂及表皮和真皮炎症反应。反复遭受低剂量电离辐射使得细胞无法及时修复 DNA 或组织损伤。射线诱发的真皮血管、附属器结构及表皮干细胞变化不断累积，导致放射性皮炎逐渐进展，进而引起各种典型表现。此外，生长因子的改变也参与了放射性皮炎的发生、发展。有研究表明，放疗期间合并使用靶向药物及化疗药物等，可使皮肤对射线的敏感性增强，增加放射性皮炎的发生率。

从中医角度讲，放射线属于"火热""邪毒""燥邪"，放射性皮炎属于中医"疮疡"的范畴。《素问玄机原病式》曰："微热则痒，热甚则痛，附近则灼而为疮。"由于接受射线等火热邪毒过甚，热蕴肌腠而致红斑、脱皮、溃疡甚至坏死。初期热毒进入营血，血热互结，经络阻滞；中期局部气血瘀滞加剧，火热邪毒熏蒸于肌肤则热盛肉腐；后期若病情进展，火热之邪由表犯里，火热炽盛，则耗气伤阴。放射性皮炎可根据不同患者的不同临床表现，从多方面进行治疗。中药外治法即现代医学的经皮渗透吸收给药，其理论早在近 2000 年前的中医古籍中就有比较系统的认识，如《金匮要略·脏腑经络先后病脉证》云："腠者，是三焦通会元真之处，为血气所注；理者，是皮肤脏腑之文理也。"外治法在疮疡治疗中应用广泛，历代医家均十分重视中药外治法在疮疡治疗中的应用。《疡科纲要》中记载："疮疡为病，发见于外，外治药物尤为重要。凡轻浅之证，专恃外治，固可以收全功；而危险大疡，尤必赖外治得宜，交互为用。此疡医之学。"中药外治经体表直接给药，经皮肤或黏膜表面吸收后，药力直达病所，作用迅速有效，且可避免口服经消化道吸收所遇到的灭活作用及一些药物内服带来的某些不良反应。尤其是肿瘤患者多数正气已虚，脾胃功能减弱，中药外治更具优势。文献报道，多种外用中药制剂都被证实对放射性皮炎确有疗效。

（2）临床表现

临床表现为皮肤干燥、粗糙、红斑、肿胀、烧灼感、痛痒感、色素沉着、干性脱皮、毛发脱落，甚至水疱、湿性脱皮、皮肤溃破、出血坏死及皮肤萎缩，皮肤坚硬难以捏起折痕，可伴发毛细血管扩张、疼痛与瘙痒。部分患者甚至会发生进展性的纤维化，反复出现皮肤感染，严重影响患者的生存质量。

①急性放射性皮炎

放射性皮炎的严重程度可通过多种分级系统评估，最常用的是 NCI CTCAE 中的损伤、中毒和操作并发症部分，以及 RTOG/EORTC 毒性评分系统。

据 RTOG 毒性评分系统，急性放射性皮炎根据临床表现可以分为 0～4 级：0 级无变化；1 级表现为滤泡样暗红色斑或脱发或干性脱皮或出汗少；2 级表现为触痛性或鲜红色红斑或片状湿性脱皮或中度水肿；3 级表现为皮肤皱褶以外部位的融合的湿性脱皮或凹陷性水肿；4 级为溃疡、出血、坏死。

NCI CTCAE 分级如下。

NCI CTCAE 1 级——轻微红斑伴干性脱皮。轻度皮炎的特征为按压后变白的轻度红斑或干性脱皮。症状通常在治疗开始数日至数周后发生，并可在 1 个月内消退，瘙痒、脱毛及出汗减少是常见的伴发症状。

NCI CTCAE 2 级——中度皮炎的特征是中度至急剧发红，以及斑点状湿性脱皮（大多局限于皮肤皱襞和皱褶处），可能伴有中度水肿。湿性脱皮表现为表皮坏死、纤维蛋白性渗出物，且常有剧烈疼痛。

NCI CTCAE 3 级——存在非皮褶部位的融合性湿性脱皮，发生创伤时可能出血。

NCI CTCAE 4 级——其特征是全层皮肤坏死或真皮全层溃疡。受累部位可出现自发性出血。可能需进行皮肤移植，可出现危及生命的后果。

NCI CTCAE 5 级——单纯的皮炎在极其罕见的情况下可导致死亡。

②慢性放射性皮炎

其多为长期、反复小剂量放射线引起或由急性放射性皮炎转变而来。表现为皮肤干燥、萎缩、发硬、局部色素减退或消失，毛发稀疏、脱落，甲色暗晦、增厚、变脆，甚至脱落，自觉瘙痒及烧灼感。皮损处可继发癌变。

（3）处理方法

①一般治疗及护理

放疗前向患者行健康教育，介绍可能出现放射性皮炎的症状，放疗注意事项，以及加强营养。保持放射野皮肤清洁、干燥；穿柔软、宽松、衣领大的棉质内衣，避免摩擦皮肤；避免阳光照射，夏天尽量避免出汗；洗澡时照射区域勿用肥皂，勿用过冷、过热的水，勿用毛巾揉搓皮肤；勿在照射区内贴胶布及使用刺激性油膏或其他药物，以免刺激皮肤加重反应。

②局部治疗

干性脱皮可用亲水性润肤剂治疗。湿性皮炎反应者，可外用三乙醇胺乳膏、多磺酸黏多糖乳膏、氢地油、鸡蛋清涂抹局部。而慢性放射性皮炎，可外用尿素软膏涂敷，使皮肤柔软，防止皲裂。放射性溃疡可外用维生素 B_{12}

溶液和各类细胞因子，对于严重感染者，选择敏感抗生素湿敷，对坏死纤维组织可外用糜蛋白酶或弹性酶软膏，以及新型软聚硅酮泡沫敷料，以利控制感染，促进肉芽组织的生长和愈合。严重皮肤溃疡者，可行外科手术、皮瓣移植、修复等治疗。放疗后纤维化的治疗包括激素类抗感染治疗、己酮可可碱等血管药物治疗及超氧化物歧化酶等抗氧化治疗。

局部氧疗可有效改善创面缺氧状态，使坏死组织氧化分解、正常组织细胞氧合，从而促进创面的愈合。局部激光治疗使局部毛细血管扩张、通透性增加，促进血液循环，加快伤口成纤维细胞的增殖、促进上皮细胞和毛细血管的再生、提高细胞的免疫能力。

③中药外治

a.经验方

溃疡油

药物组成：生黄芪、当归、红花、紫草、大黄（中日友好医院验方）。

临床研究：通过多中心对照临床研究共纳入了52例放射性皮炎患者，分为实验组25例，对照组27例，实验组予常规护理联合中药溃疡油外用，对照组予常规护理联合1种西药（三乙醇胺乳膏或康复新液），两组患者使用药物均2次/日，连续使用14天，并观察患者放射性皮炎分级（RTOG）、照射野皮肤疼痛数字评分、治疗前后的有效性，以及血常规、肝肾功能、心电图等安全性评价指标。结果显示，治疗14天后实验组与对照组放射性皮炎分级有效性的比较程度相似（$P > 0.05$），不具有统计学意义，但实验组药物的有效率略高于对照组；实验组及对照组患者治疗14天后放射性皮炎RTOG分级程度与其治疗前比较，差异有统计学意义（$P < 0.05$），且治疗后RTOG分级程度秩均值小于治疗前。研究表明，中药溃疡油可以有效降低放射性皮炎分级，与对照组疗效相当。

使用方法：上述药各等份，用植物油煎熬过滤成油状液体，使用无菌棉签蘸取少许溃疡油均匀涂在照射野皮肤上并超出1 cm左右的范围，厚1～2 mm，敞开衣物暴露受损皮肤至少1小时，早晚各1次，但在放疗前4小时内不要涂抹。若正在进行放疗，于每次放疗结束后立即应用。每次将溃疡油轻涂在放射野皮肤区域后应让其自然吸收，不得用力，也不必擦拭。

金虎膏

药物组成：金银花、虎杖、甘草、芦荟（广州中医药大学中药学院新药开发研究中心制备）。

使用方法：嘱患者先用生理盐水清洁局部并用无菌敷料轻轻蘸干（如系Ⅱ度以上急性放射性皮肤反应，应用生理盐水湿纱布清洗局部后自然晾干），然后以无菌棉签于放射区域内发红皮肤处涂擦金虎膏至超出放射野范围1 cm，敞开衣服暴露受损皮肤至少1小时，每天1次。患者每天放疗结束后立即应用，从放疗开始的第1天用至放疗疗程结束。

清热解毒方

药物组成：黄连、黄芩、黄柏、大黄等（中国中医科学院广安门医院方）。

使用方法：将上述方药置于药锅中，加入清水500 mL，浸泡2小时后煎开30分钟，浓煎至100 mL，经过滤、灌封、灭菌后备用。每毫升药液相当于原药材0.5 g。首先对局部皮损进行处理，用无菌0.9%氯化钠溶液清洗创面，将患处渗液、脱皮、坏死组织洗净，然后涂擦中药浓缩液，每日3～5次，每2周为1个疗程。

黑绛丹

药物组成：蛋黄油、血余炭（血余炭：鸡子黄=15：100）（首都医科大学附属北京中医医院院内制剂）。

使用方法：先用生理盐水或蒸馏水清洁局部并用敷料蘸干，然后以无菌棉球或棉签于急性放射性皮肤溃疡创面处及放射区域内发红皮肤处涂搽黑绛丹油膏，敞开衣物暴露受损皮肤至少1小时，每天2～3次，若正在进行放疗，于每次放疗结束后立即应用。

白玉膏

药物组成：熟石膏、炉甘石（保定市第一中心医院）。

使用方法：将上述药物按9：1（体积比）比例研成细粉，过筛，用凡士林调成30%的膏。发现放射区域皮肤发红时立即外敷白玉膏。根据病变范围和程度，取白玉膏涂于无菌纱布上，厚约2 mm，要完全覆盖病变范围，胶布固定，每天放疗后换药1次，3天为1个疗程。头颈部皮肤可以直接用白玉膏外涂，皮肤暴露。如果病变皮肤渗液较多，加用生肌散或青吹口散，然后用白玉膏。

b. 中成药

京万红软膏：外涂患处，每天4～6次。

康复新液：用纱布浸透药液敷于患处。

湿润烧伤膏：涂于损伤的创面（厚薄约1 mm），每4～6小时更换新药。

换药前，须将残留在创面上的药物及液化物拭去。暴露创面用药。

3. 放射性口腔炎

（1）概述

放射性口腔炎是食管癌患者在接受放疗过程出现的以红斑、糜烂和溃疡为主要特征的临床损害，是放疗的常见不良反应之一。常见口腔溃疡伴水肿或假膜形成，严重者可导致吞咽困难并危及患者生命。其在放疗开始1～2周后（10～20 Gy）出现，表现为口腔黏膜充血、水肿、口干、疼痛等。随着放射剂量增加，口腔疼痛感加重，并出现进食受限。在5～6周（50～60 Gy）时，患者可出现口腔溃疡、疼痛剧烈、进食困难，甚至体重下降。目前西医针对放射性口腔炎尚无有效治疗，主要采取对症镇痛、抗炎、改善口腔环境、预防和控制感染、黏膜保护等综合疗法，但仍未能解决溃疡反复、不易愈合的难点。

放射性口腔炎属于中医古籍中"口疮""口糜"等范畴。中医学认为，放射线属于"火毒"之邪，最易伤津耗气，随着放射剂量的逐渐增加，热盛蕴结成毒，伤阴灼津，直接灼伤口腔黏膜，而致咽干疼痛，口腔黏膜溃疡。治疗多以清热解毒、益气生津为原则。中医治疗放射性口腔炎总体可分为内治和外治两种。内治法主要有单药及汤剂含服，临床关于中医内治放射性口腔炎整体以汤剂含服多见。外治法包括含漱、外抹等多种治疗方式。

（2）分类

根据病程其可分为急性放射性口腔炎与慢性放射性口腔炎。急性放射性口腔炎通常在常规分割放疗（2 Gy，1次/日）后的7～14日或累计放疗剂量达到10～20 Gy时出现相应的临床症状，持续到放疗结束后2～4周或采取有效治疗措施后1～2周好转。主要表现为口腔黏膜红肿、糜烂、溃疡，覆盖白色假膜，易出血，触痛明显，口干、口臭等，较严重时可出现黏膜的深大溃疡，伴出血、感染及放射性龋齿、牙周炎。同时合并进食困难、张口受限等功能障碍和全身症状，如厌食、疲倦、头痛、记忆力下降、失眠等。慢性放射性口腔黏膜炎可发生在放疗结束2年后，出现因唾液腺广泛萎缩而引起的继发性损伤。主要是口腔黏膜广泛萎缩、变薄、充血，舌体出现萎缩性舌炎，常合并真菌感染。局部症状包括口腔干燥、味觉异常等。

（3）分级

WHO推荐的放射性口腔炎评价标准进行了分级。0级：无红肿、疼痛，无吞咽困难；1级：红肿、疼痛，轻度吞咽困难，能进固体食物；2级：斑点状黏膜炎，中度疼痛，能进半流食；3级：片状黏膜炎占照射区面积50%，重度疼痛，仅能进流食；4级：片状黏膜炎占照射区面积50%以上，有出血和坏死，需要停止放疗，以及营养支持。

（4）处理方法

①一般治疗及护理

保持口腔清洁，放疗开始后，每天要用生理盐水或氯己定或康复新液含漱4～5次。嘱患者戒烟酒，不宜食用刺激性食品。饮食不宜过热，以易消化、水分和维生素含量多的食物为宜。蜂蜜、薄荷含在口腔内可以缓解口干症状。咽喉疼痛时，以生理盐水加地塞米松、利多卡因少量含漱。

②局部治疗

地塞米松注射液的漱口液或糖皮质激素类喷雾可用于口腔局部抗炎，减轻黏膜炎性水肿。抗微生物漱口液用于治疗因放疗所致的黏膜炎易合并细菌、真菌及厌氧菌感染。口腔黏膜保护剂如硫糖铝混悬液可在黏膜表面形成保护层，从而减少刺激，减轻疼痛，促进炎症的恢复和溃疡的愈合。碘甘油具有隔离及润滑作用，同时可发挥碘剂的消炎、消肿作用，有利于油层下损伤黏膜上皮的修复。

③中医药治疗

a.经验方

玉女煎加减：麦冬12 g，生地黄12 g，知母10 g，牛膝6 g，石膏30～50 g（先煎），玄参12 g，桔梗9 g，甘草9 g。

加减：气虚明显加黄芪30 g，党参15 g。盗汗明显加五味子6 g，山萸肉10 g。头痛明显加白芷10 g，丹参20 g，菊花10 g。颈硬加川芎9 g，丹参20 g，葛根15 g。

b.中医外治法

溃疡油

药物组成：生黄芪、当归、红花、紫草、大黄。

临床研究：溃疡油是中日友好医院院内制剂，在前期开展的临床研究中，已证实其能有效改善放疗引起的口腔黏膜炎。顾田等采用多中心、非随机对照的研究方法，纳入放射性口腔炎患者48例，其中观察组24例，对照组24例。实验组予以溃疡油治疗，对照组给予康复新液含漱，或采用康复新液联合其他放射性口腔炎常规治疗药物（维生素 B_{12}、重组人粒细胞巨噬细胞刺激因子、苯海拉明霜及中药），用药2周，观察患者治疗后疼痛评分变化、疼痛缓解率、放射性口腔炎分级变化、治疗有效率、治疗起效时间，以及药物安全性等。结果显示，治疗 2 周后，观察组患者放射性口腔炎分级以 1 级为主，占 86.33%，对照组以 1、2 级为主，占 70.83%，差异有统计学意义（$P < 0.05$）；观察组总体有效率为 94.45%，对照组总体有效率为 70.83%，两组比较差异有统计学意义（$P < 0.05$）；观察组总缓解率为 100%，对照组总缓解率为 84.0%；观察组平均起效时间为 5.18 天，对照组平均起效时间为 7.91 天。基础研究证实，在放射性口腔黏膜炎大鼠模型中，复方溃疡凝胶组的口腔黏膜炎指数显著低于模型组，差异具有统计学意义（$P < 0.001$），显微观察下可见病变程度明显轻于模型组，体重下降幅度明显小于模型组，差异具有统计学意义（$P < 0.01$），提示复方溃疡凝胶可有效降低放射性口腔炎的严重程度，其作用机制可能包括通过抑制革兰氏阴性菌的定植、抑制脂多糖合成、改善口腔菌群的功能及结构，抑制 TLR4/MyD88/TRAF6/NF-κB 通路的激活，从而降低多种促炎细胞因子的合成分泌，起到抑制炎症反应的作用。

使用方法：将药液均匀涂抹于创面，20 分钟内禁食、禁水，每日 2 次，睡前 1 次。

注意事项：如出现用药部位局部瘙痒、皮疹等过敏反应，应立即停药观察或请医师处理。

凉血解毒汤

药物组成：生地黄、牛蒡子、太子参、白芍、乌梅、甘草、金银花等（锦州医科大学附属第一医院方）。

使用方法：上述中药煎汤后约 400 mL，每日 1 剂。放疗第 1 天开始至放疗结束使用，患者每次含 20 ～ 30 mL 凉血解毒汤溶液，10 分钟后吐出，每天 10 ～ 16 次。

中药含服液

药物组成：金银花 50 g，水牛角粉 50 g，玄参 20 g，生地黄 20 g，麦冬 20 g，连翘 10 g，淡竹叶 10 g，甘草 10 g（中山大学光华口腔医学院方）。

使用方法：上述中药用 1000 mL 水煎成 500 mL 药液，过滤后装容器内冷藏备用。放疗期间用药液含服，每 2 小时 1 次（每日 6 次），采用先口含，2 分钟后缓慢吞服的方法。

中药雾化吸入方

药物组成：玄参 15 g，沙参 30 g，麦冬 15 g，天花粉 15 g，桔梗 15 g，

金银花 15 g，白花蛇舌草 30 g，半枝莲 15 g，百合 15 g。

使用方法：每日 1 剂，水煎成 200 mL，分 6 ～ 8 次雾化吸入。

中药黏膜保护剂

药物组成：黄芩、玄参、桔梗等（中山大学附属第二医院方）。

使用方法：将上述药物加水提取 3 次，每次 1.5 小时，合并提取液，过滤，滤液浓缩至相对密度 1.1 ～ 1.12，加入适量糊精，混合均匀，喷雾干燥，制成干浸膏粉，即得。予中药黏膜保护剂，一般用量为 5 g，加水调配成糊状，每日 3 次，重症患者可增加用量至 10 g，每日 3 ～ 4 次；或采用喷粉装置，直接将粉末状的药物喷于鼻咽部，每日 3 ～ 4 次。

蜂蜜

用清水清洁口腔后，用无菌棉签蘸取适量蜂蜜，涂抹于口腔黏膜患处，每日数次，用药后 30 分钟内勿进食饮水。

c. 中成药

金喉健喷雾剂：喷于患处，每天数次。

口腔含片：可缓解疼痛，如西地碘、健民咽喉片、金果含片、六神丸、西瓜霜含片等，每次 1 片，每天数次含服。

康复新液：含漱，每日数次。

参考文献

[1] Hong Yang, AME Thoracic Surgery Collaborative Group.Neoadjuvant Chemoradiotherapy Followed by Surgery Versus Surgery Alone for Locally Advanced Squamous Cell Carcinoma of the Esophagus （NEOCRTEC5010）：A Phase III Multicenter, Randomized, Open-Label Clinical Trial[D].J Clin Oncol. 2018.

[2] Chaoqi Zhang.An individualized immune signature of pretreatment biopsies predicts pathological complete response to neoadjuvant chemoradiotherapy and outcomes in patients with esophageal squamous cell carcinoma[D].Signal Transduct Target Ther. 2020.

[3] Qi Liu.A study of concurrent chemoradiotherapy with weekly docetaxel and cisplatin for advanced esophageal squamous cell carcinoma with T4 and/or M1 lymph node metastasis or locoregional recurrence[D].Radiat Oncol. 2020.

[4] 马纯政，王蓉，张明智，等 . 化痰散瘀法对中晚期食管癌放疗增效的研究 [J]. 北京中医药大学学报，2014，37（12）：4.

[5] 罗利琼，胡林，王继红，等.加味参麦汤对中晚期食管癌三维适形放疗治疗的影响 [J].吉林中医药，2014（2）：5.

[6] 黄泽桦.四君子汤联合常规放疗治疗食管癌随机平行对照研究 [J].实用中医内科杂志，2014（9）：3.

[7] 李路路，陈剑，张鼎儒，等.参一胶囊联合三维适形放疗治疗老年食管癌 34 例 [J].中国中医药现代远程教育，2016（3）：3.

[8] 谢友琴，王高仁.放射性食管炎及其治疗相关研究进展 [J].中国肿瘤临床与康复，2018，25（11）：1406-1408.

[9] 李娟，李杰.益气扶正、解毒活血、凉补开郁三阶段防治放射性食管炎经验 [J].环球中医药，2020，13（6）：1050-1053.

[10] 廖绛阳.清热和胃滋阴法防治食管癌患者放射性食管炎的临床观察 [D].长沙：湖南中医药大学，2015.

[11] 张锐，刘静，周绍兵.痰热清注射液联合康复新液防治同期放化疗食管癌患者放射性食管炎的临床研究 [J].现代中医药，2017，37（6）：69-71.

[12] 刘涛，杨宇飞，杨杰.中药防治放射性食管炎 22 例临床研究 [J].江苏中医药，2015，47（5）：48-50.

[13] 张彩云，潘博，指导，等.潘敏求运用金石清解方治疗放射性食管炎经验 [J].湖南中医杂志，2020，36（5）：35-36.

[14] 李晓东，曹有军.放射性食管炎的中医辨证用药规律分析 [J].中国医药导报，2019，16（1）：119-122.

[15] 杜佳，简小兰，兰东强，等.清热养阴利咽方防治放射性食管炎 40 例临床观察 [J].湖南中医杂志，2019，35（9）：54-56.

[16] 文艳萍.中药溃疡油治疗急性放射性食管炎的随机对照临床观察及实验研究 [D].北京：北京中医药大学，2021.

[17] SINGH M, ALAVI A, WONG R, et al. radiodermatitis：a review of our current understanding[J]. Am J Clin Dermatol, 2016, 17：277-292.

[18] BRAY F N, SIMMONS B J, WOLFSON A H, et al. acute and chronic cutaneous reactions to ionizing radiation therapy[J]. Dermatol Ther（Heidelb），2016, 6：185-206.

第六章　食管癌免疫与靶向治疗

第一节　食管癌免疫治疗适应证

自免疫治疗问世以来，改变了多种肿瘤的治疗格局。近年来，全球及国内多项将免疫检查点抑制剂应用于食管癌领域的临床研究问世，确立了以抗程序性死亡蛋白 –1 为代表的免疫治疗在食管癌局部晚期或伴有远处转移、围手术期治疗领域的重要地位。但单药免疫治疗有效率偏低，且免疫治疗毒性不可预测，二者也是中医药的切入点。

免疫治疗的出现，为肿瘤治疗带来划时代的意义。而食管癌在东亚发病率和死亡率处于高位，此前食管癌无论经早期手术治疗或晚期全身治疗均未能取得良好疗效，且食管癌手术创伤大，并发症多，纵使有手术机会，患者也无良好的生存质量。免疫治疗在食管癌的应用，打破了四十多年食管癌治疗原地踏步的瓶颈，给食管癌患者带来了希望。

一、食管癌新辅助免疫治疗

食管癌新辅助免疫治疗已写入临床诊疗指南，从 KEYNOTE-590 研究结果中可看到免疫治疗联合化疗在新辅助治疗中的作用，在 KEYNOTE-590 研究中，帕博利珠单抗 + 化疗方案的研究者评估的 ORR（RECIST 1.1 版）达到 45.0%，相比化疗组的 *ORR*（29.3%）提高了 15.7%（*P* < 0.0001）。在第 24 个月时的肿瘤持续缓解人数是化疗组的 3 倍。如此大幅度的 *ORR* 提升意味着帕博利珠单抗 + 化疗方案可以让部分负荷高的肿瘤迅速缩瘤，甚至降期，让不可手术切除的肿瘤获得手术切除，得到根治的机会。免疫检查点抑制剂联合新辅助治疗的研究目前方兴未艾，虽大多仍处于小样本探索阶段，但已初显端倪，在 II 期临床研究中，免疫治疗联合化疗方案的 pCR 率达到了 30% 左右，结果非常令人鼓舞，因为常规化疗新辅助治疗的 pCR 率只有 10% 左右，可预见免疫治疗对新辅助治疗领域未来的影响一定是深刻而长远的。

由于术前免疫治疗可以激活患者免疫系统去识别肿瘤抗原并形成免疫记忆，并且能够使免疫系统在手术切除肿瘤以后依然发挥免疫监视作用，目前在各个实体瘤种中，更多的是将免疫治疗放到术前进行研究。2020 年的欧洲肿瘤内科学会（ESMO）和 ESMO 亚洲年会会议公布了 3 项食管癌新辅助免疫治疗联合化疗的研究。

①上海市胸科医院李志刚教授报道了 NICE 研究结果，该研究评估了新辅助化疗方案（清蛋白紫杉醇 + 卡铂）联合卡瑞利珠单抗在局部晚期胸段食管鳞癌患者中的疗效，共 11 例患者接受手术治疗，pCR 率为 45.5%（5/11），且与患者 PD-L1 表达无关，pT0 率为 54.5%（6/11），影像学应答率为 90.9%，R0 切除率为 100%，常见的 3 ～ 4 级不良反应包括中性粒细胞减少（8/11）和血小板减少（2/11）。

②江苏省人民医院顾艳宏教授牵头了一项 KEEP-G 03 研究，旨在评估信迪利单抗联合三药化疗（脂质体紫杉醇 / 顺铂 /S-1）新辅助治疗可切除食管鳞癌的可行性和安全性，现有 15 例患者已完成手术，该治疗方案未导致手术延期事件发生，pCR 率为 26.7%，主要病理缓解（mPR）率达 53.3%，R0 切除率达到 100%，6 例（40%）受试者发生 3 ～ 4 级治疗相关不良事件，分别是白细胞计数降低、中性粒细胞计数降低和贫血，没有 5 级死亡事件发生。

③另一项由中国人民解放军总医院焦顺昌教授团队开展的特瑞普利单抗联合清蛋白结合型紫杉醇和替吉奥新辅助治疗食管鳞癌的单中心、前瞻性、开放标签、单臂临床试验也在 2020 年 ESMO 中报道，截至该研究的中期分析时间，共入组 24 例 Ⅱ ～ Ⅲ 期食管鳞癌患者，其中 18 例已接受手术，9 例（50%）达到主要病理缓解，3 例（16.67%）患者达到 pCR，11 例（61.11%）患者肿瘤病理退缩 ≥ 50%。

除此之外，新辅助免疫联合放化疗的研究也有相关报道，上海交通大学医学院附属瑞金医院李鹤成教授团队发表了 PALACE-1 研究，该研究共纳入 20 例接受新辅助放化疗（化疗方案为紫杉醇 + 卡铂）联合帕博利珠单抗的食管鳞癌患者，并于 4 ～ 6 周后手术，主要研究重点是安全性。新辅助治疗过程中的常见不良反应为淋巴细胞减少（100%）、贫血（80%）、食管炎（55%）、肺炎（20%）；3 级及以上不良反应发生率为 65%，主要为淋巴细胞减少，其中 1 例患者出现食管大出血而死亡。除 1 例治疗过程中进展的患者，共 18 例患者接受了手术，末次治疗与手术间隔中位为 42.5 天，10 例（56%）患者的原发灶和淋巴结均达到 pCR，原发灶 mPR 率为 89%，R0 切除率为 94%。

经过中位为 6.6 个月的随访，R0 切除的患者均未复发。研究人员同时还发现 PD-L1 表达与病理缓解无关，而 TCF-1$^+$ CD8$^+$ T 细胞的浸润在 pCR 肿瘤中显著升高。

此外，2019 年美国临床肿瘤学会会议报道的新辅助放化疗联合帕博利珠单抗共纳入 28 例食管鳞癌患者，原发灶的 pCR 率为 46.1%，1 年生存率达 82.1%，常见不良反应是中性粒细胞减少（50%）和肝转氨酶升高（30.8%），术后有 2 例患者出现严重肺损伤而死亡。

上述研究为食管癌围手术期免疫治疗增添了有力的新证据，但与 CROSS 研究和 NEOCRTEC5010 研究中新辅助放化疗所达的 pCR 率（分别为 49% 和 43.5%）横向对比，我们可以发现：①尽管新辅助化疗联合免疫治疗的疗效报道不一，部分研究发现其 pCR 率有与新辅助同步放化疗相同的趋势；②新辅助同步放化疗联合免疫治疗并未显示出超越同步放化疗的结果；③新辅助同步放化疗联合免疫治疗的不良反应，尤其免疫相关肺炎的发生令人担忧。所以，目前食管癌围手术期治疗仍存在很多争议——新辅助化疗联合免疫治疗能否取代新辅助同步放化疗模式？如何精准预测新辅助治疗的 pCR？新辅助放化疗联合免疫治疗能否进一步提高 pCR 率，进而推迟或避免手术、保留患者食管功能？等等。

随着免疫治疗的飞速发展，食管癌围手术期治疗正在走向"深水区"，随着我国多学科综合治疗水平和高质量临床研究的开展，我国食管癌围手术期的治疗必将披荆斩棘，迈进崭新的篇章。

二、食管癌辅助免疫治疗

食管癌辅助免疫治疗亦纳入临床治疗，CheckMate 577 是一项全球Ⅲ期、随机、安慰剂对照的双盲研究，入组了Ⅱ/Ⅲ期局部晚期食管癌和食管 – 胃交界处癌，腺癌或鳞癌患者。入组患者接受过新辅助放化疗，并进行了手术切除，达到 R0 切除，术后 4～16 周参与随机。术后标本评估患者有残留肿瘤，≥ ypT1 或≥ ypN1。研究共入组了 794 例患者，2∶1 随机分配接受纳武利尤单抗 240 mg q2w×16 周，之后为 480 mg q4w 治疗，或安慰剂治疗，总计治疗时长为 1 年。纳武利尤单抗组和安慰剂组分别有 532 例和 262 例。分层因素包括组织学类型（腺癌或鳞癌）、病理淋巴结状态（≥ ypN1 或 ypN0），以及肿瘤细胞 PD-L1 表达（≥ 1% vs. ＜ 1%）。主要研究终点为无疾病生存期，次要终点为总生存率和 1 年、2 年、3 年生存率（图 6-1）。

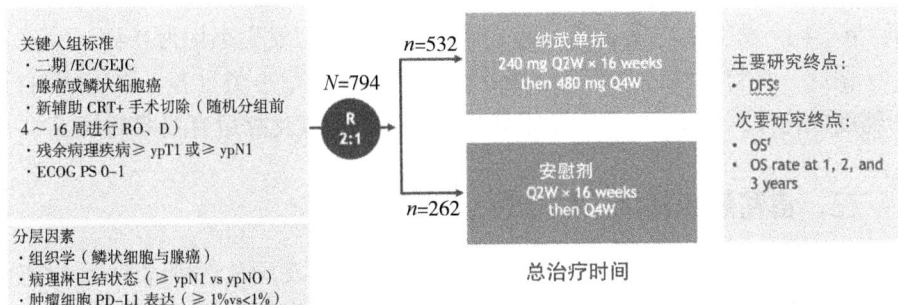

图 6-1 CheckMate 577 试验

主要终点分析显示，纳武利尤单抗对比安慰剂组显著延长无疾病生存期，降低 31% 的死亡风险，两组的中位无疾病生存期分别为 22.4 个月和 11.0 个月（HR 0.69，95% CI：0.56 ～ 0.86；P=0.0003）。亚组分析显示，在预先设定的亚组中，所有亚组患者有一致的 DFS 获益（图 6-2）。

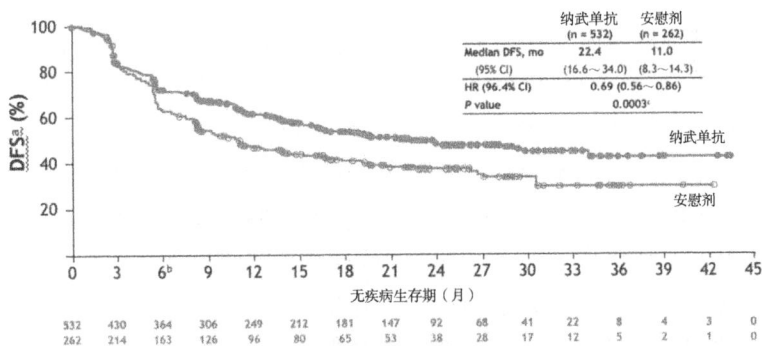

图 6-2 无疾病生存期随访结果

安全性分析显示，纳武利尤单抗辅助治疗的总体安全性较好。纳武利尤单抗对比安慰剂组，任意级别的治疗相关不良事件（TRAE）发生率分别为 71% 和 46%，3 ～ 4 级 TRAE 发生率分别为 13% 和 6%，严重 TRAE 发生率分别为 8% 和 3%。发生率 ≥ 10% 的 TRAE 主要包括疲劳、腹泻、瘙痒和皮疹。总体而言，纳武利尤单抗的耐受性较好。对免疫相关 TRAE 分析发现，纳武利尤单抗辅助治疗的 TRAE 主要包括内分泌系统毒性、胃肠道毒性、肝脏毒性等。大多数的选择性 TRAE 为 1 ～ 2 级，3 ～ 4 级选择性 TRAE 的发生率≤ 1%。纳武利尤单抗组最常见的 3 ～ 4 级选择性 TRAE 包括肺炎（$n = 4$）和皮疹（$n = 4$），发生率均为 0.8%；与之相比，安慰剂组发生率均为 0.4%。

据此，食管癌纳入食管 NCCN 指南术后辅助治疗一类推荐，限于术前行新辅助放化疗，为 R0 切除但手术病理提示新辅助放化疗后有残留病灶。

三、食管癌免疫治疗联合根治性放化疗

针对局部进展期不可切除的食管鳞癌，2020 年美国放射肿瘤学会年会公布了一项卡瑞利珠单抗联合同步放化疗治疗局部晚期食管鳞癌的单臂探索性研究结果，该 I b 期研究共入组了 20 例局部晚期食管鳞癌患者，免疫治疗贯穿 6 周同步放化疗的全过程，于放疗结束后继续进行一定时间的免疫维持治疗，并在第 11 周起服用阿帕替尼。研究整体应答率为 65%（2 例完全缓解，11 例部分缓解），截至中位随访时间 17 个月时，仅有 5 例患者发生疾病进展，1 年无进展生存期率达 80%，1 年总生存率达 86.4%，3 级及以上不良反应发生率为 35%，无 4 ～ 5 级不良反应发生，最常见的不良反应是放射性食管炎（80%），2 例（10%）患者发生了食管瘘，与既往报道的不良反应发生率相当。该小样本研究开创了免疫治疗进军局部晚期食管癌同步放化疗的先河，其疗效达到了局部晚期食管癌治疗领域新高，为今后开展大样本免疫治疗联合同步放化疗相关研究奠定了一定的基础。

目前，针对局部晚期不可切除食管癌的Ⅲ期研究如 SHR-1210-Ⅲ-323（卡瑞利珠单抗）、KEYNOTE-975（帕博利珠单抗）和 RATIONALE 311（替雷利珠单抗）研究等正在进行中，期待这些研究结果进一步明确同步放化疗联合免疫治疗在局部进展期食管癌中的作用。

RATIONALE 311 研究是一项注册的多中心、双盲、安慰剂对照、随机、Ⅲ期临床试验，旨在评估替雷利珠单抗联合同步放化疗治疗无法手术的局限性食管鳞癌患者的疗效和安全性。RATIONALE 311 研究设计，根治性放化疗包括根治性放疗＋同步化疗。患者将随机 1 ∶ 1 接受替雷利珠单抗 200 mg/ 3 周＋cCRT（Arm A）或安慰剂（每 3 周）＋cCRT（Arm B）。cCRT 方案为顺铂（25 mg/m^2，i.v，d1 ～ d3 q3w）联合紫杉醇（135 mg/m^2，i.v，q3w），并使用 2 个周期；放疗将分 28 次进行（总剂量 50.4 Gy）（图 6-3）。

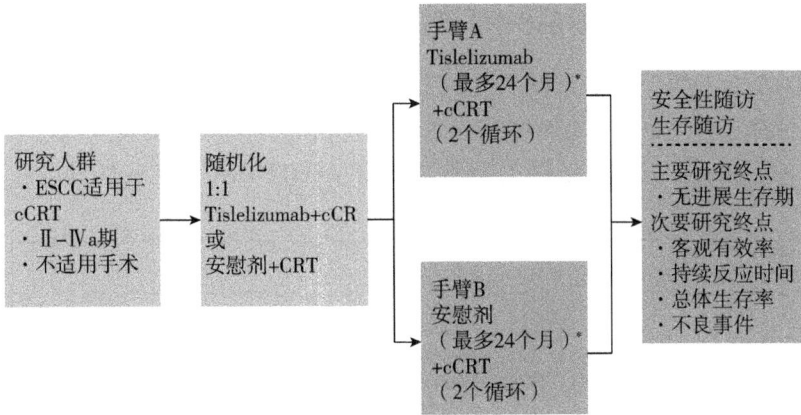

图 6-3 RATIONALE 311 研究

KEYNOTE-975 研究设计，根治性放化疗包括根治性放疗 + 同步化疗。两个治疗组的患者将接受总共 50 Gy 联合 FOLFOX 方案或 50 Gy 或 60 Gy 联合 FP 方案放疗超过 5 周或 6 周（图 6-4）。

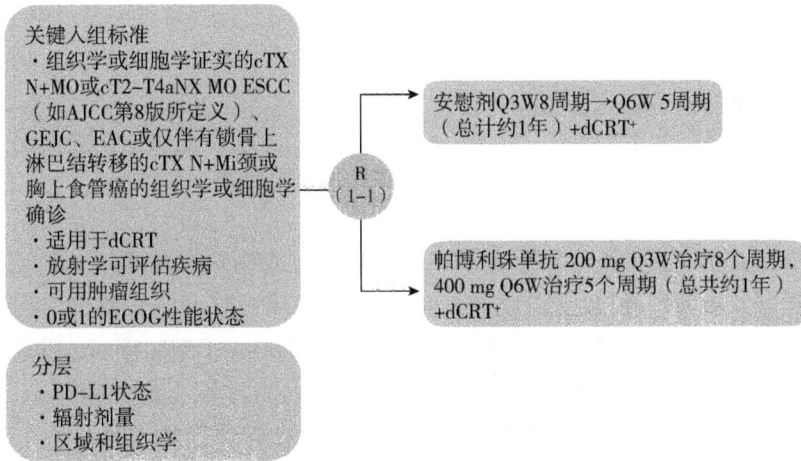

图 6-4 KEYNOTE-975 研究

四、食管癌一线免疫治疗联合化学治疗

食管癌一线免疫治疗联合化疗已纳入 NCCN 指南，其为在 HER-2 过表达阴性情况下，纳武利尤单抗或帕博利珠单抗联合氟尿嘧啶类及奥沙利铂或顺铂（图 6-5）。其临床证据主要来源于 KEYNOTE-590 和 ESCORT-1 st。

一线疗法
· 奥沙利铂由于毒性较低，通常优于顺铂。

首选治疗方案
· HER2 过表达阳性腺癌 [g]
▶ 氟嘧啶（氟尿嘧啶 [b] 或卡培他滨）、奥沙利铂和曲妥珠单抗 [a]
▶ 氟嘧啶（氟尿嘧啶 [b] 或卡培他滨）以及顺铂和曲妥珠单抗（1 类）[a, 18]
· HER2 过表达阴性 [g]
▶ 氟嘧啶（氟尿嘧啶 [b] 或卡培他滨）、奥沙利铂和纳武利尤单抗（PD-L1 CPS ≥ 5）仅用于腺癌（第 1 类）[e, h, 19]
▶ 氟嘧啶（氟尿嘧啶 [b] 或卡培他滨）、奥沙利铂和纳武利尤单抗（PD-L1 CPS 1-4）（仅针对 2B 类腺癌）[e, h, 19]
▶ 氟嘧啶（氟尿嘧啶 [b] 或卡培他滨）、奥沙利铂和帕博利珠单抗（PD-L1 CPS ≥ 10）用于腺癌或鳞状细胞癌 [e, h, 20]
▶ 氟嘧啶（氟尿嘧啶 [b] 或卡培他滨）、奥沙利铂和帕博利珠单抗（PD-L1CPS 1-9）仅用于腺癌（2B 类）[e, h, 20]
▶ 氟嘧啶（氟尿嘧啶 [b] 或卡培他滨）、顺铂和帕博利珠单抗（PD-L1 CPS ≥ 10）（1 类）用于腺癌、鳞状 [e, h, 20]
▶ 氟嘧啶（氟尿嘧啶 [b] 或卡培他滨）、顺铂和帕博利珠单抗（PD-L1 CPS 1-9）仅用于腺癌（2B 类）[e, h, 20]
▶ 氟嘧啶（氟尿嘧啶 [b] 或卡培他滨）和奥沙利铂用于腺癌或鳞状细胞癌 [21-23]
▶ 氟嘧啶（氟尿嘧啶 [b] 或卡培他滨）和顺铂用于腺癌或鳞状细胞癌 [21, 24-26]

其他推荐方案
· HER2 过表达阳性腺癌 [g]
▶ 氟嘧啶（氟尿嘧啶 [b] 或卡培他滨）和顺铂及曲妥珠单抗 [a] 和帕博利珠单抗 [e, h, 27]
▶ 氟嘧啶（氟尿嘧啶 [b] 或卡培他滨）和奥沙利铂及曲妥珠单抗 [a] 和帕博利珠单抗 [e, h, 27]
· 氟尿嘧啶 [b, i] 和伊立替康 [j, 28]
· 紫杉醇联合或不联合顺铂或卡铂 [j, 29-33]
· 多西他赛联合或不联合顺铂 [34-37]
· 氟嘧啶 [j, 25, 38, 39]（氟尿嘧啶 [b] 或卡培他滨）
· 多西他赛、顺铂或奥沙利铂和氟尿嘧啶 [b, j, 40, 41]
· 多西他赛、卡铂和氟尿嘧啶（2B 类）[j, 42]

图 6-5　食管癌一线免疫治疗联合化疗

KEYNOTE-590 是一项全球多中心、随机、双盲对照的 III 期临床研究，共入组了 749 例未曾接受药物治疗的不可切除局部晚期或转移性食管癌患者，包括食管腺癌、鳞癌，或食管 - 胃交界处 Siewert I 型腺癌。这些患者按照 1 : 1 的比例随机接受帕博利珠单抗（200 mg q3w）联合顺铂和 5-FU 或安慰剂联合顺铂和 5-FU。该研究根据病理类型（食管腺癌或鳞癌人群）、地域（亚洲或非亚洲人群）和 ECOG 评分做随机分层。研究主要终点为 ESCC、PD-L1 CPS ≥ 10 分的 ESCC 和 ITT、ITT 的总生存期，以及 ESCC、PD-L1 CPS ≥ 10 分的 ITT，以及 ITT 的无进展生存期。次要终点包括客观缓解率、缓解持续时间，以及安全性和耐受性等（图 6-6）。

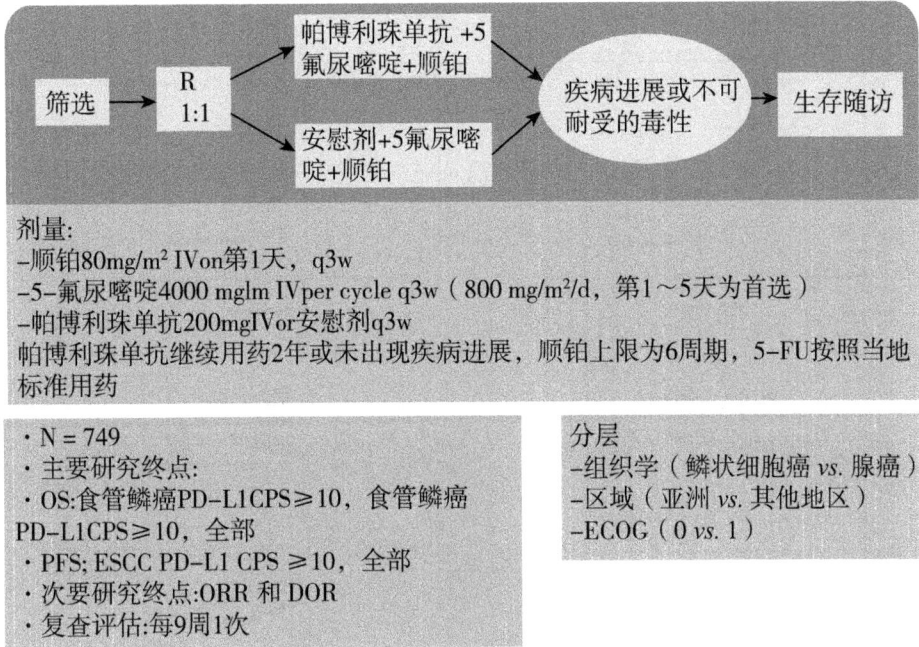

剂量：
-顺铂80mg/m² IVon第1天，q3w
-5-氟尿嘧啶4000 mglm IVper cycle q3w（800 mg/m²/d，第1～5天为首选）
-帕博利珠单抗200mgIVor安慰剂q3w
帕博利珠单抗继续用药2年或未出现疾病进展，顺铂上限为6周期，5-FU按照当地标准用药

· N = 749
· 主要研究终点：
· OS:食管鳞癌PD-L1CPS≥10，食管鳞癌PD-L1CPS≥10，全部
· PFS: ESCC PD-L1 CPS ≥ 10，全部
· 次要研究终点:ORR 和 DOR
· 复查评估:每9周1次

分层
-组织学（鳞状细胞癌 vs. 腺癌）
-区域（亚洲 vs. 其他地区）
-ECOG（0 vs. 1）

图 6-6　kEYNOTE-590 研究设计

KEYNOTE-590 结果显示，这一联合治疗方案可显著改善 ESCC PD-L1 CPS ≥ 10 分人群、ESCC 人群、PD-L1 CPS ≥ 10 分人群和所有患者的总生存期（图 6-7）；延长 ESCC 人群、PD-L1 CPS ≥ 10 分人群和所有患者的无进展生存期；并提高所有患者的客观缓解率。

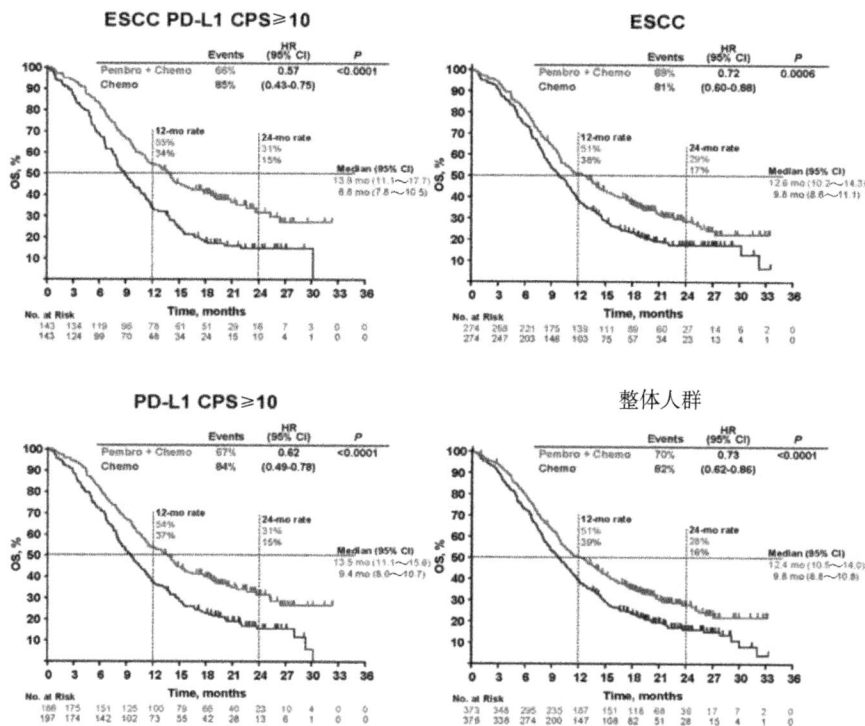

图6-7 KEYNOTE-590：整体人群、ESCC 及 PD-L1 CPS ≥ 10 分人群、PD-L1
CPS ≥ 10 分人群、ESCC 人群的总生存期

（资料来源：JONG-MU S，LIN S，SHAH M A，et al.Pembrolizumab plus chemotherapy versus chemotherapy alone for first-line treatment of advanced oesophageal cancer (KEYNOTE-590): a randomised，placebo-controlled，phase 3 study[J].Lancet (London, England)，2021（398）：10302：759-771.）

此次公布的中国亚组人群的数据分析结果显示，在 107 例中国食管癌人群（食管鳞癌占比 98.1%）中，相比对照组，帕博利珠单抗联合含铂化疗一线治疗方案可降低 49% 的死亡风险（*HR* 0.51；95% *CI*：0.32 ～ 0.81）。2020年 ESMO 公布的 KEYNOTE-590 整体人群数据分析结果显示，帕博利珠单抗联合含铂化疗可分别降低整体人群和食管鳞癌人群的死亡风险 27% 和 28%。相比整体人群，KEYNOTE-590 入组的中国亚组人群的身体状况更差，ECOG活动状态评分 1 分的患者占 81.1%，比在整体人群中的占比（59.8%）高出21.3 个百分点。但即使如此，帕博利珠单抗联合化疗一线治疗中国晚期食管癌患者的客观缓解率（37.3%）相比化疗组（20.0%）提升了 17.3 个百分点，而且并不亚于整体人群的客观缓解率差值（15.7 个百分点），并且仍可带来更佳的总生存期获益趋势（图 6-8，图 6-9）。

KEYNOTE-590				
	整体研究人群（ESMO 2020）		中国亚组人群（ASCO 2021）	
	帕博利珠+化疗	安慰剂+化疗	帕博利珠+化疗	安慰剂+化疗
入组人数（人）	373	376	51	55
食管鳞癌（%）	73.2		98.1	
ECOGPS 1（%）	59.8		81.1	
mOS（月）	12.4 (10.5~14.0)	9.8 (8.8~10.8)	10.5 (7.9~19.3)	8.0 (5.7~10.8)
	HR 0.73(0.62~0.86),95% CI, p<0.0001		HR 0.51(0.32~0.81) ,95% CI	
ORR（%）	45.0%	29.3%	37.3%	20.0%
DOR	8.3 (1.2+至31.0+)	6.0 (1.5+至25.0+)	6.4 (2.2+至18.9+)	4.0 (1.5至16.6)
3~4级不良反应发生率（%）	71.9%	67.6%	74.5%	66.7%
免疫相关不良反应发生率（%）	25.7%	11.6%	21.6%	13.0%

图 6-8　KEYNOTE-590 整体人群数据分析、

（资料来源：JONG-MU S，LIN S，SHAH M A，et al.Pembrolizumab plus chemotherapy versus chemotherapy alone for first-line treatment of advanced oesophageal cancer (KEYNOTE-590): a randomised，placebo-controlled，phase 3 study[J].Lancet (London, England)，2021（398）：10302：759-771.）

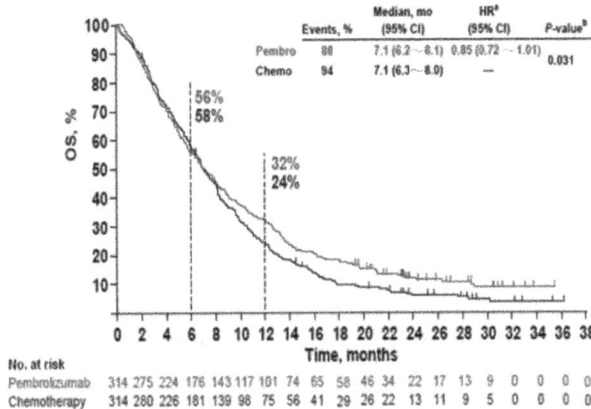

图 6-9　两组总生存期的随访结果

（资料来源：JONG-MU S，LIN S，SHAH M A，et al.Pembrolizumab plus chemotherapy versus chemotherapy alone for first-line treatment of advanced oesophageal cancer (KEYNOTE-590): a randomised，placebo-controlled，phase 3 study[J].Lancet (London, England)，2021（398）：10302：759-771.）

ESCORT-1 st 研究评估卡瑞利珠单抗联合化疗与安慰剂联合化疗作为晚期或转移性食管鳞癌一线治疗的疗效和不良事件。该研究于 2018 年 12 月 3 日至 2020 年 5 月 12 日（最终随访时间为 2020 年 10 月 30 日），随机、双盲、安慰剂对照、多中心、Ⅲ期试验纳入了来自中国 60 家医院的患者，共有 751 例患者被筛选出，596 例未治疗的晚期或转移性食管鳞癌患者被随机分配。

患者随机 1：1 接受卡瑞利珠单抗 200 mg（$n = 298$）或安慰剂（$n = 298$），并联合紫杉醇（175 mg/m²）和顺铂（75 mg/m²）多达 6 个周期，每 3 周使用 1 次。主要结果和指标：主要终点为总生存期（显著性阈值，$P < 0.02$）和无进展生存期（显著性阈值，$P < 0.005$）。卡瑞利珠单抗组的总生存期中位数为 15.3 个月（95% CI：12.8 ～ 17.3 个月；135 例死亡），安慰剂化疗组的总生存期中位数为 12 个月 [95% CI：11.0 ～ 13.3 个月；174 例死亡（HR 为 0.70，95% CI：0.56 ～ 0.88）；单侧 $P = 0.001$]。卡瑞利珠单抗联合化疗的无进展生存期中位数为 6.9 个月（95% CI：5.8 ～ 7.4 个月；199 例进展或死亡），安慰剂化疗组无进展生存期中位数为 5.6 个月 [95% CI：5.5 ～ 5.7 个月；229 例进展或死亡（HR 为 0.56，95% CI：0.46 ～ 0.68）]。卡瑞利珠单抗化疗组发生 3 级及以上治疗相关不良事件 189 例（63.4%），安慰剂化疗组发生 201 例（67.4%），治疗相关死亡数分别为 9 例（3.0%），11 例（3.7%）（图 6-10）。

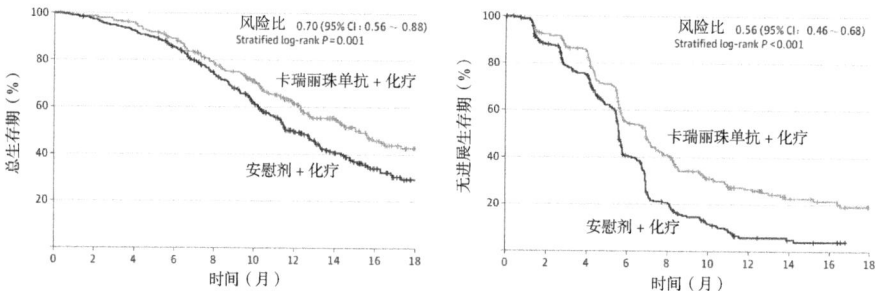

图 6-10　ESCORT-lst 研究

（资料来源：JONG-MU S，LIN S，SHAH M A，et al.Pembrolizumab plus chemotherapy versus chemotherapy alone for first-line treatment of advanced oesophageal cancer (KEYNOTE-590): a randomised，placebo-controlled，phase 3 study[J].Lancet (London, England)，2021（398）：10302：759-771.）

KEYNOTE-590 研究中联合的化疗方案是铂类 + 氟尿嘧啶，ESCORT-1 st 则选择的是铂类 + 紫杉醇，这两种联合治疗势必会带来不同的疗效，究竟哪种化疗方案更适合联合免疫治疗尚待进一步的数据更新和比较。

五、食管癌二线免疫治疗联合化学治疗

2019 年 ATTRACTION-3 研究是在丹麦、德国、意大利、日本、韩国、中国台湾、英国和美国的 90 家医院和癌症中心进行的一项多中心、随机、

开放标签的 Ⅲ 期试验。纳入年龄在 20 岁及以上、不能切除的晚期或复发性食管鳞癌患者（无论 PD-L1 表达如何），根据 RECIST 1.1 版，患者至少有 1 个可测量或不可测量的病变，EOCG 评分 0～1 分，既往氟尿嘧啶和铂类化疗难治或不耐受且预期寿命至少 3 个月。患者被随机（1∶1）分配到纳武利尤单抗组（240 mg，每 2 周 30 分钟）或研究者选择的化疗方案组（紫杉醇 100 mg/m^2，至少 60 分钟，每周 1 次，持续 6 周，然后休息 1 周；或多西他赛 75 mg/m^2，每 3 周至少 60 分钟），均静脉注射。与化疗组相比，纳武利尤单抗组的总生存期改善（中位数 10.9 个月，95% *CI* 9.2～13.3 个月 *vs.* 8.4 个月，95% *CI* 7.2～9.9；*HR* 0.77，95% *CI* 0.62～0.96；*P* = 0.019）。纳武利尤单抗组 209 例患者中有 38 例（18%）发生 3 级或 4 级治疗相关不良事件，而化疗组 208 例患者中有 131 例（63%）发生不良事件。纳武利尤单抗组最常见的 3 级或 4 级治疗相关不良事件是贫血 [4 例（2%）]，化疗组为中性粒细胞计数下降 [59 例（28%）]。自此，纳武利尤单抗纳入 NCCN 指南二线治疗，2020 年 ESCORT 和 KEYNOTE-181 研究也陆续发表了相关结果。

ESCORT 是基于我国食管鳞癌患者的一项对比卡瑞利珠单抗和多西他赛或伊立替康在食管鳞癌二线治疗中疗效和不良事件的随机、开放、Ⅲ 期临床研究，主要研究终点为总生存期。该研究共入组了 438 例患者，1∶1 随机分为试验组和对照组，两组患者的中位总生存期分别为 8.3 个月和 6.2 个月（*HR* 0.71，95%*CI*：0.57～0.87，*P*=0.001）。试验组患者的客观缓解率为 20.2%，明显高于对照组（6.4%），试验组患者 3 级及以上不良事件的发生率低于对照组（19% *vs.* 40%），显示出卡瑞利珠单抗在食管癌二线治疗中良好的疗效和安全性。

KEYNOTE-181 是对比帕博利珠单抗与研究者选择的二线化疗（紫杉醇、多西他赛或伊立替康）用于食管鳞癌或腺癌的全球多中心临床研究。研究最终共入组 628 例患者，结果发现在 PD-L1 CPS ≥ 10 分的人群中，帕博利珠单抗相比于化疗可以明显延长患者的生存时间（9.3 个月 *vs.* 6.7 个月，*HR* 0.69，*P*=0.0074，预设 *P* ≤ 0.0085）。亚组分析提示，亚洲人群及食管鳞癌患者可以从免疫治疗中获益更多，提示免疫治疗的疗效在地域和病理类型等方面存在明显差异，未来食管癌临床试验设计需要慎重考量这些因素。

基于上述两项研究，食管癌的二线治疗中卡瑞利珠单抗和帕博利珠单抗纷纷获得 2020 年版 CSCO 食管癌诊疗指南的推荐，正式确定了 PD-1 单抗在食管鳞癌二线治疗中的地位。

六、食管癌新型联合免疫治疗模式的探索

除了常规的化疗或放化疗，很多研究正在探索食管癌联合免疫治疗的新型潜在靶点。上海交通大学医学院附属新华医院沈立松教授团队通过单细胞测序技术观察到食管癌肿瘤组织中存在多种耗竭性 T 细胞、自然杀伤细胞和免疫抑制细胞，提示食管癌微环境中炎症与免疫抑制共存的状况，其中，调节性 T 细胞和巨噬细胞可以通过 IL1B-IL1R2、MHC-LILRB1 等配体受体相互作用，促进免疫抑制微环境的形成。

基于巨噬细胞在食管癌中发挥的免疫抑制作用，Yang 等发现靶向 CCR2-CCL2 信号轴可以抑制肿瘤相关巨噬细胞的浸润，并恢复 CD8$^+$ T 细胞的杀伤功能，表明靶向巨噬细胞及其 CCL2-CCR2 通路有望成为联合免疫治疗模式的策略之一。

中山大学关新元等通过对 8 例食管癌患者组织来源的单细胞测序发现，SPRY1 明显富集于高耗竭 CD8$^+$ T 细胞，进一步研究发现，成纤维细胞中 FGF2 的过表达显著上调了耗竭性 T 细胞中 SPRY1 的表达；利用 FGFR 抑制剂 AZD4547 可以阻断 FGF2 对 SPRY1 的调节作用，进而提高 T 细胞的杀伤毒性而抑制肿瘤，这为 AZD4547 联合免疫治疗应用于食管癌提供了理论基础。

此外，"老药新用"也给联合免疫治疗模式带来一定启发。暨南大学张灏教授团队发现，低剂量二甲双胍可以通过改变免疫细胞的细胞因子分泌谱、促进杀伤性功能免疫细胞的浸润而重塑食管鳞癌的肿瘤免疫微环境，这为临床开展二甲双胍联用免疫检查点抑制剂治疗食管癌提供了新的可能。

小剂量表观遗传药物（5- 氮杂胞苷和恩替诺特）可以通过减少骨髓来源免疫抑制细胞的募集和分化，从而逆转食管癌转移前微环境的免疫抑制状态。由于表观遗传药物同时具有逆转 T 细胞耗竭状态和靶向骨髓来源免疫抑制细胞等调节微环境的作用，当前其也被认为是联合免疫治疗的策略之一，有望在免疫治疗原发性及获得性耐药人群中应用。

上述研究给食管癌联合免疫治疗带来了新的希望，新的联合免疫治疗策略也正在探索中前行，未来必将进一步推动食管癌免疫治疗的精准化。

第二节　食管癌免疫治疗联合中医治疗探索

　　虽然目前免疫治疗在食管癌治疗中广泛应用，但免疫单药整体应答率为30%左右，处于较低水平，联合治疗是免疫治疗的发展趋势，中医药有望与免疫治疗结合，协同增效，且缓解免疫治疗所致毒性，但仍处于研究阶段，尚缺乏临床循证依据。

一、中医药与免疫检查点抑制剂相结合提升免疫应答

　　不可否认的是免疫检查点抑制剂的拖尾效应可能给患者带来长期持续获益，但是免疫检查点抑制剂单药使用的有效率低。因此，如何进一步增强免疫治疗的疗效是目前的研究热点，多种联合用药方案临床试验正在进行。据报道，目前免疫治疗研究领域，超过 2/3 为联合治疗的临床试验，联合方案包括免疫双药，免疫联合化疗、放疗、放化疗、抗血管生成，真实世界中还包括中药的联合应用。

　　"土壤-种子"学说是中医药参与食管癌免疫治疗的重要理论。免疫抑制微环境是免疫治疗时代背景下研究和治疗的重要调控方向，肿瘤微环境中浸润的免疫抑制性细胞及相关的免疫抑制细胞因子之间的相互作用是肿瘤免疫抑制微环境形成的关键因素，针对肿瘤微环境的"土壤"干预策略和中医药调态理论不谋而合。中医药联合免疫治疗旨在增加肿瘤抗原的释放及肿瘤抗原的呈递、改变免疫抑制微环境，从而最大限度地发挥免疫细胞的杀伤作用。

　　基础研究报道，中药复方片仔癀、葛根芩连汤、薏苡附子败酱散等可通过 IFNGR1-JAK1-STAT3-IRF1 信号、调节肠道菌群等方式协同 PD-1 抑制剂增效。黄芪是目前报道最多的可调节肿瘤免疫微环境的单药，小样本临床研究表明，黄芪多糖注射液联合免疫治疗可延长晚期肺癌总生存期（25.4 个月 vs. 26.1 个月）。多种中药提取物被证实可协同 PD-1 抑制剂增效，如鸦胆子油可通过增加肿瘤局部 CD8$^+$T 细胞数量协同 PD-1 抑制剂增强其在 B16 黑色素瘤小鼠中的抗肿瘤疗效。补骨脂提取物补骨脂异黄酮、十字花科植物代谢物 3,3'- 二吲哚甲烷、黄连素、人参皂苷 Rg3、丹参酮等也可通过改善肿瘤组织中的乏氧状态，下调 HIF-α 的表达，抑制肿瘤组织新生血管；调控肿瘤成纤维细胞和肿瘤细胞的相互作用，减少免疫负性调控分子 B7-H4 在 CD4$^+$T

细胞的表达，阻断 PD-1 与 PD-L1 的特异性结合，降低 PD-L1 的表达等多途径、多靶点调控肿瘤免疫抑制微环境。虽然基础研究中瘤种存在一定差异，但肿瘤微环境特征均有一定相似性。

结合目前临床及基础研究，在食管癌新辅助治疗阶段，中医以扶正祛邪为主要治疗原则，协同免疫增效。

治则：益气养阴，通膈散结。

方药组成及用法：扶正通膈方。黄芪 30 g，党参 15 g，麦冬 15 g，白芍 20 g，石见穿 15 g。每日 1 剂，水煎服，早晚各 1 次温服，21 天为一个疗程。

在食管癌辅助及解救治疗阶段，扶正为主，平衡阴阳，协同免疫增效。

治则：益气养阴，平衡阴阳。

方药组成及用法：黄芪 30 g，枸杞子 15 g，人参 10 g，麦冬 15 g，白芍 20 g。每日 1 剂，水煎服，早晚各 1 次温服，21 天为一个疗程。

二、免疫检查点抑制剂相关不良反应的中西医结合治疗

免疫检查点抑制剂相关毒性或不良反应称为免疫相关不良反应（irAEs），可发生于任何组织和器官，最常累及皮肤、肺、胃肠道、肝脏和内分泌器官，表现为皮疹、毛细血管增生症、免疫相关性肺炎、腹泻等。irAEs 的总体发生率为 79%～82%，其中 12%～14% 的毒性为 3～4 级，0.3%～1.3% 的毒性具有致命性，多发生于治疗开始后的 2～16 周，具体时间与涉及的组织器官有关。因此，免疫检查点抑制剂用药过程中，需要密切监测 irAEs。

免疫检查点抑制剂相关不良反应西医治疗可参照《2023 CSCO 免疫检查点抑制剂相关的毒性管理指南》。临床处理毒性按照分级原则进行，指南将毒性分为 5 个级别：G1 为轻度毒性；G2 为中度毒性；G3 为重度毒性；G4 为危及生命的毒性；G5 为与毒性相关的死亡。

毒性管理在很大程度上依赖于糖皮质激素，临床上应该根据毒性分级来判断是否使用激素，以及使用剂量和剂型。总体来说，G1、G2 级一般选择口服激素。不过，有时由于严重毒性来势凶险，例如心、肺、肝和神经系统毒性，要首选高剂量静脉滴注激素。使用激素要及时，延迟使用（超过 5 天）会影响部分免疫检查点抑制剂相关毒性的最终处理效果，例如腹泻、结肠炎。为防止毒性复发，激素减量应逐步进行（持续 4 周以上，有时需要 6～8 周或更长时间），特别是在治疗免疫相关性肺炎和肝炎时。甲状腺功能

减退和其他内分泌毒性（如糖尿病），不需要激素治疗，推荐使用替代性激素治疗。

荟萃分析显示，帕博利珠单抗最常见的 irAEs 为关节痛、肺炎和肝脏毒性，纳武利尤单抗常导致内分泌毒性，而卡瑞利珠单抗会导致反应性毛细血管增生症。

免疫检查点抑制剂相关不良反应的发生主要和调节性 T 细胞（regulatory T cell，Treg）/Th17 的失衡相关，来源于初始 CD4$^+$ T 细胞的 Th17 细胞和 Treg 细胞，二者在分化过程及功能上相互制约、相互转化，免疫检查点抑制剂治疗后，局部 Treg 细胞衰减，Th17 细胞病理性过度增殖活化造成免疫失衡，引起炎症细胞因子分泌是免疫损伤和免疫级联反应的关键因素。Treg 细胞和 Th17 细胞同源，可相互转化制约，也是中医阴阳平衡理论微观体现。阴阳平衡体现出中医药的双向免疫调节作用，"亢者抑之、陷者举之、强者折之、弱者济之"，调治阴阳可纠正机体过低或过亢的免疫状态，扶正祛邪增加免疫功能，发挥抗肿瘤作用，抑制过高的病理性免疫反应，减少 irAEs 的发生，使之达到"阴平阳秘"，恢复免疫平衡。相对放化疗，免疫联合治疗相关不良反应呈现出更多的可能性，中医药更应该在整体观、平衡观和辨证施治的原则指导下早期、全程参与。

1. 免疫性肺炎

免疫性肺炎发生率为 3%～5%，常表现为呼吸困难、咳嗽、发热及胸痛等，根据患者影像学表现及临床表现分级如下。

1 级：无明显症状，胸部 CT 上病变局限于肺叶或小于肺实质的 25%。

2 级：新出现呼吸道症状或原有症状加重，包括呼吸短促、咳嗽、胸痛、发热等；胸部 CT 示病变累及 25%～50% 的肺实质。

3 级：症状严重，日常活动受限，胸部 CT 示病变累及全部肺叶或肺实质的 50% 及以上。

4 级：危及生命的呼吸损伤。

糖皮质激素为其基础治疗，对于出现 3～4 级以上毒性者，建议停药。

根据免疫性肺炎临床表现，中医常将其归为"咳嗽""喘证""肺胀"范畴。该病早期药毒之邪侵袭肺脏，以致肺气上逆或因肺脏虚衰导致咳嗽；随着病程进展，外邪入里，呼吸逐渐困难，甚则张口抬肩、鼻翼翕动、不能平卧、喘息之症出现。目前临床上运用中医药防治免疫检查点抑制剂所致肺炎的报道较少，基础研究发现小柴胡汤、黄连、黄柏、姜黄素及黄芩等均具有抑制自身免疫炎性反应，抑制纤维化的作用。免疫性肺炎的中医治疗可根据其临床表现，参考目前基础研究，辨证施治。

初期症见咳嗽，咳痰色白且质清稀，喘促，胸闷不明显者，辨证为风寒袭肺证。

治则：疏风解表散寒。

方药组成及用法：麻黄10g，紫苏10g，防风10g，荆芥10g，藁本10g，细辛3g，生姜10g。每日1剂，水煎服，早晚各1次温服，根据病程调整用药时间。

初期症见咳嗽有痰，痰质黏稠色黄，并伴有喘促、气急者，辨证为风热袭肺证。

治则：辛凉解表，清肺平喘。

方药组成及用法：麻黄9g，杏仁9g，石膏18g，炙甘草6g，黄芩10g，桑白皮10g。每日1剂，水煎服，早晚各1次温服，根据病程调整用药时间。

病程中期，症见呼吸困难，张口抬肩，不能平卧，咳痰色黄者，辨证为痰热郁肺。

治则：清热泻肺，化痰止咳。

方药组成及用法：麻杏二三汤加减。麻黄10g，杏仁10g，化橘红12g，半夏10g，茯苓15g，苏子10g，莱菔子10g，白芥子3g，诃子6g，甘草5g，浙贝母10g，瓜蒌10g，黄芩10g。每日1剂，水煎服，早晚各1次温服，根据病程调整用药时间。

病程晚期（后遗症），症见喘促气短，气怯声低，咳声低弱，痰吐清稀或有呼多吸少气不得续，或有烦热而渴，两颧潮红，或有足冷，口咽干燥，汗出如油，辨证为肺肾两虚。

治则：补肺益肾，降气平喘。

方药组成及用法：参赭镇气汤加减。代赭石15g，芡实10g，山药12g，山萸肉10g，生牡蛎15g，白芍10g，苏子10g，附子6g，炒白术10g，茯苓16g，白芥子10g，人参6g。每日1剂，水煎服，早晚各1次温服，21天为一个疗程。

此外，研究发现存在既往肺部相关疾病史，如气胸、哮喘、胸腔积液、肺结核等；或胸部放疗史和联合化疗史；高龄（年龄≥70岁）及吸烟史；肿瘤病理性质为鳞癌等因素者免疫性肺炎发生率较高。对于上述人群可在免疫检查点抑制剂用药期间联合应用中药，以防免疫性肺炎的发生，具体方药如下。

方药组成及用法：黄芩 10 g，黄连 5 g，黄柏 5 g，黄芪 15 g。每日 1 剂，水煎服，早晚各 1 次温服，21 天为一个疗程。

2. 免疫性皮炎

免疫性皮炎表现多样，西医分为斑丘疹 / 皮疹、瘙痒、大疱性皮炎 / Steven-Johnson 综合征 / 中毒性表皮坏死松解症 3 个类别，并按照严重程度进行分级治疗。

中医认为免疫检查点抑制剂多具有辛热之性，药毒入里化热，流注肌肤，故出现皮肤红肿、皮疹、红斑、血疱甚至溃烂，伴疼痛或瘙痒等临床表现，多归属中医热毒蕴结证。

治则：清热凉血，解毒生肌。

外用方药组成及用法：大黄 20 g，牡丹皮 20 g，紫草 10 g，马齿苋 20 g，苦参 20 g。每日 1 剂，水煎后药液外敷，早晚各 1 次，21 天为一个疗程。

内服方药组成及用法：仙方活命饮加减。每日 1 剂，水煎服，早晚各 1 次温服，21 天为一个疗程。

免疫治疗期间中医调护：免疫治疗期间应避免生冷、刺激饮食，可适当服用灵芝孢子类制品以增强免疫调节。

第三节　食管癌靶向治疗适应证

一、概述

食管癌有两种最为常见的组织学亚型，分别为食管腺癌和食管鳞癌。其中吸烟和饮酒、*ALDH2* 基因突变是食管鳞癌的主要原因，肥胖和巴雷特食管是食管腺癌的主要原因。目前已经证实靶向治疗在食管癌的治疗中具有重要地位，比较典型的药物包含针对 HER-2 靶点的曲妥珠单抗，针对 EGFR 靶点的西妥昔单抗，针对 VEGF 靶点的贝伐珠单抗和针对 VEGFR 的雷莫芦单抗（图 6-11）。

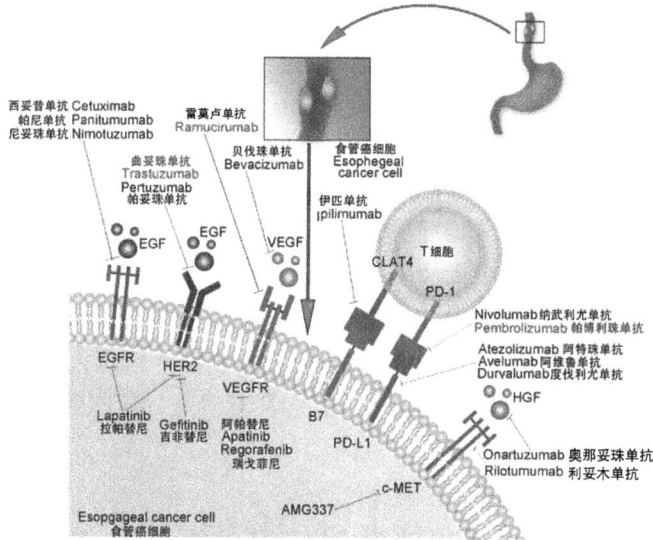

图 6-11　食管癌相关的药物靶点和药物

注：曲妥珠单抗、雷莫卢单抗、帕博利珠单抗为 FDA 批准；其他为临床研究的药物。

图 6-12、图 6-13 显示，食管癌突变基因主要是 *TP53*、*CDKN2A*、*PIK3CA* 等，但目前食管的靶向药物主要针对 EGFR、HER-2、VEGFR、MET 等蛋白过表达引起的增殖通路刺激增强。实际获批的药物并不是很多，使用这些药物所需的条件如下：曲妥珠单抗是针对 HER-2 蛋白高表达的食管癌，需要免疫组化检测组织样本 HER-2 为高表达。具体使用的时候需要与化疗联合。雷莫芦单抗针对 VEGFR，一般无须通过基因测序来验证 VEGFR 的表达或扩增。使用的时候需要与化疗联合（图 6-14）。

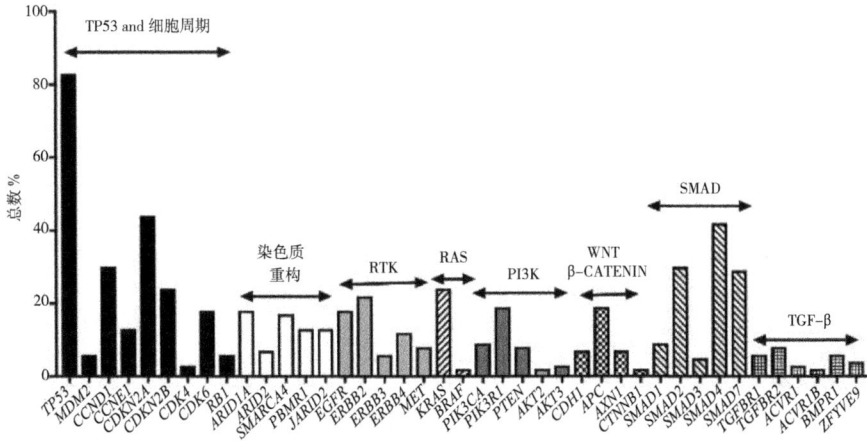

图 6-12　食管腺癌的主要基因突变及其频率

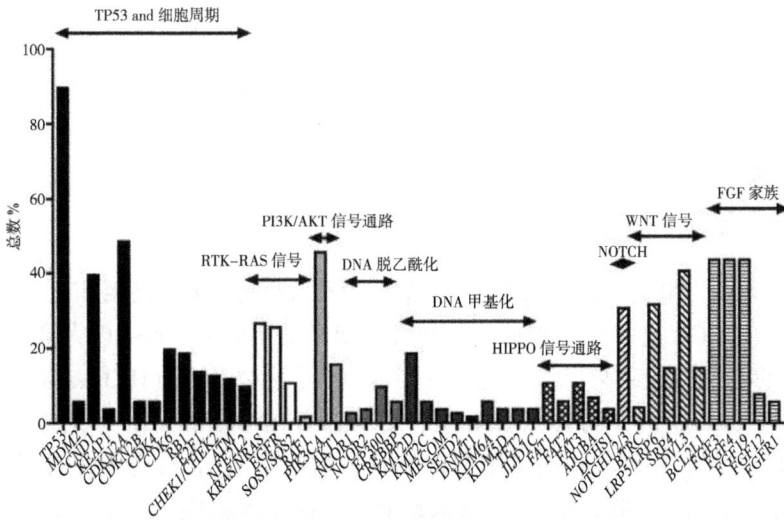

图 6-13　食管鳞癌的主要基因突变及其频率

Agent	靶点Targets	Results 临床试验结果	食管癌亚型Cancer type	References
Cetuximab 西妥昔单抗	EGFR	mPFS (Placebo vs. Cetuximab): 2.0 months vs. 2.9 months mOS (Placebo vs. Cetuximab): 3.0 months vs. 5.1 months	EAC	13
Nimotuzumab 尼妥珠单抗	EGFR	mPFS: 13.9 months mOS: 9 months	ESCC	18
Gefitinib 吉非替尼	EGFR	mPFS: 2.2 months mOS: 6.1 months	ESCC	22
Icotinib 埃克替尼	EGFR	mPFS: 1.7 months mOS: 3.73 months	ESCC	26
Trastuzumab 曲妥珠单抗	HER-2	mPFS: 7.8 months mOS: 16 months	EAC	33
Lapatinib 拉帕替尼	HER-3	PFS: 6.0 months OS: 12.2 months	ESCC	38
Bevacizumab 贝伐珠单抗	VEGF/ VEGFR	3-year overall survival (chemotherapy alone group vs. bevacizumab group): 48.1% vs. 50.3%	EAC	46
Ramucirumab 雷莫芦单抗	VEGF/ VEGFR	mPFS: 5.1 months mOS: 5.2 months	GEJ	50
Endostar and 恩度与化疗 Chemotherapy	VEGF/ VEGFR	PFS > 8 months	ESCC	55
Sunitinib 舒尼替尼	VEGF/ VEGFR	mPFS (Sunitinib+FOLFIRI vs. Sunitinib+Placebo): 3.5 months vs. 3.3 months	GEJ	57
Sorafenib 索拉菲尼	VEGF/ VEGFR	mPFS: 5.8 months mOS: 13.6 months	GEJ	58
Apatinib 阿帕替尼	VEGF/ VEGFR	PFS: 3.8 months OS: 6.96 months	ESCC	60
Anlotinib 安罗替尼 帕德丽珠单抗	VEGF/ VEGFR	mPFS (Placebo vs. Anlotinib):1.4 months vs. 3.0 months Disease control rates (DCR): 38.1%	ESCC	63

图 6-14　食管癌治疗药物的临床试验

目前 NCCN 指南一线推荐的食管癌靶向治疗仅针对食管腺癌，食管腺癌生物学行为类似胃癌，针对 HER-2 过表达阳性食管腺癌，一类推荐治疗方案为曲妥珠单抗联合氟尿嘧啶 + 奥沙利铂 / 顺铂，联合或不联合帕博利珠单抗。此外针对 HER-2 过表达，口服拉帕替尼靶向治疗。食管腺癌二线靶向治疗药物包括针对 VEGFR 的雷莫芦单抗，以及 HER-2 过表达抗体药物偶联制剂类单药治疗。

二、食管 - 胃交界处腺癌靶向治疗

1. "双妥"联合 FLOT 方案围手术期治疗，pCR 显著提高至 35%

PETRARCA 是一项多中心、随机化的 II / III 期研究，ESMO 大会公布了该试验的 II 期研究结果。该研究纳入了 81 例可手术切除的 HER-2 阳性胃食管腺癌患者，随机分为 A 组和 B 组：A 组患者在术前和术后分别接受 4 周期的 FLOT 方案（奥沙利铂 + 多西他塞 + 氟尿嘧啶）治疗；B 组患者在接受 FLOT 方案基础上，联合抗 HER-2 双靶向药物曲妥珠单抗 + 帕妥珠单抗（"双妥"）治疗，并在完成 4 周期 FLOT 方案 + "双妥"辅助治疗后，再用"双妥"治疗 9 个周期。结果显示，在两组患者基线平衡的情况下，"双妥"+FLOT 方案组的 pCR 率明显优于单用 FLOT 方案组，为 35% vs. 12%（P=0.02），达到了主要研究终点。此外，"双妥"+FLOT 方案组的中位 DFS 未达到，而 FLOT 方案组的中位 DFS 为 26 个月（HR 0.576，P=0.14）。

2."双妥"+ 化疗一线治疗 GEJC，降低 15% 死亡风险

JACOB Ⅲ期研究评估了"双妥"联合化疗与曲妥珠单抗 + 化疗一线治疗 HER-2 阳性食管 - 胃交界处癌患者。既往的中期分析显示，两组的中位 OS *HR* 为 0.77（*P*=0.017），未达到预设的 *P*=0.0157，错失主要研究终点。ESMO 大会公布了 JACOB 研究的最终结果分析。结果显示，"双妥"+ 化疗组的中位 OS 较曲妥珠单抗 + 化疗组延长了 3.9 个月（18.1 个月 *vs.* 14.2 个月），降低了 15% 死亡风险（*HR* 0.85）。此外，"双妥"+ 化疗组的中位无进展生存期也优于对照组（8.5 个月 *vs.* 7.2 个月，*HR* 0.73），客观缓解率也得到提高（57.0% *vs.* 48.6%）。

3.PRS-343 治疗 HER-2 阳性实体瘤初显疗效，或可增效免疫治疗

PRS-343 是一种双特异性抗肿瘤药物的融合蛋白，可以靶向 HER-2 和 T 细胞上的共刺激免疫受体 CD 137，具有抗 HER-2 和激活免疫杀伤肿瘤的作用，ESMO 大会公布了它治疗 HER-2 阳性实体瘤的 I 期研究。这项研究纳入 74 例既往多线治疗失败的晚期实体瘤患者进行 PRS-343 单药治疗，其中接受过 5 线及以上的患者占了 38%（包括抗 HER-2 治疗）。入组的患者中有 27 例（36%）为胃食管癌患者。结果显示，在可评估疗效的患者中 *ORR* 为 12%，*DCR* 为 52%。在 q2w、8 mg/kg 及以上的剂量组中，*ORR* 为 40%，*DCR* 为 70%。同时，研究观察到经 PRS-343 治疗后，起效患者的 CD8$^+$ T 细胞数量得到提高。

4. 雷莫芦单抗 +FLOT 方案围手术治疗食管 - 胃交界处癌，成功提高 HER-2 阴性食管 - 胃交界处癌 R0 切除率

RAMSES/FLOT7 Ⅱ / Ⅲ期研究纳入了 180 例 HER-2 阴性可手术切除食管 - 胃交界处癌患者，随机分为 A 组和 B 组：A 组患者在术前和术后分别接受 4 个周期的 FLOT 方案；B 组患者在 FLOT 方案基础上联合雷莫芦单抗进行治疗。数据显示，两组的病理学缓解率无统计学差异（FLOT 方案组 30% *vs.* 雷莫芦单抗 +FLOT 方案组 27%），相比单用 FLOT 方案组，加用雷莫芦单抗可以显著提升 R0 切除率，分别为 97% *vs.* 83%（*P*=0.0049）。在雷莫芦单抗 +FLOT 方案组中，患者在术前更少出现疾病进展（1% *vs.* 6%），更多患者能进行到手术阶段（98% *vs.* 93%）和进行切除性手术（98% *vs.* 89%）。亚组分析显示，雷莫芦单抗 +FLOT 方案组的 R0 切除相关获益在不同特征人群中都

可见到，在 cT3/T4 人群中更明显，特别是 T4 分期的患者（100% *vs.* 25%）和弥漫 / 混合型组织学（95% *vs.* 77%）的患者。

5.DS-8201 治疗 HER-2 低表达的疗效可观

DS-8201 是靶向 HER-2 的抗体药物偶联制剂，既往研究显示它后线治疗 HER-2 阳性晚期乳腺癌、肺癌、胃癌等多癌种都有令人满意的疗效。DESTINY-Gastric01 Ⅱ期研究报告 DS-8201 治疗 HER-2 低表达 GEJ 腺癌的疗效。该研究在主队列中纳入了 HER-2 阳性（IHC 3+ 或 IHC 2+/FISH+）的 GEJ 腺癌患者，随机接受 DS-8201 或医师选择的单药化疗（伊立替康或紫杉醇）治疗。在探索性队列中，队列 1 纳入 20 例 HER-2 IHC 2+/FISH- 患者，队列 2 纳入 24 例 HER-2 IHC 1+ 患者。结果显示，在主队列中，DS-8201 治疗 HER-2 阳性总人群的 *ORR* 达到 51.3%，优于单药化疗的 14.3%（*P* < 0.0001）。两组经确认的 *ORR* 分别为 42.9% *vs.* 12.5%，DCR 为 85.7% *vs.* 62.5%，中位缓解持续时间为 11.3 个月 *vs.* 3.9 个月。在探索性的 HER-2 低表达队列中，队列 1 和队列 2 的 *ORR* 分别为 36.8% 和 19.0%，经确认的 ORR 为 26.3% 和 9.5%，*DCR* 为 89.5% 和 71.4%，中位缓解持续时间为 7.6 个月和 12.5 个月。DS-8201 不仅对 HER-2 阳性患者的治疗效果优于常规化疗，而且对 HER-2 低表达患者同样展现了可观且持久的疗效。

三、食管鳞癌靶向治疗

目前食管鳞癌的靶向药物，主要针对 EGFR-TKI 及 VEGFR-TKI。针对 EGFR 通路药物包括单抗类的尼妥珠单抗，TKI 包括吉非替尼、埃克替尼，以及甲磺酸莱洛替尼胶囊等多靶点抑制剂（对 EGFR、HER-2、HER-4、RIPK2、IRAK1、BTK 和 BLK）。针对肿瘤血管靶向药物包括阿帕替尼、恩度、安罗替尼，基于安罗替尼的 ALTER-1102 研究，2019 年版 CSCO 指南将其以二线Ⅱ级证据列入指南，安罗替尼组的 PFS 较安慰剂组延长了 1.61 个月（3.02 个月 *vs.* 1.41 个月）（图 6-15）。

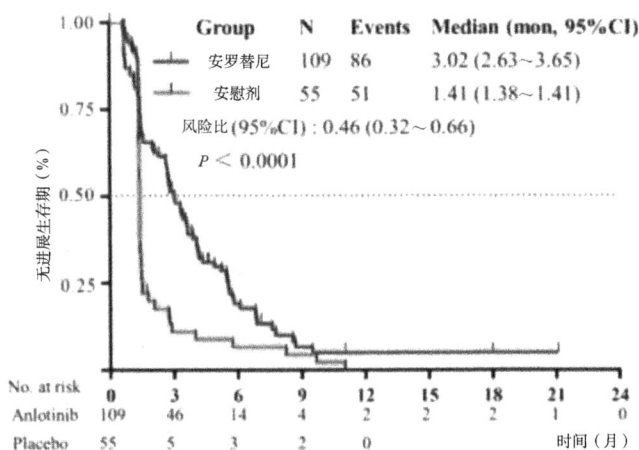

图 6-15　安罗替尼组与安慰剂线 PFS

第四节　食管癌靶向治疗联合中医治疗探索

一、中药联合安罗替尼治疗晚期食管癌

晚期食管癌患者吞咽困难明显，营养状态较差，体力状态差。化学治疗易引起恶心呕吐等消化道症状，加重营养不良。临床上可选用安罗替尼联合中医方案治疗晚期食管癌，发挥中药减毒增效作用。

安罗替尼是一种酪氨酸激酶抑制剂，已经在肺癌和其他癌症的治疗中得到广泛应用。近年来，关于安罗替尼治疗食管癌的研究也得到了一定的进展。一项名为 ATTRACTION-3 的多中心、随机、双盲、安慰剂对照临床试验，对比了安罗替尼联合化疗与安慰剂联合化疗在晚期普通型食管癌治疗中的疗效。该研究结果显示，安罗替尼联合化疗组的总生存期和无进展生存期均显著优于安慰剂联合化疗组。同时，安罗替尼联合化疗组的不良反应也较为轻微。这项研究结果已于 2020 年在《柳叶刀》杂志上发表。此外，另一项名为 JCOG1510 的研究，也探究了安罗替尼联合放疗在食管癌治疗中的作用。该研究结果显示，安罗替尼联合放疗组的无进展生存期显著优于单纯放疗组，但在总生存期方面则未能达到统计学显著差异。这项研究结果已于

2020 年在 *Journal of Clinical Oncology* 上发表。综上所述，安罗替尼在治疗食管癌方面已经展现出一定的疗效，并有望成为未来食管癌治疗的重要药物之一。不过，安罗替尼的具体疗效还需要更多的研究来确认，并需要根据患者具体情况进行综合治疗方案的选择。

安罗替尼应用过程中易出现常见的不良反应包括：消化系统不良反应，如恶心、呕吐、腹泻、食欲减退等；皮肤反应，如皮疹、瘙痒、干燥等；非特异性症状，如疲劳、乏力、发热等；肝功能异常，如 ALT、AST 等转氨酶升高，偶有肝损害；骨髓抑制，如贫血、白细胞减少、血小板减少等；难以忍受的胃肠道不良反应，如剧烈腹泻或呕吐。

目前，有一些研究探讨了中药对于缓解安罗替尼引起的消化道不良反应的作用。一项名为"四君子汤治疗安罗替尼引起的恶心和呕吐"的研究，探讨了四君子汤治疗安罗替尼引起的恶心和呕吐的疗效。该研究结果显示，四君子汤可以显著减轻患者的恶心和呕吐症状，而且没有明显的不良反应。另外，还有一些研究表明，某些中药如茯苓、白术、半夏等具有调节胃肠功能的作用，可能对缓解安罗替尼引起的消化道不良反应有帮助。

刘沈林自拟健脾养正消癥方，组成为党参 15 g，黄芪 30 g，炒白术 10 g，茯苓 10 g，淮山药 15 g，生薏苡仁 30 g，陈皮 6 g，木香 10 g，当归 10 g，白芍 10 g，三棱 10 g，莪术 10 g，石打穿 15 g，炙甘草 6 g。此方联合安罗替尼治疗晚期食管癌取得良好疗效，服用 2 个周期后客观缓解率为 26.67%，疾病控制率为 70%，KPS 评分好转率优于单纯服用安罗替尼；疼痛、恶心、困倦及食欲下降等症状也得到明显改善；安罗替尼靶向治疗所致的疲乏、高血压、腹泻的发生率明显降低。

二、中药联合尼妥珠单抗治疗晚期食管癌

尼妥珠单抗是一种抗表皮生长因子受体的单克隆抗体，已被广泛应用于多种癌症的治疗中，包括晚期结直肠癌、肺癌和头颈部鳞状细胞癌等。近年来，尼妥珠单抗也被用于食管癌的治疗，并取得了一定的研究进展。

一项名为 REAL-3 的随机、开放标签临床试验比较了尼妥珠单抗联合化疗与单独化疗在晚期食管癌患者中的疗效。该研究结果显示，尼妥珠单抗联合化疗组的总生存期和无进展生存期均显著优于单独化疗组，且不良反应较

为轻微。这项研究结果已于 2009 年在《柳叶刀》杂志上发表。此外，另一项名为 EXPAND 的研究也比较了尼妥珠单抗联合化疗和单独化疗在晚期食管癌患者中的疗效。该研究结果同样显示，尼妥珠单抗联合化疗组的总生存期和无进展生存期均显著优于单独化疗组。该研究结果已于 2011 年在 *Annals of Oncology* 上发表。

综上所述，尼妥珠单抗联合化疗在治疗食管癌方面已经得到证实，并且被欧盟和美国 FDA 批准用于治疗晚期食管癌。尼妥珠单抗的使用也存在一定的不良反应，如皮疹、腹泻、疲劳等。

目前对于中药治疗尼妥珠单抗引起的皮疹的研究仍相对较少，但有一些初步的研究表明，某些中药可以对此类皮疹有一定的缓解作用。一项名为"柴胡清肝汤治疗尼妥珠单抗相关皮疹的临床疗效观察"的研究，观察了中药柴胡清肝汤治疗尼妥珠单抗相关皮疹的疗效。该研究结果显示，柴胡清肝汤可以显著减轻患者的皮疹症状，并且没有明显的不良反应。另外，还有一些研究表明，黄芩、黄连等中药也具有一定的减轻尼妥珠单抗相关皮疹的作用。虽然这些研究初步表明中药可能对减轻尼妥珠单抗相关皮疹有帮助，但这些结果还需要更多的临床研究来证实。

"中药治疗尼妥珠单抗相关性腹泻的临床研究"观察了中药治疗尼妥珠单抗相关性腹泻的疗效。该研究结果显示，采用中药治疗的患者腹泻的症状明显缓解，而且没有明显的不良反应。另外，还有一些研究表明，一些中药如黄连、黄芩、苦参、大黄等具有抗炎、抗菌、通便等作用，可能对缓解尼妥珠单抗引起的腹泻有帮助。

三、中药联合曲妥珠单抗治疗晚期食管癌

曲妥珠单抗是一种靶向治疗食管癌的药物，它可以结合癌细胞表面的 HER-2 受体，从而阻止癌细胞的生长和扩散。一项名为"曲妥珠单抗联合化疗治疗晚期食管癌的疗效评估"的研究发现，曲妥珠单抗联合化疗在治疗晚期食管癌方面具有显著的疗效。该研究表明，曲妥珠单抗联合化疗可以显著延长患者的无进展生存期和总生存期，同时可以减轻患者的疼痛和提高生活质量。另一项名为"曲妥珠单抗治疗 HER-2 阳性晚期食管癌的临床疗效"的研究发现，曲妥珠单抗在治疗 HER-2 阳性晚期食管癌方面具有较好的疗效。该研究表明，曲妥珠单抗可以显著延长患者的无进展生存期和总生存期，同

时可以减轻患者的症状。

曲妥珠单抗与传统化疗相比不良反应相对较小，但仍然可能会引起一些不良反应。以下是曲妥珠单抗治疗食管癌可能的不良反应。皮疹：曲妥珠单抗可能会引起轻度或中度的皮疹，严重的皮疹较为罕见。恶心、呕吐和腹泻：这些消化系统症状是曲妥珠单抗治疗的常见不良反应。一般来说，这些不良反应会在治疗结束后消失。疲劳：曲妥珠单抗可能会引起轻度至中度的疲劳感。鼻塞、喉咙痛和头痛：这些不良反应通常较轻，但也可能会影响患者的生活质量。血液系统不良反应：曲妥珠单抗可能会导致白细胞和血小板数量下降，从而增加感染和出血的风险。心脏问题：曲妥珠单抗可能会引起心脏问题，如心律不齐、心肌梗死和心力衰竭等。

研究证明，中药制剂心脉隆注射液针对蒽环类药物、曲妥珠单抗序贯治疗乳腺癌所致心脏毒性，可明显改善患者临床症状和心肌损伤，降低血液黏度，抑制血清 IL-6 和 TNF-α 水平。

四、食管癌靶向治疗并发皮疹的中医治疗

皮疹是靶向治疗后最常见的皮肤不良反应，多分布在面部、颈部及头部等，多伴瘙痒难以耐受。中医认为该病属于"药毒疹"范畴，《素问·生气通天论》中有"汗出见湿，乃生痤痱""劳汗当风，寒薄为皶，郁乃痤"的描述，意思是邪气郁于肌肤腠理而致皮疹。《素问·评热病论》中有："邪之所凑，其气必虚。"病因病机为素体禀赋不耐，药毒内侵。《EGFR-TKI 不良反应管理专家共识》中推荐使用加减荆防四物汤内服结合消疹止痒汤外洗治疗表皮生长因子受体酪氨酸激酶抑制剂不良反应。加减荆防四物汤组成：荆芥 10 g，防风 10 g，生地黄 20 g，赤芍 10 g，当归 10 g，川芎 10 g，白鲜皮 15 g，紫草 10 g，蝉蜕 10 g，甘草 6 g。消疹止痒汤组成：黄柏 30 g，苦参 30 g，徐长卿 30 g，地肤子 30 g，白鲜皮 30 g，百部 30 g，山楂 30 g，乌梅 30 g，当归 30 g，飞扬草 30 g。

各家学说：崔慧娟等应用"止痒平肤液"（黄芩、苦参、白鲜皮、马齿苋等）湿敷或浸洗患处，治疗后皮肤瘙痒、皮疹，以及脱屑等皮肤毒性均有改善（$P < 0.05$，2b 级），从而明显改善患者的生活质量。王学谦等运用养阴清热之自拟皮疹颗粒治疗表皮生长因子受体酪氨酸激酶抑制剂相关皮疹患者，结果表明皮疹缓解率为 86.5%，中医症状改善显著。李陆振等用金银

花煎汤内服、外洗治疗厄洛替尼所致皮疹者，治疗 7 日后，治疗总有效率为 78.95%，KPS 评分总有效率为 94.74%。张誉华等用养肺消疹方口服、外用治疗靶向药物所致皮疹，结果表明治疗组（养肺消疹方口服、外用）皮疹分级疗效总有效率为 75.00%，高于对照组（氢化可的松乳膏外涂）的 55.00%，且治疗组生活质量评分、中医证候疗效均明显优于对照组。

五、食管癌靶向治疗并发高血压的中医治疗

高血压是常见的抗血管生成类靶向药物不良反应之一。抗血管药物所致高血压的发生机制尚未完全明确，可能与微血管网络稀疏、活性氧簇的合成增多等有关。中医认为该病可属"头痛""眩晕"等范畴。"诸风掉眩，皆属于肝"，治疗上可从肝阳、肝风论治。《高血压中医诊疗专家共识》中提出，治疗肝阳上亢型高血压，宜以天麻钩藤饮为主；痰饮内停型高血压，宜以半夏白术天麻汤为主；肾阴亏虚型高血压，宜以六味地黄丸为主。王同彪等利用养阴清热法治疗甲磺酸阿帕替尼相关性高血压，患者在服用降压药基础上饮用中药代茶饮，5 日后患者血压明显下降，且保持稳定。刘万美采用穴位降压操训练（太阳、曲池等）治疗阿帕替尼并发高血压，可明显改善患者舒张压及收缩压，提高生活质量评分。综上所述，中医药治疗方法可在一定程度上缓解靶向药物相关性高血压，高血压患者治疗期间应积极改善不良生活习惯，从而更有效地保持血压稳定，提高健康水平。

参考文献

[1] Ken Kato.Nivolumab versus chemotherapy in patients with advanced oesophageal squamous cell carcinoma refractory or intolerant to previous chemotherapy （ATTRACTION-3）: a multicentre, randomised, open-label, phase 3 trial[D].Lancet Oncol. 2019.

[2] Huiyan Luo.ESCORT-1st Investigators.Effect of Camrelizumab vs Placebo Added to Chemotherapy on Survival and Progression-Free Survival in Patients With Advanced or Metastatic Esophageal Squamous Cell Carcinoma: The ESCORT-1st Randomized Clinical Trial[D].JAMA.2021.

[3] Sun JM. KEYNOTE-590 Investigators.Pembrolizumab plus chemotherapy versus chemotherapy alone for first-line treatment of advanced oesophageal cancer （KEYNOTE-590）: a randomised, placebo-controlled,

phase 3 study[D].Lancet. 2021.

[4] VAN HAGEN P. Preoperative chemoradiotherapy for esophageal or junctional cancer[D]. N Engl J Med，2012.

[5] KOJIMA T. Randomized Phase Ⅲ KEYNOTE-181 Study of Pembrolizumab Versus Chemotherapy in Advanced Esophageal Cancer[D]. J Clin Oncol，2020.

[6] YU J X，HODGE J P，OLIVA C，et al.Trends in clinical development for PD-1/PD-L1 inhibitors[J].Nature Reviews Drug Discovery，2020，19（3）：163-164.

[7] TSAO S M，WU T C，CHEN J Z，et al. Astragalus polysaccharide injection（PG2）normalizes the neutrophil-to-lymphocyte ratio in patients with advanced lung cancer receiving immunotherapy[J]. Integrative cancer therapies，2021，20：1534735421995256.

[8] MENG J，YU Z，CHEN H，et al. Brucea javanica oil emulsion significantly improved the effect of anti-programmed cell death protein-1 immunotherapy[J].Phytomedicine，2022，107：154446.

[9] 秦叔逵，李进，郭军 . 中国临床肿瘤学会（CSCO）免疫检查点抑制剂相关的毒性管理指南 [M]. 北京：人民卫生出版社 .2019.

[10] LU，YUE，KIM，et al.Cambogin suppresses dextran sulphate sodium - induced colitis by enhancing Treg cell stability and function[J].British Journal of Pharmacology，2018，175（7）：1085-1099.

[11] Kaempferol enhances the suppressive function of Treg cells by inhibiting FOXP3 phosphorylation[J].International Immunopharmacology. 2015，28（2）：859-865.

[12] JI Y，XUE Y，YIWEI C，et al.Identification of Baicalin as an Immunoregulatory Compound by Controlling TH17 Cell Differentiation [J].Plos One，2011. 6（2）：e17164.

[13] CASTRO C N，André s E. Barcala Tabarrozzi，Winnewisser J，et al.Curcumin ameliorates autoimmune diabetes. Evidence in accelerated murine models of type 1 diabetes[J].Clinical & Experimental Immunology，2014，177（1）：149-160.

[14] LI Z，ZHANG L，HE W，et al.Astragalus membranaceus Inhibits

Peritoneal Fibrosis via Monocyte Chemoattractant Protein （MCP）-1 and the Transforming Growth Factor-β1 （TGF-β1） Pathway in Rats Submitted to Peritoneal Dialysis[J].International Journal of Molecular Sciences，2014，15（7）：12959-12971.

[15] Mohanan P，Subramaniyam S，Mathiyalagan R，et al. Molecular signaling of ginsenosides Rb1，Rg1，and Rg3 and their mode of actions[J]. Journal of ginseng research，2018，42（2）：123-132.

[16] Kunnumakkara A，Bordoloi D，Harsha C，et al.Curcumin mediates anticancer effects by modulating multiple cell signaling pathways[J].Clinical Science，2017，131（15）：1781-1799.

[17] Phllips GS，Wu J，Hellmann MD，et al. Treatment outcomes of immune -related cutaneous adverse events ［J］. Journal of Clinical Oncology，2019，379（30）：2746-2758.

[18] 李颖贤，李思. 中西医结合护理在 PD-1 抑制剂治疗患者中的应用 [J]. 实用临床护理学电子杂志，2019，4（33）：41，60.

[19] Jing Huang.Anlotinib for previously treated advanced or metastatic esophageal squamous cell carcinoma：A double-blind randomized phase 2 trial[D]. Cancer Med. 2021.

[20] Hinner MJ.Tumor-Localized Costimulatory T-Cell Engagement by the 4-1BB/HER2 Bispecific Antibody-Anticalin Fusion PRS-343[D].Clin Cancer Res. 2019.

[21] Chin K，Yamamoto S，Takahashi M，et al. Effectiveness of taxanes following nivolumab in patients with advanced esophageal squamous cell carcinoma：a retrospective chart review of patients in ATTRACTION-3[J]. Esophagus，2023 Apr;20（2）：302-308.

[22] Higuchi T，Shoji Y，Koyanagi K，et al. Multimodal Treatment Strategies to Improve the Prognosis of Locally Advanced Thoracic Esophageal Squamous Cell Carcinoma：A Narrative Review[J]. Cancers （Basel），2022，20，15（1）：10.

[23] 张微，孙魏，胡玥，等. 健脾养正消癥方加减联合安罗替尼二线治疗晚期食管癌的临床研究 [J]. 实用临床医药杂志，2022.26（15）；30-35.

[24] 中国抗癌协会肺癌专业委员会.EGFR-TKI 不良反应管理专家共

识.中国肺癌杂志，2019，22（2）：57-81.

[25] 中华中医药学会心血管病分会.高血压中医诊疗专家共识.中国实验方剂学杂志，2019，25（15）：217-221.

[26] 张旭，谭可欣，李嘉，等.止痒平肤液对表皮生长因子受体抑制剂相关皮损的治疗作用.海南医学院学报，2022，28（7）：499-506.

第七章 晚期食管癌中西医结合治疗

第一节 晚期食管癌中医药抗肿瘤治疗

食管癌早期症状隐匿，不易被察觉，大部分患者诊断时已处于中晚期。食管癌患者近 50% 在初始诊断时即出现远处转移，其余早中期患者也有 25% 最终发展为远处转移。除少数可通过转化治疗行根治术外，大多数晚期食管癌患者不能得到治愈。既往研究结果及目前正在进行的临床研究结果显示，接受现代医学规范治疗的食管癌患者中位生存期可达 17 个月。然而在目前我国的真实世界研究里，患者生存期远低于此，究其原因可能是我国晚期食管癌患者本身的临床特征未必符合国际临床研究入组标准（除良好的体力状况外，仍要求其具有非常好的心理状况及经济基础）。

在中国，大多数晚期食管癌患者都会在不同治疗阶段寻求中医药治疗。在中医基础理论的指导下，辨证与辨病相结合，通过对各种不同的中医治疗手段合理地、有计划地使用，中医整体治疗优势得到最大限度发挥。众多研究也证实了中医药在改善症状、增加西医治疗耐受性、增强机体免疫、提高生活质量方面具有明显优势。

一、适应人群

1. 不能接受现代医学治疗的患者
由于年龄、基础病及个人意愿等原因不能接受现代医学治疗的患者。

2. 不能耐受现代医学治疗的患者
晚期患者无手术指征或多程治疗后耐药的患者。

晚期食管癌临床症状特征可以总结为"噎－吐－痛－梗－衰"，很好地概括了食管癌的发病过程。食管癌病性为本虚标实，不接受现代医学治疗的患者往往以邪实为主，或正虚邪实兼顾，不能耐受现代医学治疗的患者往往以正虚为主。在临床中可根据患者类别及邪正盛衰程度，选择或加载对应的汤药或中成药。

二、中医药抗肿瘤治疗

1. 不能接受现代医学治疗的患者

（1）痰气交阻证

临床表现：吞咽梗阻，泛吐清涎，咽下梗塞，食入即吐，或朝食暮吐，胃脘胀痛，舌绛少津，大便干结。舌质暗红，苔薄黄腻，脉弦细而滑。

中医治则：润燥解郁，化痰降逆。

经方汤剂：启膈散（《医学心悟》卷三）。

药物组成：沙参、丹参、茯苓、川贝母、郁金、砂仁壳、荷叶蒂。

辨证加减：若大便溏薄，次数频，加白扁豆、诃子；若嗳气频频，加八月札、代赭石；若呕吐反酸，加姜川连、煅瓦楞子。

证据描述：《医学心悟》："凡噎膈，不出胃脘干槁四字。""噎膈，燥证也，宜润。"故方中用沙参滋阴润燥而清肺胃，可以改善食管癌晚期患者的津亏症状。一项随机对照临床研究将 40 例食管癌患者随机分为治疗组（20 例）和对照组（20 例）。对照组患者应用 DM 方案化疗，治疗组在此基础上联合启膈散。结果显示，在治疗 2、4 个周期后，治疗组吞咽困难症状积分较对照组更低（$P < 0.05$），且在白细胞减少、恶心呕吐、便秘、脱发等症状改善上均具有显著优势（$P < 0.05$）。

（2）痰瘀互结证

临床表现：食不能下，或食入易吐，黏涎较多，甚则滴水不入，胸膈疼痛，固定不移，肌肤焦枯，大便坚硬，形体消瘦，舌有瘀斑或舌系带青紫，苔腻，脉细涩或弦滑。

中医治则：理气化痰，活血散瘀。

经方汤剂：半夏泻心汤（《伤寒论·辨太阳病脉证并治》）。

药物组成：清半夏、黄芩、黄连、干姜、生晒参、炙甘草、大枣、升麻、生地黄、牡丹皮、喜树果、水蛭、威灵仙、山豆根。

辨证加减：湿重者加滑石、通草、土茯苓；热盛者加石膏、青蒿；阴虚口渴者重用生地黄，加知母、天花粉；瘀血重者加桃仁、红花、蜈蚣。

证据描述：食管癌病变部位主要在胸骨柄及剑突下，传统中医谓之心下，《金匮要略》中有"呕而肠鸣，心下痞者，半夏泻心汤主之"，故用半夏泻心汤调整中上焦寒热错杂，减轻进食哽咽感症状。一项回顾性队列研究将 70 例晚期食管癌患者分为在最佳支持治疗基础上联合半夏泻心汤加味治疗组和单纯最佳营养支持对照组。4 周后结果显示：在缓解进食哽咽、胸背痛、纳差、呕吐痰涎等方面治疗组均优于对照组，生存质量 KPS 评分治疗组提高 82.86%，高于对照组的 48.57%，生活质量 QOL 评分治疗组提高率为 95.93%，明显高于对照组的 50.33%（$P < 0.05$）；中位生存期治疗组为 9.3 个月（3～26 个月），对照组为 5.1 个月（1～7 个月），两组比较差异有统计学意义（$P < 0.05$）。

（3）加载中成药

①西黄丸

中医治则：清热解毒，化痰散结，活血消肿，祛瘀止痛。

药物特点：西黄丸由牛黄、麝香、乳香、没药四味中药组成，可用于热毒壅结所致痈疽疔毒、瘰疬、流注、癌肿，可抗肿瘤转移，对晚期食管癌热毒内攻、瘀血内结者效果更佳。

用法用量：口服。1 次 1 瓶（3 g），1 日 2 次。

证据描述：中医认为，"热毒"是肿瘤发生的重要致病原因之一，因此常采取清热解毒法攻克肿瘤，可起到比较好的疗效。有很多中药及中药复方都属于清热解毒剂。西黄丸作为传统中医经典的清热剂，由牛黄、麝香、乳香、没药四味中药组成，能清热解毒，消肿散结，主治热毒壅结所致痈疽疔毒、瘰疬、流注、癌肿等。多项临床研究显示西黄丸抗肿瘤作用的广泛应用前景，可用于多种恶性肿瘤的治疗及辅助治疗，改善中晚期恶性肿瘤患者的临床症状，提高生活质量，而且不良反应甚少。

②华蟾素注射液 / 片 / 胶囊 / 口服液

中医治则：解毒，消肿，止痛。

药物特点：华蟾素是由干蟾皮提取物制成的一种药物，用于中、晚期肿瘤的治疗，亦可用于慢性乙型肝炎等症。

用法用量：注射液肌内注射，1 次 2～4 mL（2/5～4/5 支），1 日 2 次；静脉滴注，1 日 1 次，1 次 10～20 mL（2～4 支）。片剂口服，1 次 3～4 片，1 日 3～4 次。胶囊口服，1 次 2 粒，1 日 3～4 次。口服液口服，1 次 10～20 mL（1～2 支），1 日 3 次。

证据描述：华蟾素是传统中药中华大蟾蜍皮的水溶性制剂，主要含有蟾毒内酯等有效成分，具有清热解毒、利水消肿、化瘀溃坚等功效。药理学研究证实：蟾酥制剂能增强淋巴细胞活性，增强吞噬细胞的吞噬能力，抑制肿瘤细胞的增殖，增强放、化疗对肿瘤细胞的杀伤作用。有系统评价文献纳入7个研究，合计566例食管癌患者。结果：在放、化疗的基础上静脉滴注华蟾素注射液可以提高临床疗效，比单纯放、化疗有优势；在放疗的基础上静脉滴注华蟾素注射液可以提高1年和2年的生存率，比单纯放疗有优势；在化疗基础上静脉滴注华蟾素注射液能够更好地提高患者生活质量，较单纯化疗有优势，而且在提高1年内生存率、改善化疗所导致的白细胞减少方面也呈现出更好的趋势。另有系统评价文献显示华蟾素联合西药镇痛药治疗癌痛在近期疼痛缓解效果，提高生活质量和减少便秘、恶心呕吐、头晕、嗜睡、厌食等不良反应发生方面优于单用西药镇痛药，并且具有镇痛起效时间短、维持时间长的优势，但不能降低排尿困难的发生率。该研究结果表明华蟾素治疗癌痛有一定的疗效，并且可提高患者生活质量，降低不良反应的发生率，未见严重不良反应发生。

③消癌平注射液

中医治则：清热解毒，化痰软坚。

药物特点：消癌平注射液是由通关藤提取物制成的一种药物，可用于中晚期食管癌的治疗。

用法用量：肌内注射，1次2～4 mL（1～2支），1日1～2次；或遵医嘱。

证据描述：消癌平注射液为通关藤提取物，所含新C_{21}-甾体苷可抑制肿瘤细胞生长和诱导肿瘤细胞凋亡，所含通关藤多糖还可增强机体免疫功能。一项临床研究将59例老年晚期食管癌患者根据治疗方案的不同分为两组，治疗组予以消癌平注射液联合化疗，对照组予以单纯化疗，观察比较两组疗效和不良反应。结果治疗组和对照组的有效率和疾病控制率差异均无统计学意义（$\chi^2=0.136$，$P=0.712$；$\chi^2=0.031$，$P=0.861$）。两组不良反应均以消化道反应、血液学毒性为主。治疗组生活质量改善有效率优于对照组，差异有统计学意义（$\chi^2=3.931$，$P=0.047$）。消癌平注射液可以一定程度提高老年晚期食管癌患者的生活质量，减轻不良反应，安全性较高。

④复方苦参注射液

中医治则：清热利湿，凉血解毒，散结止痛。

药物特点：复方苦参注射液是由苦参、土茯苓等经过提取精制而成的中药注射液，具有较多功能，如止血、缓解疼痛、增强免疫力、改善造血功能、抑制恶性肿瘤细胞的增殖和转移等，可用于癌肿疼痛、出血，常与其他抗肿瘤治疗手段联合使用发挥增效减毒的作用。

用法用量：肌内注射，1 次 2 ～ 4 mL，1 日 2 次；或静脉滴注，1 次 12 mL，用氯化钠注射液 200 mL，稀释后应用，1 日 1 次，儿童酌减。

证据描述：复方苦参注射液有效成分为氧化苦参碱、苦参碱和白土苓皂苷等，研究显示复方苦参注射液能直接杀伤肿瘤细胞，同时能够提高患者机体免疫力。一项临床研究将 60 例老年食管癌患者随机分为对照组和治疗组，每组 30 例，对照组给予单纯放疗，治疗组在放疗的基础上给予复方苦参注射液治疗。比较两组的近期疗效及不良反应，结果：治疗组治疗后近期总有效率（83.33%）高于对照组（70.00%），但差异无统计学意义（$P > 0.05$）。治疗组放射性食管炎、骨髓抑制、胃肠道反应等不良反应程度均显著低于对照组，差异有统计学意义（$P < 0.05$）。治疗组治疗后 CD3+、CD4+ 比例均高于治疗前及对照组治疗后，CD4+/CD8+ 高于对照组治疗后（$P < 0.05$）。复方苦参注射液联合调强放疗治疗老年食管癌取得了较好的近期疗效，复方苦参注射液减轻了治疗的不良反应，提升了老年患者治疗的耐受性，同时提高了老年食管癌患者的免疫功能。

⑤鸦胆子油注射液 / 软胶囊 / 口服液

中医治则：清热燥湿，解毒消癥。

药物特点：鸦胆子油相关制剂提炼自中药鸦胆子，已证实具有广谱抗肿瘤活性，可用于消化道肿瘤及宫颈癌、肺癌。

用法用量：注射液静脉滴注，1 次 10 ～ 30 mL，1 日 1 次（本品须加灭菌生理盐水 250 mL，稀释后立即使用）；胶囊口服，1 次 4 粒，1 日 2 ～ 3 次；口服液口服，1 次 2 支，1 日 2 ～ 3 次。

证据描述：鸦胆子油乳是中药鸦胆子的提取物，能抑制拓扑异构酶 TOPO2 活性，从而抑制细胞 DNA 的合成，阻断了癌细胞的增殖，对肿瘤细胞各期均有杀伤和抑制作用，而对正常的细胞无损害，并与癌细胞具有特异性、紧密的亲和力，对体液免疫和细胞免疫均有促进作用。有系统评价文献纳入 7 个随机对照临床试验，包括 575 例患者。荟萃分析结果表明：与对照组相比，鸦胆子油乳注射液联合放疗可以提高治疗的近期疗效（$P < 0.00001$）和生存质量（$P = 0.0008$），减轻血液学毒性（$P = 0.03$）并降低放射性食管炎的发生率（$P = 0.02$），但不能提高患者的 2 年生存率（$P = 0.25$）。

⑥金龙胶囊

中医治则：解郁通络，破瘀散结。

药物特点：金龙胶囊是多种中药有效成分的提取物，其主要成分来自鲜金钱白花蛇、鲜蕲蛇和鲜壁虎，是一种广谱抗癌药，可控制肿瘤，延缓疾病进展，调节免疫，防止复发转移。

用法用量：口服。1次4粒，1日3次。

证据描述：金龙胶囊是根据中医药中的扶正祛邪，补肾培元，健脾益气，解毒消肿，解郁通络，理气止痛，活血化瘀，破瘀散结的理论，以合理配比关系由鲜活壁虎、蜈蚣、金钱白花蛇等药物组成，经冷冻及现代生化提取分离有效成分制备。现代医学证实，金龙胶囊可阻滞肿瘤有丝分裂，抑制肿瘤细胞增殖，以及抑制鸡胚绒毛尿囊膜新生血管网络形成，从而抑制肿瘤复发、转移，可影响细胞膜流动性和细胞内 Na^+ 浓度，从而推动氨基酸和葡萄糖主动运输进入细胞，强化细胞的代谢功能。此外，经激光扫描共聚焦显微镜图像系统分析表明金龙胶囊对肿瘤细胞有直接破坏杀伤作用。一项临床研究将232例中晚期食管癌随机分为金龙胶囊配合放疗组与单放组。结果显示金龙胶囊配合放疗组近期疗效优于单放组（$P < 0.01$）且无不良反应。金龙胶囊配合放疗治疗中晚期食管癌可提高近期疗效，减少放疗的不良反应。

⑦六神丸

中医治则：清凉解毒，消炎止痛。

药物特点：六神丸由牛黄、麝香、蟾酥、雄黄、珍珠、冰片六味组成，以牛黄、麝香为主药，具有清凉解毒、消肿止痛之功，传统主治咽喉肿痛、痈疡疔疮、无名肿毒。在食管癌治疗中可缓解其热毒偏盛之吞咽梗阻、胸骨后疼痛等症。

用法用量：口服，1次10～15粒，1日4次（或遵医嘱）。

证据描述：六神丸方出自苏州雷诵芬堂方，又称雷氏六神丸，由牛黄、麝香、蟾酥、雄黄、珍珠、冰片六味药组成，具有清热解毒、消肿止痛散结的功效。牛黄、麝香为君药，具有清热解毒、消肿散结之功；雄黄为臣药，辅以冰片共奏清热消肿散结之功；配以蟾酥加强解毒消肿止痛之效；佐以珍珠解毒化腐生肌。现代药理证明六神丸具有明显的抗炎、镇痛、抗病毒、抗肿瘤、增强免疫等作用，临床上对病毒感染性疾病、免疫功能失调性疾病、恶性肿瘤等疾病表现出独特的疗效。一项临床研究将48例局部晚期食管癌患者随机分为对照组和治疗组，对照组采用顺铂＋紫杉醇化疗方案同步放疗，治疗组于放化疗期间加用六神丸治疗。结果显示治疗组和对照组的近期有效率分别为83.33%和75.00%，差异无统计学意义（$P > 0.05$）。治疗组与对照组比较，生存质量的改善较明显，差异有统计学意义（ $P < 0.05$ ）。治疗组的不良反应发生率明显低于对照组，与对照组相比差异有统计学意义（ $P < 0.05$ ）。采用六神丸口服联合同步放化疗治疗局部晚期食管癌，疗效无统计学差异但能明显改善其生存质量，减少其不良反应的发生率，值得临床推广使用。

2. 不能耐受现代医学治疗的患者

（1）气虚阳微证

临床表现：饮食不下，病日长久，面色苍白或萎黄，甚则滴水难进，或形寒气短，或胸背疼痛，或声音嘶哑，形体枯瘦，头晕心悸，咳吐清涎。舌苔薄白，舌质淡，脉搏细弱无力。

中医治则：健脾益气，化痰祛瘀。

经方汤剂：八珍汤（《正体类要》）加减。

药物组成：人参、白术、白茯苓、当归、川芎、白芍、熟地黄、甘草（炙）。

辨证加减：若畏寒怕冷加淫羊藿、肉苁蓉；若头晕，面色不华，加女贞子、制首乌。

证据描述：食管癌属于中医学"噎膈"范畴，为正气不足、虚实夹杂所致，放化疗后患者机体免疫力较低，故用八珍汤健脾益气，化痰祛瘀。一项临床研究将 78 例中晚期食管癌患者分为两组，其中接受放化疗治疗的 39 例患者为对照组，另外 39 例患者在放化疗基础上加用八珍汤治疗，为观察组。对比分析两组的近期疗效、生活质量（QLQ-C30 评分）和不良反应发生率，结果显示观察组近期疗效 [89.74%（35/39）]和 QLQ-C30 评分[（74.45 ± 5.42）分]优于对照组 [66.67%（26/39），（65.62 ± 5.61）分]，其不良反应发生率（20.51%）则小于对照组（46.15%），差异具有统计学意义（ $P < 0.05$ ）。结论：八珍汤辅助放化疗在中晚期食管癌患者治疗中具有显著的近期效果，能够提高临床治疗的安全性和患者的生活质量，在临床值得推广使用。

（2）津亏热结证

临床表现：吞咽困难，咽干痛，梗阻较重，胸背灼痛，唇焦舌燥，心烦不寐或烦躁盗汗，大便干涩，小便短赤，舌红少津或紫绛或裂纹，苔黄燥或黄腻，脉弦细。

中医治则：清热解毒，养阴生津。

经方汤剂：沙参麦冬汤（《温病条辨》）加减。

药物组成：沙参、麦冬、玄参、生地黄、玉竹、黄芪、人参、白术、茯苓、当归、牡丹皮、陈皮、甘草。

辨证加减：若大便秘结加全瓜蒌、制大黄；若口干舌燥，加南沙参、北沙参。

证据描述：食管癌放化疗后属于中医"噎膈""虚证"范畴，以放化疗后气阴亏虚，瘀血、痰湿积聚为主要病机，故用沙参麦冬汤加减以益气、养阴、活血。一项临床研究将 144 例中晚期食管癌患者随机分为两组，每组 72 例。两组患者均进行放化疗，对照组进行常规支持治疗，观察组在对照组基础上加用益气活血养阴法。比较两组患者免疫功能、生活质量的差异，分析患者中医证候评分、血红蛋白及清蛋白水平变化情况。结果：治疗 4 周后、治疗 8 周后，观察组 CD3$^+$、CD4$^+$ 和 CD8$^+$ T 细胞水平升高，生活质量评分升高，血红蛋白、清蛋白水平升高，且高于同期对照组，差异有统计学意义（$P < 0.05$）；观察组中医证候评分降低，且低于同期对照组，差异有统计学意义（$P < 0.05$）。结论：益气活血养阴法对中晚期食管癌患者放化疗后临床效果佳，可有效提高患者生活质量及免疫功能，改善其临床症状及营养状态水平。

（3）加载中成药

①贞芪扶正胶囊 / 颗粒

中医治则：补气养阴，调节免疫。

药物特点：贞芪扶正颗粒是由黄芪、女贞子组成，二者合用共奏补气养阴之功效，可明显提高机体的细胞免疫和体液免疫功能，抑制肿瘤的发展，促进机体恢复；另外还能够升高白细胞，可缓解气阴不足、乏力、食欲缺乏等症状。

用法用量：胶囊口服，1 次 4 粒，1 日 2 次；颗粒口服，1 次 1 袋，1 日 2 次。

证据描述：中医认为恶性肿瘤是因为体内阴阳失调、正气虚损、邪气内盛，最后导致正气衰竭而危及生命。全身化疗虽然在一定程度上控制了肿瘤，但却加重了患者正气虚损和邪气内盛的情况。药理研究显示贞芪扶正胶囊属纯天然中药制剂，能提高癌症患者的机体免疫功能，保护骨髓，提高血液白细胞和血红蛋白水平。患者脾胃虚弱，消化功能差，贞芪扶正胶囊还可补脾健肾，增进食欲，改善患者体质，更好配合治疗。贞芪扶正胶囊作为一种免疫功能增强剂，由女贞子、黄芪两味中药组成，黄芪益气健脾，健运后天之本，使气血生化有源，其含有多种必需氨基酸、黄芪皂苷，有增强机体免疫力的作用，女贞子滋阴补肾，培补先天之本，使先后天之本互相济济，而达到气血旺盛，正气内存，邪气难扰，贞芪扶正胶囊配合化疗能增强恶性肿瘤患者的免疫功能，减轻化疗的不良反应，提高患者的生活质量。一项临床研究将 46 例中晚期食管癌患者随机分为治疗组（25 例）和对照组（21 例），治疗组予化疗同时应用贞芪扶正胶囊；对照组予单纯化疗。结果治疗组白细胞下降程度及胃肠道反应发生率均明显低于对照组（$P < 0.05$）。结论：贞芪扶正胶囊配合化疗能降低化疗药物对骨髓的抑制，减轻消化道反应。

②康莱特注射液 / 软胶囊

中医治则：益气养阴，消癥散结。

药物特点：康莱特注射液是从中药薏苡仁中提取、研制而成的注射液，性味甘，无毒，入肺脾经，具有益气养阴、消癥散结的作用，可控制肿瘤，延缓疾病进展，缓解气阴两虚、脾虚湿困等症，亦可缓解晚期肿瘤患者恶性胸、腹腔积液。

用法用量：注射液静脉滴注，每次 200 mL，每日 1 次，20 天为 1 个疗程，间隔 3 ～ 5 天可开始下一个疗程，联合放、化疗时可酌情减量；胶囊口服，每次 6 粒，每日 4 次。

证据描述：康莱特是从薏苡仁中提取制成的纯中药制剂，使用安全，无明显不良反应，无胃肠道反应及心肝肾功能损害，无骨髓抑制，且无成瘾性。已证实具有镇痛作用。其作为一种新型的双相广谱抗癌药，不仅能控制肿瘤生长、防止转移、提高机体免疫功能及提高营养状况，而且能对抗癌症的恶病质，同时具有控制癌痛的作用。一项临床研究将 42 例晚期食管癌患者随机分为康莱特注射液治疗与单纯化疗两组。结果显示康莱特组疼痛缓解率为 88.89%，而单纯化疗组其疼痛缓解率仅为 43.75%，康莱特较单纯化疗对缓解癌痛有明显优越性（t 检验 $P < 0.01$）。治疗组在保持或增加体重（90.48%）、提高 KPS 评分（85.71%）与生活质量（90.48%）方面明显优于化疗组（$P < 0.01$）。

③平消胶囊 / 片剂

中医治则：活血化瘀、止痛散结、清热解毒、扶正祛邪。

药物特点：平消胶囊 / 片由郁金、仙鹤草、火硝、枳壳、白矾、五灵脂、干漆、马钱子等组成，诸药共行扶正祛邪、活血化瘀、止痛散结、清热解毒等功效，可控制肿瘤，延缓疾病进展，缓解咳嗽、胸痛等症。

用法用量：胶囊口服，1 次 4 ～ 8 粒，1 日 3 次；片口服。1 次 4 ～ 8 片，1 日 3 次。

证据描述：平消胶囊是由张仲景的《金匮要略》中硝石矾石散加减而来的，主要成分为郁金、仙鹤草、枳壳、五灵脂、白矾、净火硝等。药理学研究表明它具有抑制肿瘤细胞生长、延长患者生命、提高机体细胞免疫和体液免疫、活血化瘀、镇痛消炎等作用。有系统评价文献纳入临床对照试验 15 个，包括 1471 个患者，试验组 731 例，对照组 740 例。平消胶囊联合治疗组在提高食管癌患者的总缓解率、1 年存活率、3 年存活率等方面均明显强于对照治疗组（$P < 0.01$），口服平消胶囊无明显不良反应。结论为平消胶囊治疗具有较好的抗食管肿瘤疗效，其不良反应较小，值得在抗食管癌的临床治疗中推广。

④康赛迪胶囊

中医治则：益气解毒散结。

药物特点：康赛迪胶囊是以人参、黄芪、斑蝥等中药经提取精制而成，具有抑制肿瘤生长，增强机体免疫功能的作用，常用于化疗治疗恶性肿瘤的联合用药，可控制肿瘤，延缓疾病进展，缓解毒瘀互结引起的咳嗽、咯血、胸痛等症。

用法用量：口服，1 次 3 粒，1 日 2 次。

证据描述：康赛迪胶囊是应用现代科学的方法将中药联合制成抗肿瘤免疫活性制剂，中药包括人参、刺五加、黄芪、熊胆、斑蝥等，斑蝥中因为含有去甲斑蝥素，其对肿瘤细胞具有明显的抑制作用，黄芪多糖具有很强的解毒及增强免疫的作用，刺五加及其他物质中的活性成分均对机体的免疫力有所增强。有研究检测 20 例食管癌患者在放疗 60 Gy 前后（对照组）和口服康赛迪同时放疗 60 Gy 前后（实验组）外周血自然杀伤细胞活性，T 淋巴细胞亚群（CD3$^+$、CD4$^+$、CD8$^+$）、CD4$^+$／CD8$^+$、B 淋巴细胞（CD19$^+$）、NK 淋巴细胞（CD16$^+$、CD56$^+$）水平。结果两组患者放疗前外周血自然杀伤细胞活性、CD3$^+$、CD4$^+$、B 淋巴细胞百分数、CD4$^+$／CD8$^+$ 的平均值均低于健康人参考值，其中 CD4$^+$ 细胞和 B 淋巴细胞明显下降，CD8$^+$ 细胞明显升高。对照组患者放疗 60 Gy 后除 CD8$^+$ 细胞和 NK 淋巴细胞百分数稍有升高外，其他细胞均略有下降（$P > 0.05$）。实验组患者在治疗后 CD3$^+$、CD4$^+$、NK 淋巴细胞百分数、CD4$^+$／CD8$^+$ 明显升高，并明显高于对照组（$P < 0.05$ 或 $P < 0.01$）。结论：食管癌患者在放疗前后细胞免疫功能持续低下，放疗 60 Gy 后患者细胞免疫功能受到轻度抑制，康赛迪可以明显改善食管癌患者放疗后的细胞免疫功能状态，提示食管癌患者在放疗的同时应加强免疫治

疗，以改善免疫抑制状态。

3. 典型症状的中医治疗

食管癌典型的症状为进行性吞咽困难，先是难咽干的食物，继而是半流质食物，最后水和唾液也不能咽下。常吐黏液样痰，为下咽的唾液和食管的分泌物。患者逐渐消瘦、脱水、无力，可用如下方法治疗。

（1）经方汤剂

①通窍活血汤：赤芍、桃仁、川芎、石菖蒲、当归、陈皮、法半夏、红花、全蝎、生姜、老葱。

气虚者加黄芪、炒党参；风盛者加僵蚕、天南星；阴虚者加麦冬、生地黄。

证据描述：食管癌属"噎膈"范畴，《症因脉治·噎膈论》曰："内伤噎膈之症，饮食之间，渐觉难下，或下咽稍急，即噎胸前。如此旬月，日甚一日，渐至每食必噎，只食稀粥，不食干粮。"中医认为吞咽困难属喑痱、喉痹之证，故治疗用通窍活血汤加减以利窍通络、醒脑开窍。有临床研究将98例晚期食管癌伴随吞咽困难患者，按其意愿分为A组（40例）与B组（58例）。所有患者均采用直线加速器进行放疗，放疗1个疗程后，A组接受吞咽功能训练，B组在A组基础上联合通窍活血汤治疗。依据洼田俊夫饮水试验标准评定两组临床疗效，在治疗前和治疗4周后，比较两组中医症状评分、KPS评分及癌症患者生存质量评分（QOL-30）变化。结果：治疗后，B组的临床总有效率为91.38%，高于A组的72.50%（$P < 0.05$），纳差、吞咽梗阻、疼痛等中医症状评分低于A组（$P < 0.01$），KPS评分和QOL-30评分均高于A组（$P < 0.01$）。结论：通窍活血汤联合吞咽功能训练能够有效提高食管癌伴随吞咽困难症状患者的临床疗效，促进其吞咽功能恢复，改善各项中医症状，提高生存质量。

②香砂六君子汤加味：太子参、旋覆花、代赭石、陈皮、姜半夏、白术、茯苓、木香、半枝莲、白花蛇舌草、砂仁、山豆根、炙甘草、枳壳。

津伤阴亏者可加沙参、麦冬、党参、生地黄、玄参；血虚者可加枸杞子、当归、阿胶、女贞子；气虚者加黄芪；肝气不舒加醋香附、柴胡；胸骨后疼痛较甚加延胡、白芍、炙甘草；呕吐清涎较多者加吴茱萸、附子。

证据描述：《素问·阴阳别论》曰："三阳结，谓之隔。"饮食失节、情志失调加热酒、热食等不良饮食习惯，损伤食管黏膜，而致气郁、痰阻、血瘀，从而形成噎膈。病久由实转虚，由气及血，致气血亏虚，精血内耗，而致食管涩滞。故用香砂六君子汤健脾和胃理气止痛，旋覆花、代赭石化痰降逆止呕；姜半夏、半枝莲、白花蛇舌草、山豆根等豁痰散结。有临床研究使用香砂六君子汤加味治疗中晚期食管癌吞咽困难患者 32 例，其或因病已晚期，或高龄失去手术、放疗机会，或手术放疗后再次出现吞咽困难，其中术后 8 例，放疗后 4 例，临床上均以吞咽梗噎、咽下困难为主症，有效率为 87.5%。临床观察发现，此方对癌肿浸润压迫引起的食管炎症、水肿、痉挛所致的吞咽梗阻效果较好；对因癌肿过大阻塞食管而引起的吞咽梗阻或术后因吻合口狭窄而致的吞咽梗阻效果不理想。

（2）中药贴敷法

将药物贴敷于身体某部，病在内者贴敷要穴或循经取穴，病在局限浅表者贴于局部，通过药物透皮吸收、穴位刺激发挥作用，达到改善症状、调节免疫、控制病灶、提高患者生活质量等目的，具有镇痛、增强免疫力，以及改善器官功能的作用，并且疗效显著、操作便捷、不良反应小、药效快，还能减少患者不良反应等。

①注意事项：皮肤过敏者，有疮、疖、痈等皮肤破损者，以及严重心肺功能疾病患者不宜采用。

②取穴原则：以循经取穴为主。

③中药贴敷方：蜈蚣 20 g，马勃 12 g，半枝莲 10 g，连翘 15 g，土茯苓 20 g，甘遂 12 g，用生姜汁调稠，做成 2 cm×2 cm，厚为 0.5 cm 的药片，药片贴敷于穴位上；选取肺俞、肾俞、膈俞、膻中、膏肓、大椎穴，每次选择 4 个穴位，每穴 1 片，贴敷 6 小时揭去，若贴后皮肤发红，局部出现小疱疹，可提前揭去。

证据描述：穴位贴敷方由蜈蚣、马勃、半枝莲、连翘、土茯苓、甘遂组成，具有解毒消痈、活血通络的作用。食管癌中晚期患者吞咽困难，于相应穴位采用穴位贴敷，药物无须经过食管咽喉，同时不经过肝脏首过作用，可多靶向进入体循环，以抑制肿瘤病情进展。一项临床研究将 90 例中晚期食管癌患者随机分为对照组和观察组，各 45 例。对照组给予双联方案化疗与基础护理，观察组在对照组治疗的基础上给予中药穴位贴敷，疗程均为 6 周。结果：研究期间脱落 6 例。观察组总有效率为 88.4%（38/43），高于对照组的 73.2%（30/41）（$P < 0.05$）。与对照组治疗后比较，观察组治疗后 QLQ-C30、CD4$^+$、CD4$^+$/CD8$^+$、CA125、CA199、CEA 降低更明显（$P < 0.05$），KPS、CD8$^+$、IgA、IgG、IgM 升高更明显（$P < 0.05$）。观察组不良反应发生

率为 34.9%（15/43），低于对照组的 75.6%（31/41）（$P < 0.05$）。结论：中药穴位贴敷联合化疗可明显提高中晚期食管癌患者的生存质量，改善免疫功能，抑制肿瘤细胞增殖。

④安心养神膏：柴胡 13 g，玫瑰花 32 g，郁金 15 g，红花 20 g，路路通 25 g，丹参 30 g，仙茅 10 g，菟丝子 30 g，黄精 35 g，鳖甲 30 g，川贝母 15 g，炮甲珠 12 g，生牡蛎 30 g，预知子 25 g，淫羊藿 20 g，玄参 25 g，香附 12 g，陈皮 18 g，石菖蒲 15 g，炒枳壳 20 g，龟甲胶 25 g，阿胶 12 g，冰糖 25 g。将上述药材研磨成粉，混合均匀后调制成膏。每次取适量敷贴于神阙穴，以及涌泉穴。

肠胃舒缓膏：茯苓 15 g，连翘 12 g，陈皮 10 g，半夏 10 g，焦神曲 12 g，焦山楂 10 g，莱菔子 10 g，竹茹 12 g，代赭石 6 g。将上述药材研磨成粉，混合均匀后调制成膏。每次取适量敷贴于下脘穴，以及足三里，每日 1 次，每次 4 小时。

证据描述：安心养神膏具有安心养神、解毒化浊的作用，肠胃舒缓膏具有舒缓胃肠的作用。一项临床研究将 108 例晚期食管癌患者作为研究对象，使用随机数字表法分为两组，每组 54 例，对照组采取常规护理，观察组在对照组基础上采取针灸联合穴位敷贴护理，比较两组患者吞咽功能和癌因性疲乏的改善程度，以及生存质量。结果：经针灸联合穴位敷贴，观察组患者吞咽功能优于对照组（$P < 0.05$），癌因性疲乏显著改善（$P < 0.05$），生存质量也高于对照组（$P < 0.05$）。结论：针灸联合穴位敷贴，可改善晚期食管癌患者吞咽功能，降低癌因性疲乏，提高患者生存质量，有较高临床应用价值。

（3）针灸

①注意事项：晚期食管癌患者大多体质虚弱，故针灸时刺激不宜过强，并尽量采取卧位；应避免针刺到血管，以防出血；皮肤有感染、溃疡、瘢痕处，不宜针刺。

②针刺方案：

晚期食管癌患者多选择天突、人中、足三里、涌泉、海泉、百会、三阴交。均采用毫针刺，平补平泻法，每天 1 次。

证据描述：吞咽困难在中医中被归为"噎痹""喉痹"，认为病位是在喉咙，但是病因在脑络，患者因"舌本瘀滞"，进而导致咽喉开合困难。因此，对患者穴位行针刺，可以加速血液流通，疏通经络。天突穴隶属任脉，针刺之有类似旋覆代赭汤样的作用，功擅降逆止呕，解痉止痛，化痰开结，似可使食管蠕动增强，内径增宽，并可促使痰液等分泌物顺利排出。有临床研究用针刺天突穴治疗食管癌吞咽困难 120 例，除 13 例因治疗中断、癌肿转移、并发症等原因死亡之外，其他 97 例病情都有不同程度的减轻，不仅由不能进食到可以吃流质及半流质饮食、软饭和普通饭，而且食量日渐增多，体重逐渐增加，精神不断好转，体力逐渐恢复，还直接延长了患者的生命，为进一步治疗癌肿打下了良好基础。

第二节　并发症治疗

一、癌性疼痛

1. 定义

癌性疼痛是指由癌症、癌症相关性病变及抗癌治疗所引起的疼痛，常为慢性疼痛，是癌症患者最恐惧的症状之一。约 1/4 新诊断恶性肿瘤的患者、1/3 正在接受治疗的患者，以及 3/4 晚期癌症患者合并疼痛。在大多数患者中，癌痛是可以通过安全的药物和适当的方法得到有效控制的；如果癌痛得不到控制和缓解，患者将感到不适、痛苦、紧张，甚至抑郁、焦虑，并极大地影响他们的家庭生活、工作及社会交往，影响他们整体的生活质量。

2. 产生原因

食管癌早期一般疼痛不明显，中晚期疼痛加剧。中晚期疼痛产生的原因有食管癌细胞对周围组织的压迫，食管癌细胞周围炎性浸润，破裂出血，刺激周围组织产生疼痛。晚期食管癌患者由于骨转移、机体过度消耗、营养不良所致压疮、便秘、肌肉痉挛等亦会引起疼痛。

癌性疼痛包括由肿瘤直接引起的疼痛；肿瘤侵犯或压迫神经根、神经干、神经丛或神经，侵犯脑和脊髓，侵犯骨膜或骨骼，侵犯实质性脏器及空腔性脏器，侵犯或堵塞脉管系统等引起的疼痛；肿瘤引起局部坏死、溃疡、炎症等也可导致严重的疼痛；肿瘤治疗过程中所引起的疼痛也属于癌性疼痛。其病理生理学机制主要有两种：伤害感受性和神经病理性。伤害感受性疼痛是由躯体和内脏结构遭受伤害并最终激活伤害感受器所引起的，进一步可分为躯体痛和内脏痛。其中躯体痛主要由骨转移引起，常能精确定位，表现为刀割样、搏动性和压迫样疼痛；内脏痛常发生于胸腹部内脏器官受到挤压、侵犯或牵拉后，常比较弥散而难以定位，表现为闷痛、酸痛和痉挛性痛。神经病理性疼痛是由外周或中枢神经系统遭受伤害导致的，表现为灼痛、刀割样痛或电击样疼痛。

3. 治疗原则

口服给药原则、按时给药原则、减少药物不良反应原则、注意用药个体化原则、注意用药细节原则。

4. 癌痛评估

全面的癌痛评估对确定恰当的疼痛治疗方案至关重要。由于疼痛带有主观性，因此可以用量化的方式将疼痛的程度标准化，NCCN 成人癌痛指南推荐用 0 ～ 10 数字评分量表、分类量表或面部表情疼痛评分量表等来评估疼痛，必须包括过去 24 小时内最严重和最常见的疼痛程度，过去 1 周内最严重的疼痛程度、静息时的疼痛程度，以及活动时的疼痛程度。在使用数字评分量表时需注意告知患者 0 分表示毫无疼痛，而 10 分表示所能想象的最剧烈的疼痛，并由其在 0 ～ 10 打分，1 ～ 3 分为轻度疼痛，4 ～ 6 分为中度疼痛，7 ～ 10 分为重度疼痛。

此外还应询问患者疼痛的性质，起病时间、持续时间和过程，活动对疼痛的影响，疼痛具体的定位，是否有牵涉痛、放射痛及其位置，疼痛加重或缓解的因素，过去或正在进行的治疗，目前的疗效，肿瘤的治疗史，以及相关特殊问题、社会心理因素等，并行完整的体格检查及相关实验室和影像学检查。对于无法通过言语自我表达疼痛程度的患者，可以观察比较其疼痛发作时和平时的面部表情、行为状态，听取其家属或护理员的描述，了解并除外其他原因引起的痛苦情绪，通过多种方式来全面评估其疼痛。全面癌痛评估的最终目的是判断癌痛的病因和病理生理机制，明确是躯体性、内脏性还是神经病理性疼痛，根据临床情况和患者意愿，并根据功能和生活质量最优化的目标制定个体化的癌痛治疗方案。

5. 中西医结合治疗方案

对于成人慢性癌痛的药物处理，应根据 WHO 基于评估疼痛程度的数字评分量表而制定的三阶梯镇痛原则，以及 NCCN 成人癌痛指南来全面评估疼痛，遵循个体化给药原则，选择合理有效的药物。

WHO 根据患者疼痛的轻、中、重程度制定了第一、第二及第三阶梯不同镇痛药用药原则：第一阶梯用药是以阿司匹林为代表的非阿片类药物，第二阶梯用药是以可待因为代表的弱阿片类药物，第三阶梯用药是以吗啡为代表的强阿片类药物。药物的选择应遵循按阶梯、按时、个体化给药的原则，选择给药途径简单、不良反应轻微的药物，并注意细节。当某一阶梯疼痛不能得到有效控制时，不能再改用同一阶梯中的其他药，而应选择下一阶梯的药物。NCCN 成人癌痛指南也建议未使用过阿片类药物的轻度癌痛患者（1～3分）应将对乙酰氨基酚或非甾体抗炎药作为止痛的起始治疗方案。

按照三阶梯镇痛法评估患者主观的疼痛程度并选择针对性止痛药物，中重度疼痛往往通过对阿片类药物滴定尽快控制疼痛，明确最适止疼剂量。具体见表 7-1。

表 7-1　三阶梯镇痛法

疼痛程度	药物类型	常用药物
轻度疼痛	非甾体类解热镇痛药	阿司匹林、对乙酰氨基酚等
中度疼痛	弱阿片类药物	可待因、氨酚待因、曲马多等
重度疼痛	强阿片类药物	盐酸布桂嗪、吗啡、芬太尼等

对于非长期每日服用阿片类药物的癌痛患者，如果出现中度以上疼痛（4～10分）应接受短效阿片类药物的快速滴定，确定最初 24 小时的有效剂量，根据当前剂量选择合理的长效阿片类药物按需给药，并按镇痛需求选择最适合的阿片类药物给药途径。

三阶梯镇痛疗法作用速度快、镇痛力强，但长期服用阿片类药物往往产生如便秘、恶心、运动和认知障碍、呼吸抑制、依赖性等不良反应，使部分患者难以耐受、恐惧、成瘾，往往成为制约癌痛疗效的重要因素。

中医药治疗癌痛具有确切的疗效，在轻度癌性疼痛时可以替代部分非甾体类解热镇痛药或加载治疗提高镇痛的速度及疗效；在中、重度癌性疼痛时与阿片类药物联用可以降低阿片类药物用量，改善不良反应，提高镇痛效率。

（1）轻度癌性疼痛

可采用新癀片联合第一阶梯非甾体类解热镇痛药，也可单用新癀片作为第一阶梯用药，避免如消化道出血等非甾体类药物的不良反应，尤其适用于伴有发热或因服用阿片类药物而出现便秘者。起始剂量从 3 片开始口服，如无效或疼痛复发，可按每次剂量增加 1 片，一般不超过 5 片 / 次。该药常见的不良反应有出汗、腹泻等。如镇痛效果不能维持或引起严重不良反应而不能继续服用该药时应更换第二阶梯药；配合第二、第三阶梯药应用可减少后者用量，减少其不良反应的发生。

（2）中重度癌性疼痛

对于中重度癌性疼痛，复方苦参注射液可与阿片类药物联用提高阿片类药物镇痛效率，减少吗啡的用量。适用于疼痛机制复杂、一般状况欠佳、难于耐受西药不良反应的晚期或终末期癌痛患者。复方苦参注射液的常规用量是 12 mL/d，连续输注 14 天为一个疗程。文献报道复方苦参注射液与阿片类药物联用，可延长镇痛作用时间，在 84.4% 的病例中可减少吗啡的口服治疗用量。另一种中成药天蟾胶囊对中度癌痛患者的镇痛总有效率与对照组氨酚待因疗效相当（83% *vs.* 85%），用法：每次 3 粒，每日 3 次。

外治可用中药敷贴痛块消乳膏，与"吗啡滴定"给药方法相联合，可减少吗啡总用量，痛块消乳膏联合"吗啡滴定"镇痛可降低阿片类药物 30% 的用量，减轻吗啡所引起的出汗、便秘等不良反应，降低呼吸抑制的风险。

痛块消乳膏组成：延胡索 20 g，姜黄 20 g，白芥子 3 g，川芎 20 g，血竭 10 g，乳香 20 g，没药 20 g，冰片 10 g 等。

用法：将药品按比例打粉，用水调至均匀糊状，加入硅霜调成膏状敷于疼痛部位即成。每日 1 次，均匀涂痛处，给药 10 g。

临床循证依据：评价中医外治药物痛块消乳膏配合阿片类镇痛药治疗中重度癌性躯体痛的有效性与安全性。方法：采用随机、双盲、安慰剂对照临床试验设计，共纳入 124 例中重度癌性躯体痛患者，随机分为治疗组（63 例）和对照组（61 例），分别给予痛块消乳膏或安慰剂外用，同时按 NCCN 成人癌痛指南进行口服吗啡片剂量滴定，24 小时后转换为缓释阿片制剂，出现暴发痛给予即释吗啡处理，共观察 5 天。结果：用药前和用药 5 天后疼痛程度评分比较，治疗组分别为（6.44±1.43）分与（3.22±2.17）分，对照组分别为（6.20±1.45）分与（3.48±2.34）分，两组用药前后差异有统计学意义（$P < 0.0001$），组间差异无统计学意义（$P > 0.05$）；镇痛起效时间上，治疗组与对照组分别为（3.16±2.18）小时与（3.72±2.43）小时，组间差异无统计学意义（$P > 0.05$）；疼痛缓解持续时间上，两组分别为（24.42±25.53）小时与（12.02±11.25）小时，组间差异有统计学意义（$P < 0.05$）；首日吗啡用量上，治疗组与对照组分别为（38.97±41.43）mg 与（60.44±50.46）mg，组间差异

有统计学意义（$P < 0.05$）；全程吗啡用量上两组分别为（167.02 ± 143.87）mg 与（216.96 ± 192.16）mg，组间差异无统计学意义（$P > 0.05$）。用药前和用药 5 天后疼痛影响评估总评分比较，治疗组分别为（46.97 ± 12.85）分 与（24.06 ± 16.75）分，对照组分别为（47.48 ± 11.67）分与（26.05 ± 16.99）分，两组用药前后差异有统计学意义（$P < 0.0001$），组间差异无统计学意义（$P > 0.05$）；总有效率上，治疗组为 95.24%，对照组为 93.44%，组间差异无统计学意义（$P > 0.05$）。研究过程中无明显不良反应。

结论：痛块消乳膏外用配合阿片类物质治疗中重度癌性躯体痛（阴寒内阻证）安全、有效，值得临床推广应用。

（3）针灸可应用于疼痛各阶段

针灸在治疗癌痛方面具有独特的优势，针灸治疗可有效降低患者疼痛评分，减少镇痛药用量，并减轻止痛药物的不良反应。

临床常用取穴：

主穴：阿是穴、合谷、内关。

配穴：胸痛配丰隆、少府；胁痛配太冲、丘墟；腹痛配足三里、三阴交；并酌情配相应背俞穴。

二、癌因性疲乏

1. 定义

NCCN 将癌因性疲乏定义为与癌症或癌症治疗有关的令人沮丧的、持续的、主观的疲倦或疲惫感，与最近的活动不相称，并且会干扰正常生活。癌因性疲乏是肿瘤患者常见症状之一，其发病率高达 75% ~ 100%，具有难以预测、发生快、病程长、程度重和不能通过休息等方式缓解的特点。

2. 产生原因

（1）肿瘤本身治疗

手术带来的创伤、放化疗引起的不良反应、肿瘤给患者造成的心理疾病都可能导致疲乏的发生。尽管没有任何癌症复发的迹象，但大多数癌症患者在完成癌症治疗后仍表现出严重的疲劳感。

（2）骨骼肌和线粒体功能障碍

化疗非特异性地针对骨骼肌和线粒体，一旦线粒体的结构和功能被破坏，细胞能量供应就会减少，从而导致各种令人不快的状况，例如疲劳、肌肉消瘦、运动能力下降、疼痛等。

（3）外周免疫激活和炎症反应

促炎症因子的释放可以导致抑郁、嗜睡和食欲缺乏等，这可能与癌因性疲乏有关。越来越多的证据表明，癌因性疲乏中存在持续的炎症反应，癌因性疲乏患者血清促炎细胞因子标志物水平明显高于无疲劳的癌症患者或健康对照者。

（4）下丘脑－垂体－肾上腺轴（HPA）破坏

癌症（或其治疗）会直接或间接破坏正常的 HPA，引起内分泌紊乱，从而诱发癌因性疲乏。

（5）睡眠障碍

疲乏常与睡眠障碍、焦虑、抑郁或疼痛有关。焦虑、抑郁或是疼痛的发生，又导致失眠加重，因此产生恶性循环，从而产生重度疲乏。睡眠时间、睡眠质量不佳均会导致疲乏的发生。

3. 诊断和评估

根据 NCCN 指南，癌症疲劳的评估和治疗基于四个阶段：筛查、初步评估、干预和重新评估。通过定量或半定量评估工具，例如视觉模拟量表、短暂疲劳量表、MD 安德森症状评估量表、多维疲劳量表、癌症治疗功能评估疲乏量表或 Piper 疲乏调查量表进行筛选，并进行记录。初步评估包括研究患者的病史和体格检查及接受癌症治疗情况的评估，还包括癌因性疲乏可治疗因素的评估，这些因素包括疼痛、睡眠障碍、贫血、甲状腺功能减退、药物不良反应等。根据初步评估及定期接受治疗的重新评估情况，计划为患者进行疲劳相关的治疗或干预。

4. 治疗原则

目前临床上中度或重度疲劳者可以通过药物和非药物干预获益，而不干扰生活质量的轻度疲劳可以通过非药物干预治疗。

5. 中西医结合治疗方案

（1）非药物治疗

非药物治疗包括西医的体育运动、认知行为疗法，中医的太极、八段锦、推拿按摩及针灸疗法，可以多种疗法相结合的形式进行。

①运动干预：体育运动、瑜伽、太极、八段锦、推拿按摩和气功。

②心理干预：认知行为疗法。

③针刺疗法：疲三针（四神针、内关、足三里）治疗乳腺癌患者癌因性

疲乏，共奏调整阴阳、扶正祛邪、疏肝解郁之功。

④艾灸疗法：艾灸治疗癌因性疲乏以"劳者灸之"为理论基础，其具有温阳补虚，行气活血，调和脏腑的功能，使得机体气血阴阳平衡，神得养，筋得充，能够有效缓解癌因性疲乏患者的疲乏状况。灸法种类繁多，常用的有悬灸、隔姜灸、雷火灸等。

（2）药物治疗

癌因性疲乏在中医属于"虚劳"范畴，中医认为内伤、外感均可造成癌因性疲乏，正气不足、脏腑损耗、气血阴阳亏虚等是癌因性疲乏的主要病机。一般以补益、扶正之法作为基本治则，以达到扶助正气而缓解疲乏的目的。肿瘤患者长期受到癌毒侵袭，日久产生痰、瘀、湿等病理产物，这些病理产物进一步损耗人体正气，使肿瘤患者更加虚弱。

①中成药：参芪颗粒、养正消积胶囊、参麦注射液、参芪扶正注射液和复方苦参注射液。

②中医外治疗法：穴位贴敷、耳穴压豆、中药足浴。

三、恶性胸腔积液

1. 定义

恶性胸腔积液是指细胞病理学证实胸腔积液中有脱落的肿瘤细胞或胸膜组织活检证实存在肿瘤细胞。

恶性胸腔积液是晚期肿瘤的常见并发症之一。晚期肿瘤患者其临床预后较差，大量胸腔积液形成则会造成呼吸、消化、循环等多系统功能失衡，往往出现呼吸困难、胸痛、咳嗽、食欲减退、腹痛、腹胀等症状，因而降低患者生活质量，严重者危及生命。

2. 发生机制

（1）肿瘤血管生成

恶性胸腔积液的产生与肿瘤细胞的转移、黏附、迁移、侵袭、增殖及新生血管的生成密切相关，而肿瘤血管的生成又是肿瘤增殖和转移的基础。恶性胸腔积液中的血管内皮生长因子表达明显高于良性胸腔积液。

（2）血管通透性增高

新生肿瘤血管血管壁完整性受损，细胞间连接物少，内皮细胞形态异常，具有较高的通透性。血管通透性的增高导致多种血浆蛋白外渗，使组织液浓度相对增高，抑制其回流，血管高渗透性还可以使正常组织的抗血管生成作用向促血管生成转化，也促进了恶性胸腔积液的生成。

3.诊断和评估

（1）临床诊断

呼吸困难是最常见的症状，大部分恶性胸腔积液患者均有临床症状，但约25%患者也可无症状。恶性胸腔积液生长迅速，不易控制，且呈进行性加重，临床上可导致胸痛、呼吸困难等症状，甚则可导致呼吸衰竭，严重影响患者的生活质量。恶性胸腔积液的出现多提示预后不佳。

（2）影像学诊断

①胸部X线：大多数恶性胸腔积液患者胸部X线均能观察到中量到大量的胸腔积液，一般为 $500 \sim 2000$ mL，其中10%的患者表现为大量胸腔积液（胸腔积液占一侧胸腔的一半以上）。

②胸部超声：胸部超声检查对胸腔积液非常敏感，能够检测出微量的胸腔积液（<20 mL），可用于协助胸腔穿刺术，降低发生并发症的风险。一项荟萃分析研究显示，与放射线照相相比，胸部超声检查在检测胸腔积液方面具有更高的敏感性（94%）和特异性（98%），更具有筛查价值。胸部超声在提示胸膜增厚和分隔方面，优于X线及CT、胸部超声，可以帮助确定胸膜转移和评估胸膜的厚度。有研究表明胸膜结节、胸膜增厚>1 cm、膈肌增厚>7 mm，应高度怀疑恶性胸腔积液，其敏感性、特异性分别为73%、100%。

③胸部CT：胸部CT有助于区分良性和恶性胸膜疾病，胸膜增厚和结节性病变提示存在恶性疾病。Porcel等建立了评估恶性胸腔积液的CT扫描评分系统，评分标准包括胸膜病变（如结节、肿块或胸膜增厚≥1 cm）（5分），肺部肿块或结节≥1 cm、腹部肿块、肝转移（各3分），胸腔积液无分隔、无心包积液、无心影增大（各2分），评分≥7分可以预测恶性胸腔积液，其敏感性、特异性分别为88%、94%。

4.治疗原则

控制积液增加，缓解临床症状，提高患者的生活质量，尽可能延长生存时间。

5.中西医结合治疗方案

恶性胸腔积液的治疗应考虑患者的临床症状、体力状态、原发肿瘤的类型及其对化疗的反应，以及预计生存期。目前国内外治疗恶性胸腔积液的方法，主要包括全身化疗治疗肿瘤，胸腔穿刺、腔内药物灌注、热疗等局部治疗控制积液，但总体临床疗效有限。理想的治疗方法应该能够从近期和远期缓解症状，并将不良反应及并发症控制在最低限度。

（1）胸腔灌注

中药制剂腔内灌注治疗恶性胸腔积液具有其独特的优势，临床疗效可靠，且不良反应少，与化疗药物联合应用具有协同作用，可减轻药物不良反应，增强机体免疫力。临床常用的中药制剂有以下几种。

①香菇多糖：是从香菇子实体中提取的具有抗肿瘤活性的高分子葡聚糖，通过宿主增强诱导活化的巨噬细胞及杀伤性 T 细胞，提高自然杀伤细胞的活性和增强抗体依赖性巨噬细胞作用来发挥抗肿瘤作用，同时可以抗肿瘤血管生成，减轻肿瘤血管的通透性，并产生局部化学性胸膜炎，使胸膜粘连闭塞。

②康莱特注射液：是从中药薏苡仁中提取的天然高效抗癌药物，可使癌细胞停滞在 G2/M 期，直接抑制癌细胞的增殖，并可增强机体免疫力，尤其适用于年老体弱及全身状态较差而无法耐受化疗药物者。

③复方苦参注射液

复方苦参注射液 40 mL 和地塞米松 10 mL 溶于 0.9% 氯化钠注射液 20 mL 腔内灌注，灌注后患者每 15 分钟变换体位 1 次，每次持续 60 分钟，1 周 3 次，2 周为 1 个疗程，

临床研究：60 例晚期肺癌伴恶性胸腔积液的患者，随机分为两组，其中观察组为姑息治疗联合复方苦参注射液，对照组予最佳支持治疗。2 个疗程后评价两组疗效时发现，观察组缓解胸腔积液总有效率为 63%，对照组为 13%，两组在生存质量 KPS 评分方面比较，观察组改善率高达 53%，后者为 10%。

④复方苦参注射液联合顺铂

临床研究：50 例接受腔内灌注治疗的恶性胸腔积液患者，其中对照组 25 例为腔内注入顺铂，研究组 25 例则是复方苦参注射液联合顺铂治疗，从生活质量、治疗有效率，以及不良反应发生等方面进行研究分析，结果显示治疗组治愈率为 42%，对照组治愈率为 33%，差异有统计学意义（$P < 0.05$）。在有效率方面，治疗组为 93%，对照组为 72%，差异有统计学意义（$P < 0.05$）。

⑤榄香烯注射液联合奈达铂

榄香烯是从中药温郁金中提取出的抗癌有效成分，抑制肿瘤细胞 DNA、RNA 及蛋白质的合成，诱导肿瘤细胞凋亡和分化，保护机体免疫系统。

临床研究：65 例肺癌伴恶性胸腔积液患者随机分为榄香烯联合奈达

铂的观察组 34 例，单用奈达铂的对照组 31 例。结果提示观察组有效率为 88.23%，对照组为 58.06%（$P < 0.05$）。观察组在生活质量改善方面优于对照组，前者为 76.47%，后者为 61.29%（$P < 0.05$）。

此外，常用的中药制剂还有艾迪注射液、鱼腥草注射液等，都有一定的临床疗效，可根据病情辨证选用。

（2）中药外敷：抗癌消水膏

药物组成：黄芪、桂枝、牵牛子、莪术、老鹳草、冰片等。

药物剂型：乳膏剂，每盒 30 g。

制备工艺：上述药物浓煎提纯，经赋形剂处理后制成膏剂。

治疗原则：益气消水，温阳化瘀。

使用方法：每次将药物约 10 g 置入无纺布（12 cm × 12 cm）中，涂布均匀，外敷于胸腔积液在体表投射部位，每日 1 次，每次 8 小时。疗程 14 天。

临床循证依据：观察抗癌消水膏外敷对恶性胸腔积液的临床疗效，并对患者症状改善情况及其安全性进行评价。方法：采用多中心、双盲、区组随机、安慰剂对照的研究方法，观察组使用抗癌消水膏及对症治疗，对照组使用安慰剂及对症治疗。将其贴涂于患侧胸壁，8 小时后清洗，每日 1 次，连续观察 2 周。疗效评价方法：采用自身对照，参照分级标准比较治疗前后的影像学、中医症状评分、引流量 / 体表面积、KPS 评分等指标，用药后影像学未见积液为治愈、较用药前积液量减少 50% 以上为有效、积液减少量未达 50% 为无效。通过比较患者治疗前后血常规、肝肾功能、皮肤刺激及过敏反应等指标，评价安全性。结果：胸腔积液缓解总有效率，FAS 分析观察组与对照组分别为 63.89% 和 13.89%；PPS 分析观察组与对照组分别为 69.7% 和 16.1%。FAS 分析和 PPS 分析的结果均表明：观察组有效率高于对照组，两组间差异有统计学意义（$P < 0.05$）。中医症状评分，经 Wilcoxon 秩和检验，观察组心悸症状无明显改善（$P > 0.05$），胸闷、胀满、气短、疼痛症状，治疗后较治疗前有明显改善。结论：抗癌消水膏外敷治疗恶性胸腔积液可有效减少积液量，并可减轻患者症状，提高生活质量。此种中医外治法疗效确切、安全性好、操作简单，充分体现了中医"简、便、验、廉"的特点，适宜推广应用。

（3）中药静脉注射剂

化疗联合参芪注射液：化疗前 3 天静脉滴注参芪注射液，连用 10 天，21 天为 1 个疗程，共 4 个疗程。临床研究：将 42 例非小细胞肺癌合并恶性胸腔积液初治患者随机分为两组（各 21 例），两组皆给予 DP 方案（多西他赛 / 顺铂）化疗，并在引尽胸腔积液后于胸腔内注入顺铂。治疗组在此基础上静脉滴注参芪注射液。结果表明，与单纯化疗的对照组相比，治疗组在胸腔积液控制有效率方面较高（PR 85.71%、CR 47.62%），KPS 评分改善显著，消化道及白细胞不良反应发生率更低。

第三节　中西医结合支持治疗和调护

一、营养支持

1. 食管癌相关营养风险

食管具有特殊的解剖和生理功能，由于食管肿瘤所致局部梗阻和破坏，食管癌患者多有吞咽困难、吞咽疼痛等消化道相关症状进而导致摄入不足，加之肿瘤高代谢状态及抗肿瘤治疗如放疗所产生的放射性食管炎等并发症，同时多数患者伴有肿瘤相关心理障碍的影响，在食管癌患者中营养风险和营养不良的发生率极高。晚期食管癌患者的营养问题更为突出，超过半数患者存在不同程度的营养不良，居所有恶性肿瘤之首。食管癌患者发生营养风险的定义：现存的或潜在的与营养因素相关的导致患者出现不利临床结局的风险。食管癌相关营养风险带来的负面影响体现在对机体和功能的两个层面。营养不良会降低肿瘤细胞对放化疗等治疗的敏感性，可能增加治疗不良反应，延长住院时间，延缓身体康复，增加医疗费用，影响疗效，以及生活质量。合理的营养支持治疗可为准备手术的患者提供营养储备，同时增加机体抵抗力和手术耐受力，减少术后并发症和感染，促进伤口愈合及早日康复。有研究显示，男性食管癌患者营养不足发生率明显高于女性，我国食管癌患者营养风险总发生率为 52%，随着年龄的增长，老年患者营养风险增加，尤其在 60 岁及以上的食管癌患者中营养风险发生率可达 57%，明显高于 60 岁以下患者（营养风险发生率 45%）。针对食管癌患者，在接受抗肿瘤治疗期间给予相应营养支持具有重要意义，尤其应重视老年患者的营养支持。在放化疗期间的营养治疗可以预防食管癌患者的体重下降，保持骨骼肌质量和功能，提高对放化疗治疗的敏感性，减轻放化疗的不良反应，减少患者治疗中断率，提高放化疗的完成率，进而提高疗效。营养风险是影响食管癌患者预后的独立危险因素，存在营养风险者住院时间长，易发生并发症，影响其预后及生活质量。

2.营养风险评估工具

目前营养状况评定方法较多，主要包括人体测量指标、实验室指标、营养筛查与评估工具。人体测量指标及实验室指标是营养评估中简单、重要、可靠的指标，在临床上沿用已久，且较容易评估患者营养状况。临床工作中有多种常用指标可用于营养评定，如体重指数、血清白蛋白、血红蛋白等，但具有一定局限性。中国临床肿瘤学会肿瘤营养治疗专家委员会，以及欧洲临床营养与代谢学会推荐以体重指数 $< 18.5 \text{ kg/m}^2$ 并结合临床情况作为判定营养不足的标准。

建议对所有确诊的食管癌尽早进行营养筛查，为其后期营养治疗提供科学依据。针对食管患者的"营养风险筛查"是指由临床医护人员、营养师等实施的快速、简便的筛查方法，用以决定是否对其需要制定和实施肠外或肠内营养支持计划。目前国内外尚无针对食管癌患者营养风险的筛查量表，目前多项指南和专家共识推荐采用 NRS 2002 为住院的食管癌患者进行营养风险筛查，用以判断是否有营养支持适应证。包括 3 个部分：营养状况受损评分（0～3分）、疾病严重程度评定（0～3分）、年龄评分（0～1分）。具体见表 7-2。

表 7-2 NRS 2002 营养风险复查表

营养风险			疾病严重程度（≈需要量的增加）		
无	0 分	正常营养状态	无	0 分	正常
轻度	1 分	3 个月内体重丢失大于 5%；或前 1 周的食物摄入低于正常食物需求的 50%～75%	轻度	1 分	髋骨骨折、慢性疾病有急性并发症；肝硬化、慢性阻塞性肺疾病、长期血液透析、糖尿病、恶性肿瘤
中度	2 分	2 个月内体重丢失大于 5%；或者体重指数在 18.5～20.5 kg/m²，且基本营养状况差；或前 1 周的食物摄入量为正常食物需求量的 25%～60%	中度	2 分	腹部大手术、卒中、重症肺炎、血液系统恶性肿瘤
严重	3 分	1 个月内体重丢失大于 5%（3 个月内大于 15%）；或体重指数小于 18.5 kg/m² 且基本营养状况差；或前 1 周的食物摄入为正常食物需求量的 0～25%	严重	3 分	头部损伤、骨髓移植、重症监护的患者（APACHE Ⅱ 评分＞10 分）

续表

营养风险			疾病严重程度（≈需要量的增加）		
无	0分	正常营养状态	无	0分	正常
分数：			分数：		
年龄			如果年龄≥70岁，在总分基础上加1分		
总分					

注：≤3分，需每周复评营养风险；>3分，表明患者有营养不良或有营养风险；>5分，存在营养高风险

分值	营养风险
NRS 2002 ≤ 3 分或 NUTRIC ≤ 5 分	（1）即使不能自主进食，入住 ICU 7 日内不需要给予营养支持。 （2）在入住 ICU 7 日内无法自主进食同时早期肠内营养不可行，需要使用肠外营养（证据质量低）
NRS 2002 ≥ 5 分或 NUTRIC ≥ 5 分	（1）营养高风险，肠内营养支持尽早在 24 ～ 48 小时达到预期量：在 48 ～ 72 小时达到 80% 目标能量及蛋白量。 （2）营养高风险，在入住 ICU 内如果无法实施肠内营养，建议尽早启动肠外营养

　　此外，PG-SGA 是针对肿瘤患者设计的营养状况评估量表，由患者自我评估及医务人员评估两部分组成，具体内容包括体重变化、进食情况、症状、活动和身体功能、疾病、应激状态、体格检查七个方面，亦广泛用于食管癌患者的营养评估。PG-SGA 评估结果包括定性评估及定量评估，定性评估将其分为营养良好、可疑或中度营养不良、重度营养不良三类；定量评估将其分为 0 ～ 1 分（营养良好）、2 ～ 3 分（可疑营养不良）、4 ～ 8 分（中度营养不良）、≥ 9 分（重度营养不良）四类。PG-SGA ≥ 4 分为存在营养不良，需进行营养治疗。

　　临床上应结合食管癌患者营养相关指标和个体情况早筛查、早评估、早干预，积极改善患者的营养状况和临床结局。临床医师 / 营养师应在抗肿瘤治疗过程中定期进行营养评估，以监测营养治疗的疗效。在食管癌患者中，对于体重、血常规、电解质、肝肾功能、清蛋白、前清蛋白、转铁蛋白、急性放化疗不良反应等快速指标可每 1 ～ 2 周测量 1 次，而如人体成分分析、生存质量评估、体能评估等慢速指标可每月测量 1 次。在抗肿瘤治疗结束后的稳定期（1 ～ 3 个月）进行营养评估。

3. 营养治疗

开展规范化的营养治疗对食管癌患者的全程管理及抗肿瘤治疗具有重要意义。2020 年我国发布了《食管癌患者营养治疗指南》，共识指出在食管癌患者住院期间和出院后临床医护人员应使用适宜有效的营养筛查工具进行营养筛查、诊断，迅速识别有营养风险的患者，对于有营养风险或营养不良的患者实施饮食指导、营养干预及治疗，改善营养状况，减少食管癌并发症发生率，促进康复。

（1）营养治疗途径

其分为肠内营养及肠外营养途径。在为食管癌患者选择营养治疗途径时，需要考虑多方面因素。除疾病因素（肿瘤分期，胃肠道损伤程度，营养不良严重程度，是否有恶病质及恶病质分期）外，心理和社会因素也需要作为重要的考虑因素。

①肠内营养途径：口服营养补充是食管癌患者肠内营养的首选途径。对存在中度至重度吞咽困难、严重放化疗食管黏膜炎等高危因素影响经口进食的患者推荐管饲营养。管饲分两类：一是无创置管，指经鼻放置导管，根据病情需要，导管远端可放置在胃、十二指肠或空肠中；二是有创置管，包括内镜引导下的造瘘和外科手术下的各类造瘘技术。经鼻置管是最常用的肠内营养管饲途径，无创、简便、经济，但有鼻咽部刺激、出血、导管脱出或堵塞等并发症。胃或空肠造瘘术创伤小，可置管数月至数年，部分食管癌患者，肿瘤堵塞食管腔导致鼻饲管无法安置时，可采取手术行胃或空肠造瘘术。

②肠外营养途径：对于部分食管癌患者肠内营养无法完全满足正常需求或存在如消化道出血等禁忌证时，可选择肠外营养联合肠内营养或全肠外营养。肠外营养途径分为经外周静脉及经中心静脉途径。经外周静脉肠外营养临床最为常用，但高渗液体有一定限制，会有液体外渗及血栓性静脉炎并发症，对外周血管条件要求较高。当肠外营养超过 2 周或营养液渗透压高于 1200 mmol/L 时，可行经中心静脉途径进行肠外营养，包括经外周静脉穿刺置入中心静脉导管，经颈内静脉置管、经股静脉置管和输液港等。此方法适合长期输注肠外营养，避免反复外周静脉穿刺，不影响日常生活，舒适度高。

（2）营养治疗方法

营养治疗的前提是评估食管癌患者的能量需求，食管癌患者的日常能量需求无准确计算方法，一般推荐能量需求量为 25 ～ 30 kcal/（kg·d）。糖类是机体能量的主要来源，但在食管癌患者中，由于肿瘤细胞糖酵解能力是正常细胞 20～30 倍，故应减少糖类在总能量中的供能比例，适当提高脂肪供能比例。食管癌患者能量需求因肿瘤分期、患者一般状况、治疗方式和不良反应等而不同。肿瘤患者蛋白质最低摄入量应 > 1.0 g/（kg·d）。接受放化疗的食管癌患者更应增加蛋白质摄入，目标摄入量提高至 1.5～2.0 g/（kg·d）。肠内营养符合人体生理、操作方便、费用低，维持肠黏膜结构和屏障功能完整性，是营养支持的首选。肠外营养的适应证是蛋白质 - 能量营养不良、胃肠道功能障碍。肠外营养液一般是由糖、脂肪乳、氨基酸、微量元素、维生素、电解质等组成，临床常用复方脂肪乳氨基酸注射液、丙氨酰胺注射液等；肠内营养液常用的有复方制剂肠内混悬液，由水、麦芽糊精、酪蛋白、植物油、膳食纤维（大豆多糖等）、矿物质、维生素和微量元素等人体必需的营养要素组成。具体需要临床医师及营养师结合患者具体情况而选择。

4. 日常饮食指导

食管癌的发生与进食习惯有关，食管是食物进入人体的主要通道，对于饮食方面的调理在食管癌患者接受抗肿瘤治疗期间尤为重要，保证其充足营养状态有利于提升其耐受能力，减少不良反应发生率，提升治疗依从性。个性化饮食干预是一种合理、科学的营养管理措施，通过建立营养支持小组，主治医师、营养师和护士共同合作，保证对食管癌患者全程科学的营养管理，并依据患者饮食习惯和口味制定个性化营养方案，依据食物等能量交换方法制定多样化食谱，保证能量供应，随时调节食材，做到个性化营养支持。

对于可经口进食者的饮食指导：饮食宜稀软并富含高热量、高蛋白、丰富维生素的半流质或流食，忌油腻、辛辣、硬质固体和粗纤维之品，戒烟酒。进食时要细嚼慢咽。可多食香菇、白木耳、山药、薏苡仁、百合等，扶助正气。何梦瑶《医碥》云："酒客多噎膈，饮热酒者尤多。以热伤津液，咽管干涩，食不得入也。"加强粮食保管，不吃霉烂食物。对嗜好腌制品者，要求做腌菜的蔬菜应新鲜干净、质量好，在 3 周内食用，腌菜的缸盆要洗干净，置于阴凉处。饮食要少食多餐，食量逐渐增加，可进食一些高营养、高蛋白、易消化的软食，如肝泥、蒸蛋、豆腐、乳酸酪、有营养的汤等，多食新鲜蔬菜，如萝卜、豆芽、丝瓜等。新鲜蔬菜中含有一种干扰素诱生剂，在一定程度上对肿瘤有抑制作用。有研究报道，促炎性饮食可能会增加消化系统肿瘤患病风险，尤其是食管癌，应注意避免海腥发物、花椒、辣椒、桂皮等辛辣刺激及发霉、烟熏、火烤煎炸等硬的食物，以及碳酸饮料，同时禁烟、忌酒。冷的食物可刺激食管发生痉挛，而发生呕恶、疼痛等，故应避免进食冷食，如冰类、冰镇之品。一项研究观察到食管鳞癌和苹果、桃、李子、梨、草莓和柑橘类水果呈现负相关，食管腺癌与菠菜摄入量之间存在显著的负相关。在我国人群的饮食因素中，腌制食品、饮食不规律、霉变食品、喜烫食、高盐饮食、进餐速度快等是食管的危险因素，饮茶、水果、豆制品是食管的保护因素。在对食管癌患者的饮食宣教方面应注重避免饮食相关的风险因素，鼓励进食具有保护作用的食物。

在接受放化疗期间的饮食指导：勿暴饮暴食，宜少量多餐，细嚼慢咽，禁食过冷、过热、过咸、黏、硬、粗糙、酸辣等食物，宜食温、软、烂、细的食物，以减少食管痉挛，防止食管梗阻。同时注意保持口腔清洁，鼓励患者多饮水，每日早晚用软毛牙刷刷牙，动作轻柔，以免损伤口腔黏膜，饭前饭后用清水漱口，每餐进食后可喝少量温开水或淡盐水，以冲淡食管内积存的食物和黏液，预防食管黏膜损伤和水肿。患者宜食高蛋白、高热量、高维生素、低脂肪、易消化的清淡饮食，如牛奶、鸡蛋、豆浆、鱼、禽类、菌类等，新鲜蔬菜水果可以提供较多的维生素、无机盐，以满足机体需要，保证放疗期间的营养供应，利于正常组织的修复。接受胸部放疗的食管癌患者，在放疗期间及放疗后会出现食管黏膜充血水肿、吞咽困难、咳嗽、胸骨后灼痛、咳嗽、咳痰等症状，严重者会出现放射性肺炎、放射性食管炎等疾病。中医认为放射线是一类杀伤能力很强、具有"火热毒邪"特征的伤正的"邪气"，作用于机体，形成热毒内盛、津液受损等"伤正"之象。放疗期间可选用寒凉性食品，肉类如鸭肉、鹅肉、甲鱼（鳖）、螃蟹等；富含维生素C、胡萝卜素的蔬菜如菠菜、蘑菇、芹菜、苦瓜等；水果宜选择梨、西瓜、葡萄等多汁的种类；不宜吃辛辣刺激食物，不宜过量饮酒。同时指导患者定时、定量进食，少量多餐，每天分5～6餐进食，细嚼慢咽，每次不宜过饱，餐后予以半卧位，避免平卧，以减少食物反流及食物滞留食管现象而加重食管炎。轻者进食柔软易吞咽的软饭或流质、半流质，重者以流质、半流质为主，必要时可经肠内外营养补充电解质、液体。中医学对减轻放化疗不良反应有独特优势，注重整体调护，辨证论治，注意保护和调动机体的抗病能力，增强免疫力。化疗的不良反应有乏力、消化道反应、骨髓抑制等多方面，食管癌患者化疗期间饮食宜清淡、富营养、易消化，可进食少渣半流质或少渣软饭食，忌油腻、难消化的食品，食欲差的患者可以少食多餐。烹调方法宜采用蒸、炖、煮、拌等，食物要细软，应注意维生素、矿物质和微量元素的补充。为防止或减轻骨髓抑制引起的白细胞、血小板等下降，患者宜多食血肉有情之品如猪肉、牛肉、羊肉、禽肉、鱼类、枣及花生等，烹制上以煮、炖、蒸等方法为佳，能撇掉油的尽量撇掉；还可以选择含铁质较多的食品，如动物（鸡、鸭、猪、牛、羊等）的肝脏、肾脏、心脏，蛋黄，瘦肉，蔬菜中的菠菜、芹菜、番茄，水果中的杏、桃、李、葡萄、菠萝、杨梅、橘子、柚子和无花果等，以纠正肿瘤患者的缺铁性贫血。菌类中的香菇、蘑菇、猴头菇、木耳等，已被发现富含多糖类，有助于提高人体的细胞免疫功能。对于晚期食管癌患者，疾病多处于肿瘤扩散阶段，此为消耗性疾病，部分严重者会出现恶病质状态，应选择清淡但有营养、富含优质蛋白的食物，补充维生素及微量元素，且患者由于胃肠蠕动减慢，常出现排便困难的问题，注意保持大便通畅，便秘者适当补充富含纤维素的食物或蜂蜜。

二、运动调护

运动可以影响肿瘤细胞代谢生长，使其重编程，致宿主与肿瘤微环境相互作用发生变化，进而改变肿瘤细胞的代谢与生长。运动对代谢相关通路的调控（糖代谢、胰岛素代谢及自噬等）、免疫系统的影响、炎症因子的调节和肿瘤血管生成的抑制等，可调节肿瘤细胞中的某些代谢途径，改善或恢复细胞微环境的稳态。运动不但能够影响和改变肿瘤微环境，抑制或逆转肿瘤中的某些代谢途径，还可减少和改善肿瘤发生的危险因素来预防其发生。运动可上调固有免疫系统自然杀伤细胞，增强巨噬细胞抗肿瘤活性，减少免疫抑制细胞调节T淋巴细胞，从而增强免疫系统功能。定期运动还可通过增加肺泡巨噬细胞抗肿瘤活性起到抑制肿瘤转移作用。包括恶性肿瘤在内的诸多慢性病与缺乏运动有关，《柳叶刀》的一篇研究指出，每天15分钟或每周90分钟中等强度的锻炼对人体健康是有益的。全球约25%的恶性肿瘤发生与超重及久坐等生活方式有关，有大型荟萃分析发现参加休闲体育锻炼者恶性肿瘤发生风险降低。步行为最简单的运动方式，美国有研究显示每日行8000步以上者与每日行走不足4000步者相比，肿瘤患者的全因死亡风险降低。

运动在防癌及提高肿瘤患者生存率方面可能的机制包括减少性激素、代谢激素和减轻炎症，以及改善免疫功能等。适度的运动干预可加速食管癌患者术后功能的恢复，改善食管癌患者在接受放化疗或免疫治疗时出现的癌因性疲乏等症状，一定程度上能改善恶性肿瘤生存者的远期预后，降低死亡风险等。食管癌患者中癌因性疲乏的发生率为 30% ～ 99%，降低生活质量同时影响患者躯体、社会功能状态和情绪状态，严重者致治疗终止、增加并发症甚至死亡率，这些并发症会反之加重疲乏状态，导致恶性循环。现代医学对癌因性疲乏的疗效有限，运动疗法是改善癌因性疲乏最佳非药物性干预措施。常推荐的运动方式包括有氧运动、抗阻训练、有氧运动与抗阻训练相结合、中医导引术、瑜伽等。中医导引术是指以养生祛病为目的，以动作为主要表现形式，综合多种锻炼要素，并为历代医家肯定和传承的身形锻炼方法，主要包括八段锦、五禽戏、易筋经、太极拳等运动形式。其通过肢体动作、呼吸吐纳、心理调节达到强身健体、疏通经络、调摄精神作用。国内学者报道八段锦可明显减轻肿瘤化疗患者乏力的程度，提高了生活质量。癌因性疲乏属于中医"虚劳"范畴，中西医结合可以充分发挥中医药扶正培本并改善疲乏症状的优势。中医对于虚劳的治疗原则，有"虚则补之，实则泻之""损者益之""形不足者温之以气，精不足者补之以味"，适度运动的同时配合中药，以补气健脾、升补元气为主要治则，另外复方阿胶浆、参芪扶正注射液等中成药对症状提升亦有确切效果。

　　国内外指南一致认为，运动干预对癌症生存者是安全的，且每个癌症生存者都应该"避免不活动"，运动干预在食管癌患者的全程管理过程中发挥着重要作用。目前尚无法证实何种运动方式对于食管癌患者的康复最优，在康复期者可安全地进行运动训练，以改善其心血管健康状况、增强肌肉力量、提高生命质量、减轻疲乏和缓解焦虑抑郁的负面情绪。根据患者实际情况可采用慢走、钓鱼、太极拳、八段锦、五禽戏等以达到运动康复的目的，可适当参加较为剧烈的活动如跑步、打球等，要根据病情安排适度运动，如运动时感到气促、头晕目眩、大汗、心跳加快，运动过后全身沉重，心率超出每分钟 130 次，则属于运动过度，会使机体超负荷，反而不利于康复。运动可减少内脏脂肪，减少促癌激素的产生和胃食管反流。体育锻炼不能预防食管癌，但运动对免疫功能、抗氧化机制和胃食管反流的影响相关机制仍在探索。国内癌症生存者的运动锻炼更倾向于单纯有氧运动及舒缓的运动方式，如太极、八段锦等，其受众广泛、易于推广，但未来仍需高质量的临床研究设计来探索适合我国食管癌生存者的运动实践方式。

三、心理调护

食管癌患者在知晓病情并接受抗肿瘤治疗后会产生各种不良情绪，如不同程度的焦虑、悲观、恐惧等，大多数食管癌患者确诊时已处于中、晚期，由于食管癌导致的躯体疼痛、进食困难、呕吐、体重下降、纳差等症状，或是对接受抗肿瘤化疗、放疗或免疫治疗后产生的恶心呕吐等消化道反应、乏力的全身症状，或脱发、管饲营养状态等躯体状态不满，会导致心理状态不佳，随着病情恶化、加重，大部分患者因为知道病情无法治愈，面临死亡的威胁，多会情绪不稳定，易出现抑郁、悲观、恐惧、紧张、易怒、绝望等状况，甚至有自杀的念头。情绪对肿瘤的发生、发展和结果有很大的影响，不良心理会加快恶性肿瘤的恶化。长期严重的焦虑、抑郁不良情绪不仅影响食管癌患者的生存质量还可损害其机体免疫功能，影响抗肿瘤治疗效果。

目前临床中肿瘤患者常用的心理评定量表：症状自评量表包括比较广泛的精神症状内容，主要衡量患者的自觉症状和严重程度，90 个项目包含 9 个因子分别反映 9 个不同方面的心理症状。抑郁自评量表用于衡量抑郁状态的轻重程度及其在治疗中的变化，反映抑郁状态的四组特异性症状：精神性情感症状、躯体性障碍、精神运动性障碍、抑郁的心理障碍。焦虑自评量表，与抑郁自评量表十分相似，是分析患者主观焦虑症状的有效简便的工具。生活质量可以综合反映患者得生理状况、心理状况和社会生活状况等，针对食管癌患者常用的生活质量评定量表包括欧洲癌症研究与治疗组织开发的生命质量核心量表 QLQ-OES48，以及癌症患者生命质量测定量表体系之食管癌量表（QLICP-ES），其中分别有针对食管癌患者的心理功能的评估。

心理干预是指将干预的重点放在可观察到的外在行为、可具体描述的心理状态，通过学习调整或改变个体异常的心理和躯体症状，以建立健康行为。心理干预有利于从认识、感觉、情绪、态度和行为等方面调动患者的主观能动性，使其通过自身调节，克服不良心理反应。在对食管癌患者的心理状态进行有效评估后，应注意对伴有不良情绪的患者进行积极心理调护。必要的针对性的心理干预尤为重要，能够有效消除患者的不良心理情绪，增强其战胜疾病的信心，改善生活质量，需根据患者实际情况开展以减轻心理压力为主要目的的个体化心理干预，首先了解分析食管癌患者心理状态，根据其状态给予心理疏导，避免患者发生心理障碍，帮助患者以积极、充满信心的态度面对后续的治疗，降低不良情绪，提高其营养状态、免疫功能，有助于食管癌患者的整体康复。有研究显示，躯体疼痛影响、担心经济费用、社会支持是影响心理状态的独立危险因素。食管癌患者心理健康状况较差，如不及时给予控制或治疗可影响治疗效果，甚至加重病情，降低患者的生活质量。良好的家庭支持，以及医护对患者的关心和照顾，以及认真倾听患者倾诉并给予相应心理支持，有助于使患者保持乐观情绪，增强治疗信心。

针对不同年龄，不同分期及不同治疗阶段的食管癌患者建议给予针对性的心理支持干预。在疾病确诊初期，结合患者的病情开展有关食管癌知识的科普宣教工作，介绍食管癌的发生、发展、治疗及影响因素，使其了解疾病的一般知识，介绍治疗食管癌的新方法和既往成功的治疗病例，可增加其对治疗疾病的信心和勇气，提高患者对整体治疗的接受度和适应力，让患者正确认识食管癌、树立信心、面对自我、减轻负面情绪反应。部分食管癌患者在抗肿瘤治疗后会出现骨髓抑制、呕吐等不良反应，患者往往比较焦躁，甚至出现肝郁气滞等情况，要及时给予其心理疏导，鼓励其配合接受支持治疗。根据高龄食管癌患者的身体功能下降、年龄过高及对手术耐受性减弱等特征，对其展开心理护理干预，对于提升食管癌预后有着重要意义。对于晚期食管癌患者，整体治疗过程较漫长，要及时给予其同情和关爱，建立相互信赖、平等的医患关系。治疗的同时要主动了解患者的心理顾虑，及时协助解决以减轻患者思想负担，消除患者悲观心理，使患者能以最佳心态接受持续的治疗。另外，对于食管癌患者的主要家庭照顾者，要讲解和提供治疗相关知识，以及注意事项等，尽可能提升家庭支持度，有助于减轻患者不良心理反应。必要时使用安眠、镇痛类药物，以保证患者充分休息，争取亲属在心理和经济方面的积极支持和配合，解除患者后顾之忧。

参考文献

[1] 吴茂林，李世杰，段俊国. 半夏泻心汤加味治疗晚期食管癌临床疗效评价 [J]. 西部中医药，2015，28（5）：50-52.

[2] 杨雨婷，曾瑾，陈平，等. 西黄丸抗肿瘤临床应用及药理作用机制研究进展 [J]. 中国实验方剂学杂志，2022，28（3）：250-258.

[3] 罗川，高波，边宝林，等. 华蟾素注射液治疗食管癌的系统评价 [J]. 中国实验方剂学杂志，2015，21（14）：181-185.

[4] 许晶，钱树树，陈耀国，等. 华蟾素治疗癌痛有效性和安全性的系统评价和 Meta 分析 [J]. 中国中药杂志，2019，44（12）：2627-2636.

[5] 张瑜，钟钦，程婵，等 . 消癌平注射液联合化疗治疗老年晚期食管癌患者的疗效和安全性 [J]. 肿瘤基础与临床，2020，33（4）：298-300.

[6] 吴少兵，季元红，武小玲，等 . 复方苦参注射液联合调强放疗治疗老年食管癌的临床观察 [J]. 解放军预防医学杂志，2019，37（11）：63-64，66.

[7] 陈剑，李路路，张鼎儒，等 . 鸦胆子油乳注射液联合放疗治疗食管癌的 Meta 分析 [J]. 实用医学杂志，2015，31（13）：2182-2185.

[8] 张慧，黄立中，李阳，等 . 六神丸联合同步放化疗治疗局部晚期食管癌的临床观察 [J]. 中南药学，2015，13（1）：106-108.

[9] 项硕 . 八珍汤联合放化疗治疗中晚期食管癌 39 例 [J]. 中国中医药现代远程教育，2019，17（10）：72-73.

[10] 刘秀芳，王超博，张海，等 . 益气活血养阴法对中晚期食管癌患者放化疗后生命质量及免疫功能的影响研究 [J]. 世界中医药，2018，13（08）：1921-1924.

[11] 郑人源，王鹏桥，张琴 . 平消胶囊对食管癌抗肿瘤疗效和安全性的系统评价 [J]. 内蒙古中医药，2014，33（22）：26-28.

[12] 申旭，赵冬梅，赵莉莎，等 . 通窍活血汤联合吞咽功能训练对晚期食管癌伴随吞咽困难的疗效 [J]. 蚌埠医学院学报，2020，45（6）：785-787+791.

[13] 高永昌，郭昭辉，刘团霞 . 香砂六君子汤加味治疗中晚期食管癌吞咽困难 32 例 [J]. 河南中医学院学报，2006，（4）：38.

[14] 鲁燕，张华，董霞，等 . 中药穴位贴敷联合化疗治疗中晚期食管癌的疗效观察 [J]. 中国医药导刊，2021，23（2）：91-95.

[15] 尹丽丽，陈静，亓媛媛，等 . 针灸联合穴位敷贴对晚期食管癌患者吞咽功能和癌因性疲乏的效果 [J]. 食管疾病，2021，3（3）：218-221.

[16] 漆辉雄，杜珂 . 复方苦参注射液治疗 82 例晚期癌痛患者的临床观察 [J]. 重庆医学，2013，42（9）：1048-1050.

[17] 魏琳，杨晨光，苗文红 . 天蟾胶囊治疗癌性疼痛 II 期临床研究 [J]. 中国新药杂志，2003，（8）：663-665.

[18] 窦永起，林明雄，张印 . 新癀片治疗癌症疼痛的临床评价 [J]. 解放军药学学报，2003，（3）：230-233.

[19] HUANGYING T, SHIJIE Z, TONG L, et al. safety and efficacy of Tongkuaixiao ointment in reliving cancer-induced pain: a multicenter double-blind

placebo-controlled randomized trial[J].Journal of Traditional Chinese Medicine, 2016, 36（6）：695-700.

[20]　HE Y, GUO X, MAY BH, et al. clinical evidence for association of acupuncture and acupressure with improved cancer pain: A Systematic Review and Meta-Analysis[J].JAMA Oncol. 2020, 6（2）：271-278.

[21]　吴人杰，谢长生.癌因性疲乏发病机制及治疗的研究进展 [J]. 肿瘤学杂志，2020，26（3）：240-244.

[22]　李冉，孟鹏，宋鑫，等.针灸治疗癌因性疲乏的临床研究进展 [J]. 中医肿瘤学杂志，2020，2（4）：87-90.

[23]　许双洁，杜肖琳，王云启.中医药治疗癌因性疲乏研究进展 [J]. 中医药导报，2021，27（5）：142-146.

[24]　曾琳，肖彩芝，王维.恶性胸腔积液的中西医结合治疗研究进展 [J]. 中医肿瘤学杂志，2019（1）：76-78.

[25]　谢瑜，王中奇.中药外敷治疗恶性胸腔积液的研究进展 [J]. 中国民间疗法，2018，26（6）：100-102.

[26]　孟双双，张志涛，王文静，等.中西医结合治疗肺癌恶性胸腔积液的研究进展 [J]. 中医肿瘤学杂志，2021，3（1）：72-76.

[27]　谢瑜，王中奇.中药外敷治疗恶性胸腔积液的研究进展 [J]. 中国民间疗法，2018，6：100-102.

[28]　孟双双，张志涛，王文静，等.中西医结合治疗肺癌恶性胸腔积液的研究进展 [J]. 中医肿瘤学杂志，2021，1：72-76.

[29]　李涛，李宝生，吕家华，等.食管癌患者营养治疗指南 [J]. 肿瘤代谢与营养电子杂志，2020，7（1）：32-42.

[30]　朱琳，高静，柏丁兮，等.中国食管癌患者营养风险发生率的Meta 分析 [J]. 现代预防医学，2020，47（24）：4447-4451.

[31]　丛明华，石汉平.中国恶性肿瘤患者运动治疗专家共识 [J]. 中国科学，2022，52（4）：587-602.

[32]　李晓玲，姚志翠，张天丰，等.促炎性饮食与消化系统肿瘤患病风险的 meta 分析 [J]. 肿瘤代谢与营养电子杂志，2021，8（3）：295-303.

[33]　汪求真，周晓彬，滕洪松.中国人群饮食因素与食管癌 Meta 分析 [J]. 中国肿瘤，2007（1）：3-7.

[34]　周小乔，李鸣，黄承钰.中国人群食管癌主要饮食影响因素的 Meta

分析 [J]. 现代预防医学，2011，38（7）：1207-1210，1213.

[35] 冉进军，韩乐飞，杨晓妍，等. 食管癌危险饮食因素的 Meta 分析 [J]. 中国慢性病预防与控制，2014，22（6）：644-647.

[36] 张焕玲，杨万水，高姗，等. 绿茶与消化系统恶性肿瘤流行病学研究的 Meta 分析 [J]. 中国肿瘤，2011，20（2）：139-150.

[37] Shephard RJ. cancers of the esophagus and stomach：potential mechanisms behind the beneficial influence of physical activity[J]. Clin J Sport Med. 2017;27（4）：415-421.

[38] KOELWYN GJ, QUAIL DF, ZHANG X, et al. exercise-dependent regulation of the tumour microenvironment [J] . Nat Rev Cancer，2017，17（10）：620-632.

[39] 郑欣，尤振兵，田文泽，等. 医护一体化护理对食管癌患者焦虑抑郁负面情绪及免疫功能的影响［J］. 中国实用护理杂，2015，31（26）：1994-1998.

[40] 陆敏敏，肖婷. 心理护理干预模式对食管癌患者体征、免疫功能及情绪的影响 [J]. 心理月刊，2020，23（15）：82-83.

第八章 食管癌中药与中成药研究进展

两千年前已有食管癌的有关记叙。随着食管癌中医认识的不断深入，中医药治疗食管癌取得了不错的临床疗效，同时开展了诸多现代研究。本章就食管癌的古代方药应用，以及复方、中成药、中药注射剂和单味中药的现代研究进展分别进行综述，以期为临床食管癌的治疗和后续研究提供参考。

一、食管癌的名医临证用药

食管癌的治疗多以内服中药为主，根据分期、症状不同，以益气、理气、祛痰、活血、养血、滋阴为治则，组方时考虑《局方发挥》"疾挟瘀血，遂成窠囊，非寻常草本可疗"，故用药时多配伍力强的毒性中药。具体名医临证用药按照朝代先后梳理见表8-1。

表8-1 名医临证用药

来源	方名或（和）组成
宋代严用和《重订严氏济生方》	五噎散：人参、半夏、桔梗、白豆蔻、木香、杵头糠、白术、荜澄茄、沉香、枇杷叶、生姜、甘草
宋代严用和《重订严氏济生方》	五膈散：枳壳、木香、青皮、大腹子、白术、半夏、丁香、天南星、干姜、草果仁、炒麦芽、甘草
宋代严用和《重订严氏济生方》	瓜蒌实丸：瓜蒌、枳壳、半夏、桔梗
元代李东垣《脾胃论》	通幽汤：桃仁、红花、生地黄、熟地黄、当归身、炙甘草、升麻
明代吴昆《医方考》	七气汤：干姜、黄芩、桂心、甘草、半夏、橘皮、地黄、芍药、桔梗、枳实、人参、吴茱萸
清代程钟龄《医学心悟》	启膈散：沙参、丹参、茯苓、川贝母、郁金、砂仁、荷叶蒂、杵头糠

来源	方名或（和）组成
清代黄元御《四圣心源》	苓桂半夏汤：茯苓、泽泻、甘草、桂枝、半夏、干姜、生姜、芍药
清代马培之《医略存真》	六味地黄丸、归脾汤、生脉饮、五汁安中饮
清代张锡纯《医学衷中参西录》	参赭培气汤：党参、天冬、生赭石、清半夏、肉苁蓉、知母、当归、柿饼霜
贾堃《癌瘤中医防治研究》	平消丹、参芪赭花汤、参赭三甲汤、硇矾散、七矾丸
孙秉严《治癌秘方》	严灵丹：铁甲军、狗宝、麦冬、雄黄、九香虫、天冬、木香、穿山甲、急性子、槐角、生地黄、三棱、槐花、柿蒂、莱菔子、桃仁、红花、硼砂、茶叶
孙秉严《治癌秘方》	化瘤丹：硇砂、冰片、白及、金礞石、荆芥穗、蜈蚣、章丹、全虫、蜗牛、巴豆霜、大黄、麝香、血竭、苍术、粉草、川芎、没药、蟾酥、乳香、朱砂、银花、斑蝥、明雄、杜仲、山甲珠、大赤金、沉香、黄芩、天麻
李修五抗癌验方	虎七散合旋覆代赭汤：壁虎、三七粉、党参、茯苓、黄芪、夏枯草、姜竹茹、姜半夏、旋覆花、白花蛇舌草、代赭石、丹参、半边莲、蜂房、炙甘草
其他	半夏散：半夏、干姜、昆布；桃仁散：桑白皮、桃仁、木香；通关散：牙皂、巴豆仁、枳壳、沉香；大半夏汤：半夏、人参；小半夏汤：半夏、生姜

二、中药复方抗食管癌研究进展

中药复方抗食管癌研究包括治疗食管癌、协同提高放化疗疗效、改善症状、提高生活质量方面，有内服和外用两种，方药多集中在食管癌古代经典方为基础的加减方。如王克穷教授运用大半夏汤（生半夏、人参、白蜜）治疗食管癌患者，吞咽功能逐渐恢复，48例的回顾性研究显示有效率为87.5%，中位生存期为14个月。与单药替吉奥相比，采用人参半夏汤（人参、半夏、当归、茯苓、郁金、沉香、砂仁、牛膝、佩兰、薏苡仁）合六神丸（牛黄、麝香、雄黄、珍珠、蟾酥、冰片）连续服药6周治疗Ⅲ～Ⅳ期食管癌患者的有效率、1年生存期方面无显著差异，但对吞咽梗阻、胸膈痞闷、呕吐痰涎、食欲减退的临床症状评分改善明显。动物实验结果表明人参半夏汤合六神丸对人食管癌裸鼠移植瘤有较明显的抑制作用，机制研究结果显示其可能是通过改善荷瘤裸鼠的肿瘤组织免疫微环境，并募集自然杀伤细胞于肿瘤组织中，增强细胞因子 TNF-α、IFN-γ 的产生而发挥抗肿瘤的作用。参赭培气汤加减（潞党参、天冬、生赭石、清半夏、淡苁蓉、知母、当归、桃仁、红花、半枝莲、白花蛇舌草、红豆杉、灵芝、焦三仙等）治疗 48 例食管癌的临床总有效率为 95%，吞咽困难改善，病灶缩小。同时，参赭培气汤加减可治疗食管低级别上皮内瘤变，病灶恶化病例数减少，总有效率为 84%。启膈散加减对巴雷特食管有治疗作用，有效率达 93.5%。朱良春教授扶正降逆通幽汤加减（仙鹤草、生黄芪、旋覆花、代赭石、法半夏、陈皮、壁虎、蜂房、生薏苡仁、生白术）可改善食管癌患者临床症状，延长生存期。

中药复方不仅有治疗作用，同时可配合放化疗使用提高临床疗效，减少不良反应发生。对于痰气阻膈证，食管通结方（党参、枳实、壁虎、急性子、石见穿、制南星、煨诃子）可提高紫杉醇卡铂方案治疗中晚期食管鳞癌的 3 年生存率，改善机体免疫功能，抑制食管癌细胞株 TE-1 皮下移植瘤细胞增殖，促进其凋亡，增强顺铂抑制肿瘤细胞生长的作用，下调食管癌细胞株 TE-1 中 STAT3、Bcl-2 的表达，上调 P53、Bax、Caspase-3 的表达，通过 VEGF-A/VEGFR2 通路抑制食管癌血管新生。化浊润燥降气方（沙参、川贝母、茯苓、砂仁、郁金、丹参、荷叶、全蝎、藿香、佩兰、冬凌草、壁虎）可提高化疗对痰气交阻型中晚期食管癌的临床疗效，降低不良反应发生率，并能减轻小鼠食管癌前病变损伤，降低 P53 和 NDRG1 蛋白及基因的表达。启膈散联合 FOLFOX 方案治疗食管癌可提高临床疗效，减轻症状，降低化疗不良反应发生率，对顺铂有协同增效作用，可抑制食管癌 EC9706 细胞的生长，促进 EC9706 细胞的凋亡，调控 miR-133a 的表达，影响其下游 Akt/mTOR 信号通路，可通过 TGF-β1 途径抑制人食管癌 TE-1 细胞的上皮 – 间质转化过程，减少 TE-1 细胞的迁移和侵袭。对于痰瘀互结型食管癌，经验方虎七散（壁虎、三七粉、郁金、瓦楞子、瓜蒌、乳香）联合化疗能显著提高Ⅲ～Ⅳ期食管患者的疾病控制率，减轻吞咽困难、呕吐痰涎或带血等症状，减少化疗不良反应。六君子汤联合化疗可明显减轻不良反应，其机制可能与 TGF-β1/Smad7 信号通路相关。参赭培气汤加减联合化疗方案（顺铂 + 氟尿嘧啶）治疗气虚痰瘀型食管癌患者 32 例，生活质量明显改善，疗效提高。参赭培气汤联合放疗治疗食管癌可提高有效率，降低 1 年复发率，放射性食管炎出现病例数减少，放疗不良反应相对较低。对于津液亏虚型食管癌，王同甫等将沙参麦冬汤与化疗方案联合，可有效减轻化疗不良反应，提高淋巴细胞亚群，增强患者免疫力。参芪通幽汤（炙黄芪、西洋参、生地、熟地黄、当归、红花、桃仁、升麻、槟榔、炙甘草）联合 PPF 方案治疗食管癌可提高化疗有效率，延长远期生存，降低癌胚抗原水平，改善症状和降低化疗不良反应发生率。另外，复方守宫散（壁虎、制何首乌、人参、三七、绿萼梅、没药等）能降低早期食管癌的复发率，延缓其进展，延长中位生存期。降膈汤（人参、白术、茯苓、甘草、沙参、麦冬、天花粉、陈皮、半夏、大枣）可抑制食管癌 EC9706 细胞增殖。

在中药联合放疗应用研究方面，半夏沙参赭石汤（姜半夏、北沙参、代赭石、旋覆花、麦冬、石斛、竹茹、川厚朴、广木香、瓜蒌、丹参、川贝母、茯苓、当归、急性子）联合放疗治疗中晚期食管癌 36 例的临床观察结果显示总有效率提高，中位生存期延长，生活质量评分较放疗组改善。扶正消瘤汤（含山豆根、夏枯草、生地黄、槟榔、赤芍、知母、桃仁、苦杏仁、郁李仁、火麻仁、半边莲、天花粉等）联合放疗能显著提高疾病缓解率，改善放疗后机体免疫功能，减少消化道反应和骨髓抑制不良反应。茯苓汤（茯苓、人参、橘皮、白术）联合放疗治疗痰气交阻型食管癌患者，症状改善程度及 KPS 评分均优于单纯放疗组。消癌解毒方（白花蛇舌草、半枝莲、漏芦、僵蚕、八月札、太子参、炒白术、法半夏、麦冬、炙甘草）能显著降低食管癌患者肿瘤标志物水平，缓解临床症状，降低胸胁满闷、呕吐痰涎黏液、胸骨后疼痛评分，改善放疗引起的白细胞减少、肝功能异常、Ⅲ度放射性肺炎和食管炎等不良反应发生率。再者，八珍汤联合放化疗可激活 T 淋巴细胞 CD4$^+$、CD8$^+$ 及自然杀伤细胞活性，改善患者生活质量。此外有研究表明应用香砂六君子贴敷外治方（木香、砂仁、党参、茯苓、白术、炙甘草、陈皮、半夏、细辛、血竭面、白芥子）可有效改善恶性消化道肿瘤患者放化疗后的强烈呕吐反应，并提高患者睡眠、食欲，整体改善生活质量。

三、中成药抗食管癌研究

目前，已批准适应证为食管癌的中成药包括消癌平胶囊、安替可胶囊、珍香胶囊、食管平散、增生平片。根据《中西医结合食管癌治疗方案专家共识（2021 年版）》推荐，对于存在低级别上皮内瘤变者，可用六味地黄丸或增生平片预防癌变。

已有研究表明，消癌平胶囊联合顺铂和替加氟治疗食管癌可有效改善患者症状，降低机体肿瘤标志物水平和侵袭细胞因子水平，提高客观缓解率。安替可胶囊主要成分是蟾蜍和当归，具有活血化瘀、改善微循环作用，通过降低血液黏稠度来改善肿瘤局部血液循环、提高肿瘤局部血流，使局部氧浓度增加，乏氧细胞比例减少，从而提高肿瘤细胞对射线的敏感性。其机制可能在于促进肿瘤细胞 FasR 的基因表达，抑制 RasL 和 Bcl-2 基因表达，促进肿瘤细胞凋亡。老年食管癌患者接受调强放疗同时口服安替可胶囊治疗，其近期疗效、远期疗效及对生活质量的影响均优于单纯调强放疗。珍香胶囊对于痰瘀凝聚、毒热蕴结的食管癌患者的放疗有协同作用。食管癌患者放疗的同时服用珍香胶囊可加快肿块消退速度，提高有效率，缓解放疗时的口干、大便秘结症状，对免疫有一定增强作用。食管平散原名食管宁，联合紫杉醇＋顺铂化疗方案可提高临床总有效率，改善患者吞咽困难、反流、疼痛、口干、食欲减退等症状。增生平原名抗癌乙片，是由中国医学科学院肿瘤医院肿瘤研究所研制的纯中药制剂，基于余桂清、张代钊教授组方经验，由山豆根、拳参、白鲜皮、夏枯草、北败酱草、黄药子六味中药组成，具有清热解毒、化瘀散结的功效。在对河北省磁县内 9 个乡食管重度不典型增生患者长达 15 年的随访中发现，增生平可明显降低重度不典型增生Ⅰ级患者发生癌变的危险度，表明其具有明显阻断食管癌前病变的远期疗效。增生平阻断癌前病变同时可提高食管及贲门癌术后患者远期生存率，食管或贲门癌患者术后 4 周开始服用增生平并连续服用 1 年者，相较对照组中位生存期提高约 26个月，且其中Ⅲ期、Ⅳ期患者总生存率明显高于对照组。Yin 等研究发现，增生平中包含吴茱萸醇、黄柏酮、槲酮、白鲜碱、高丽槐素及苦参碱等主要活性成分；且槲酮、白鲜碱及高丽槐素可在人口腔鳞癌细胞 SCC2095 中明显聚集，可调控 Notch 信号通路、促进肿瘤细胞凋亡、抑制肿瘤细胞增殖等。

除此之外，在食管癌治疗方面研究较多的中成药还有华蟾素片、平消胶囊、复方斑蝥胶囊、西黄丸、六神丸，以及六味地黄丸等。华蟾素胶囊联合 XELOX 化疗方案治疗老年晚期食管癌患者与单纯化疗相比有效率无显著差异，但胃肠道反应和白细胞减少发生率显著降低。与单纯放疗相比，华蟾素胶囊联合放疗可提高治疗食管癌的有效率，减少放疗导致白细胞减少、恶心、食管炎等不良反应。与同步放化疗联合治疗晚期食管癌时，患者的 $CD3^+$、$CD4^+$、$CD4^+/CD8^+$ 水平显著提高。平消胶囊是我国自主研发的纯中药抗肿瘤制剂，是依据张仲景的《金匮要略》中硝石矾石散而制成的传统中药复方剂型，主要成分为郁金、仙鹤草、枳壳、五灵脂、白矾、净火硝等，已被收载于《中华人民共和国药典》（2010年版）成方制剂中，具有活血化瘀、止痛散结、清热解毒、扶正祛邪功效。平消胶囊联合注射用奥沙利铂治疗食管癌可延长患者总生存期、无进展生存期，改善免疫功能，降低肿瘤标志物水平。平消胶囊联合放疗治疗老年食管癌患者可显著提高总有效率，并提高老年患者生活质量。复方斑蝥胶囊是临床常用的抗肿瘤中成药，其成分包含斑蝥、人参、黄芪、刺五加、三棱、半枝莲、莪术、山茱萸、女贞子、熊胆粉、甘草，能提高晚期食管癌患者的放化疗效果。在60例晚期食管癌患者中，观察在放化疗基础上联合复方斑蝥胶囊治疗，联合组较对照组的总有效率有明显提升（70%与43.3%），患者身体功能状态及症状评分改善（$P < 0.05$）。西黄丸是中医传统抗癌名方，以牛黄、乳香（醋制）、没药（醋制）、麝香等名贵药材制成纯中药制剂，具有扶正固本、益气补血、活血化瘀、解毒散结之功效。在中晚期食管癌同步放化疗时联合西黄胶囊，可缓解患者吞咽困难程度，降低急性放射性食管炎的发生率并延缓其发生时间。六神丸源于《雷允上诵芬堂方》，由珍珠粉、牛黄、麝香、雄黄、冰片、蟾酥六味中药组成，可用于表现为痰气交阻证的不能接受现代医学治疗的食管癌患者。实验研究证实六神丸对人食管癌移植瘤具有较好的抑瘤作用，六神丸可抑制肿瘤组织中金属蛋白酶组织抑制剂的表达，抑制食管癌移植瘤的浸润转移。六味地黄丸为北宋名医钱仲阳之名方，最早记载于其所著《小儿药证直诀》，为滋补肾阴之代表方剂，是由熟地黄、山茱萸、山药、茯苓、牡丹皮、泽泻六味药材组成。近年来，六味地黄丸在临床预防食管癌前病变发挥了较好疗效。采用六味地黄丸治疗2年后，治疗组211例重度增生患者癌变率仅为1.9%，明显低于对照组（133例，癌变率为8.3%），表明六味地黄丸可治疗食管、胃贲门上皮细胞重度增生。此外，六味地黄方有降低巴雷特食管癌变的趋势，在巴雷特食管诱发腺癌动物模型中给予六味地黄方或生理盐水干预，观察到六味地黄方组腺癌发生率为9.09%，明显低于生理盐水组的36.36%，虽差异无统计学意义（$P > 0.05$），但初步证实六味地黄方可降低巴雷特食管癌变的趋势，对阻断巴雷特食管进展为腺癌有一定作用。另外，还有些院内中药制剂，如河南中医药大学第一附属医院院内制剂豆根管食通口服液（山豆根、制天南星、黄药子、姜半夏、沉香、郁金等）联合化疗治疗晚期食管癌可提高总有效率，降低肿瘤标志物水平，改善临床症状。豆根管食通口服液含药血清可抑制食管鳞癌细胞 KYSE450 增殖，上调 miR-177 表达并下调血管内皮生长因子，减少肿瘤细胞的迁移，抑制血管生成。扶正减毒颗粒为中药复方制剂，由生黄芪、当归、生地黄、天花粉、地榆、黄芩等组成，临床研究证实其在减轻食管癌放疗时的口干、纳呆、咽下疼痛和心烦失眠等症状方面有肯定作用。中医认为放射线属热毒之邪，因此在食管癌的放疗或同步放化疗中，联用生脉注射液、清热养阴丸等益气养阴清热类中成药治疗食管癌，均取得了较满意的疗效。

四、中药注射剂抗食管癌研究

1. 华蟾素注射液

华蟾素注射液联合化疗治疗中晚期食管癌可提高有效率，改善生存质量，降低化疗药物去甲长春碱联合顺铂的不良反应发生率。华蟾素注射液联合放疗治疗食管癌具有协同增效作用，可提高 1 年、3 年生存率，对放疗引起的白细胞有保护作用。基础研究显示，华蟾素可以显著抑制食管癌细胞体外增殖，诱导食管癌细胞 KYSE-70 凋亡，造成细胞内活性氧过量积累，谷胱甘肽含量降低。另外，华蟾素可通过 Bcl-2/Bax 通路降低食管癌细胞存活率，促进其凋亡，其对氟尿嘧啶活性具有增效作用。华蟾素注射液联合放化疗抑制食管癌肿瘤生长的作用机制可能是通过下调环指蛋白 2 的表达，抑制细胞周期蛋白依赖性激酶 4 基因水平，并提高抑癌基因 p16 的表达，从而阻止 DNA 的合成和细胞生长。

2. 消癌平注射液

消癌平注射液联合替吉奥 + 顺铂化疗方案治疗中晚期食管癌患者，可明显提高中位无进展生存期，延长患者的中位总生存期，降低化疗不良反应发生率，包括消化道反应、骨髓抑制、口腔黏膜炎等。消癌平注射液联合紫杉醇 + 顺铂方案治疗食管癌可提高临床缓解率，显著降低肿瘤标志物水平，改善化疗引起的骨髓抑制、消化道反应等。体外试验研究表明，消癌平注射液作为单一中药通关藤提取液，能够有效抑制人食管癌 KYSE150 和 Eca109 细胞增殖，通过调控细胞周期蛋白和丝裂原激活蛋白激酶信号通路引起 G0/G1 细胞周期阻滞，这可能是通过抑制细胞外调节蛋白激酶激活介导的。

3. 其他

鸦胆子油乳注射液联合放化疗治疗中晚期食管癌可以改善临床疗效，提高总有效率，减轻放化疗对中晚期食管癌患者免疫功能的损害，提高患者生活质量。鸦胆子油乳可以降低老年中晚期食管癌患者血清血管内皮生长因子含量，从而降低肿瘤转移率。康莱特注射液联合化疗可有效缓解晚期食管癌患者疼痛，提高生活质量。康莱特注射液联合放疗治疗中晚期食管癌，可提高患者对放疗的耐受性，降低食管炎的发生率，同时可以提高围手术期患者的免疫功能。复方苦参注射液联合放疗治疗老年中晚期食管癌可显著提高有效率，降低患者血清 CEA、CA19-9 和 CA50 水平，显著改善患者免疫功能，减少放疗不良反应的发生。复方苦参注射液联合化疗可以减轻化疗所致的血液学毒性，以及降低食管炎发生率。基础研究显示，复方苦参注射液抑制食管癌模型大鼠肿瘤生长，可能与下调 PI3K/Akt 信号通路相关蛋白表达有关。

五、单味中药抗食管癌基础研究

1. 山豆根

山豆根为豆科植物越南槐的干燥根和根茎。山豆根水提物能抑制食管癌细胞 Eca109 增殖，促进其凋亡，降低 Eca109 谷氨酸脱氢酶、苹果酸脱氢酶、乳酸脱氢酶的活性，可能影响食管癌的糖酵解过程。

2. 重楼

重楼为百合科植物云南重楼或七叶一枝花干燥根茎。重楼正丁醇提取物对食管癌 TE-1、EC9706、Eca109 三种细胞系均有较强的抑制作用，且呈时间、剂量依赖性。重楼总皂苷能减少食管肿瘤个数、体积，并且降低食管组织中 COX-2、Cyclin D1 的表达，并以剂量依赖的方式抑制食管癌细胞 EC9706、KYSE150 的存活、迁移和侵袭，增加凋亡率，诱导细胞周期 G2/M 期阻滞，以及下调 COX-2、Cyclin D1、PGE$_2$ 的水平。重楼皂苷Ⅵ可通过激活 JNK 通路诱导食管癌细胞凋亡及抑制 ERK/c-Myc 通路调节有氧糖酵解来发挥抗食管癌的作用。重楼皂苷Ⅰ对食管癌细胞 OE-19 增殖有抑制作用。

3. 吴茱萸

吴茱萸为芸香科植物吴茱萸、石虎或疏毛吴茱萸的干燥近成熟果实。吴茱萸碱能抑制 Eca109 的增殖，并且增强放射敏感性，下调 DNA 损伤修复相关蛋白 Ku70、Ku80、Rad51 及 DNA 依赖性蛋白激酶（DNA-PKcs）表达水平。吴茱萸碱还能通过诱导细胞晚期凋亡，增强奥沙利铂化疗作用。吴茱萸次碱可以诱导食管癌细胞 CE81T/VGH G2/M 和 S 期阻滞，激活 TP53 基因，增加 Bax/Bcl-2，导致细胞凋亡和生长抑制。绿原酸是吴茱萸有机酸类成分，不仅能下调 Notch 信号受体 1 的表达来抑制食管癌细胞的克隆形成、侵袭、转移，还能通过 γ 干扰素信号通路抑制程序性死亡受体配体 1 的表达来发挥抗食管癌作用。

4. 木鳖子

木鳖子为葫芦科植物木鳖的干燥成熟种子。木鳖子水提物、醇提物对食管癌细胞 TE-13 增殖均有明显的抑制作用，可能与阻滞细胞周期和诱导凋亡有关。木鳖子单体化合物成分对羟基桂皮醛（CMSP）能抑制食管癌细胞的增殖、迁移，促进凋亡和诱导分化，下调大鼠食管组织中 p-ERK1/2、p-JNK、GTP-RhoA 的表达水平，升高外周血中 CD4$^+$ T 细胞、CD8$^+$ T 细胞和自然杀伤细胞比例，降低 CD4$^+$ CD25$^+$ 调节性 T 细胞比例，表明 CMSP 可能通过调节 RhoA-ERK/JNK 信号通路，促进免疫系统功能，从而抑制 4- 硝基喹啉 -1- 氧化物诱导的食管癌的发生。

5. 北豆根

北豆根为防己科植物蝙蝠葛的干燥根茎。北豆根醇提物、水提物均能抑制 TE-1 的增殖，且醇提物的有效浓度更低。北豆根的有效成分蝙蝠葛碱呈剂量、时间依赖性地抑制 Eca109 增殖、诱导凋亡，可上调 Caspase-3、Bax，下调 Bcl-2。

6. 鸦胆子

鸦胆子为苦木科植物鸦胆子的干燥成熟果实。鸦胆子油常被制成乳剂、脂质体、颗粒剂、注射液等广泛用于各种癌症的治疗。鸦胆子油乳能够增强食管癌放疗敏感性，可能与低氧条件下能够抑制 HIF-1α 表达，诱导凋亡，抑制 Cyclin D1-CDK4/6 轴有关。鸦胆子油能通过增加氧化应激对甲基苄基亚硝胺诱导的大鼠食管癌模型产生抑制作用。

7. 山慈菇

山慈菇为兰科植物杜鹃兰、独蒜兰或云南独蒜兰的干燥假鳞茎。其有效成分秋水仙碱能减小甲基苄基亚硝胺诱导的大鼠食管癌模型肿瘤体积，能引起细胞周期 G0/G1 期阻滞，上调 Caspase-3 的表达，促进凋亡。

8. 黄药子

黄药子为薯蓣科植物黄独的干燥块茎。其石油醚提取物能通过诱导细胞周期 G0/G1 期阻滞、促进凋亡发挥抗食管癌作用。

9. 狼毒

狼毒为大戟科植物月腺大戟或狼毒大戟的干燥根。研究发现狼毒中总三萜的石油醚、正丁醇、乙酸乙酯、水层成分都具有抑制 Eca109 增殖作用，其中石油醚层效果最好。

10. 蛇床子

蛇床子为伞形科植物蛇床的干燥成熟果实。蛇床子素作用于食管癌细胞 KYSE150、KYSE410 后，Bax、PARP1、Caspase-3、Caspase-9 及张力蛋白同源物（PTEN）蛋白表达上调，Cyclin B1、CDC2、Bcl-2、PARP1、Survivin、PI3K、p-Akt 表达下调，提示蛇床子素通过激活 PTEN 抑制 PI3K/Akt 信号通路，从而诱导细胞周期 G2/M 期阻滞和细胞凋亡。

11. 壁虎

壁虎为壁虎科动物无蹼壁虎或多疣壁虎等的干燥全体。壁虎水煎液能减少甲基苄基亚硝胺诱导的 Wistar 大鼠食管癌模型瘤重量，并且下调食管组织 COX-2 mRNA 的表达。壁虎醇提物、生物碱粗提物能抑制食管癌细胞 CaES-17 增殖，下调 Bcl-2 蛋白表达，促进凋亡。

12. 蟾皮、蟾酥

蟾皮为蟾蜍科动物中华大蟾蜍或黑眶蟾蜍的干燥全皮，蟾酥是蟾蜍的干燥分泌物。华蟾素为蟾皮的脂溶性成分，在体内外均能抑制食管癌细胞增殖，通过激活 ROS/MAPK，抑制 NF-κB 信号通路，诱导细胞凋亡。华蟾素能增强食管癌细胞化疗敏感性，机制可能与抑制食管癌细胞上皮 - 间质转化过程，诱导细胞周期 S 期阻滞，调节 Bax/Bcl-2 通路有关。华蟾酥毒基 / 华蟾毒精能上调 p21、Wee1 的表达，下调 CyclinB 1、CDC2 的表达，使细胞周期阻滞于 G2/M 期，并诱导细胞凋亡，同时可抑制食管癌细胞的迁移和侵袭，可能与诱导 PTEN 基因表达，下调 FAK/PI3K/Akt 信号通路有关。

13. 斑蝥

斑蝥为芫菁科昆虫南方大斑蝥或黄黑小斑蝥的干燥体。斑蝥醇提物具有抑制 EC9706 增殖的作用。去甲斑蝥素具有抑制食管癌细胞增殖、促进凋亡的作用，其机制可能与诱导细胞 G0/G1 期阻滞，下调 Bcl-2，上调 Fas、Caspase-3、Caspase-8、Survivin 蛋白表达及 Caspase-8、Caspase-3 mRNA 的水平有关。

14. 蜈蚣

蜈蚣为蜈蚣科动物少棘巨蜈蚣的干燥体。从蜈蚣中分离得到一个新的异喹啉成分 4- 甲氧基 -1，5- 二羟基异喹啉，研究发现该成分对食管癌细胞具有中度细胞增殖抑制作用，且对正常食管上皮细胞影响很小，当异喹啉环经 C-1、C-4 和 C-5 氧化后，其细胞增殖抑制作用会被增强。

15. 雄黄

雄黄为硫化物类矿物雄黄族雄黄，主含二硫化二砷（As_2S_2）。雄黄可抑制 Eca109 增殖、促进凋亡，作用机制可能是促进活性氧生成，降低线粒体膜电位，上调 cleaved Caspace-3、Bax 蛋白表达，下调 Bcl-2 表达，从而激活线粒体凋亡通路。

以上为单味中药抗食管癌的研究。除此之外，有抗食管癌作用的中药有效成分有木犀草素、芹菜素、淫羊藿苷、苦参碱等，具体见表 8-2。

表 8-2　治疗食管癌中药有效成分

中药成分	作用	药材来源
木犀草素	增加 Caspase-3 的水平；通过线粒体途径诱导 EC 细胞凋亡	紫苏、菊花和半枝莲
芹菜素	抑制食管癌细胞的生长和增殖，破坏细胞膜结构	紫苏、菊花和半枝莲
淫羊藿苷	诱导 G2/M 细胞周期停滞，介导相关激酶活性，最终抑制食管癌细胞迁移、侵袭和转移	淫羊藿
苦参碱	调节相关凋亡蛋白（如 BID、p53 和 p21）从而显著降低食管癌细胞活力并诱导细胞凋亡和细胞周期停滞	苦参
冬凌草素	对顺铂抑制 p53 突变的 ESCC 细胞具有选择性协同效应	冬凌草
小檗碱	靶向趋化因子受体来抑制癌细胞的迁移和转移，并使细胞周期停滞在 G2/M 期和干扰 Akt/mTOR 通路而表现出潜在的抗增殖作用	黄连
青蒿琥酯	抑制食管癌 KYSE-150 细胞增殖、迁移和侵袭，使细胞停滞在 G0 / G1 期，诱导细胞凋亡	青蒿
青藤碱	导致细胞周期 G1 期停滞，诱导半胱天冬酶依赖性细胞凋亡，并抑制血管生成。对 5- 氟尿嘧啶有增效作用	青风藤
乌苏酸	调节 BCL-2 家族蛋白的表达来诱导 EC 细胞凋亡	女贞子、连翘、山楂

从上可见，中医药治疗食管癌疗效确切，既可单独使用，也可辅助放疗、化疗，起到协同增效作用，从而提高食管癌临床治疗有效率，延长患者无进展生存期、总生存期，降低化疗所致消化道恶心呕吐、骨髓抑制等不良反应发生率，降低放疗导致食管炎发生比例，增强患者免疫功能，改善患者生活质量。另外，中医药对于食管癌术后营养不良、术后反流性食管炎、术后腹泻、术后感染，以及放化疗相关不良反应具有很好的治疗作用。而且，近几年从中药复方、单味饮片中不断发现对食管癌有很好治疗作用的单体化合物成分，期望后续有相关新药上市。

参考文献

[1] 王媛媛，王克穷，柴瑞婷．王克穷运用大半夏汤治疗食管癌经验介绍 [J]. 新中医，2021，53（10）：97-100.

[2] 詹行闻．人参半夏汤联合六神丸治疗Ⅲ－Ⅳ期食管癌的临床疗效观察 [D]. 长沙：湖南中医药大学，2018.

[3] 杜艳林，杨天宇，王泽民．参赭培气汤加减治疗食管癌 42 例 [J]. 现代中西医结合杂志，2012，21（15）：1680.

[4] 陈小弟．自拟四逆启膈散加减治疗巴瑞特食管 31 例 [J]. 浙江中医杂志，2017，52（3）：183.

[5] 吴艳秋，郁兆婧，朱建华．朱良春教授运用扶正降逆通幽汤治疗食管癌经验撷菁 [J]. 云南中医学院学报，2016，39（2）：84-87.

[6] 杨茜雯，张铭，金长娟，董昀，崔清，卢文峰．食管通结方辅助化疗对中晚期食管癌鳞癌患者生存期及免疫功能的影响 [J]. 中医杂志，2017，58（21）：1838-1841.

[7] 范焕芳，单保恩，韩长辉．复方化浊润燥降气方对小鼠食管癌癌前病变的干预作用 [J]. 中国癌症防治杂志，2015，7（6）：389-393.

[8] 何肖榕．启膈散联合化疗治疗食管癌的有效性研究 [J]. 实用中西医结合临床，2021，21（22）：41-42，88.

[9] 胡金凤．复方守宫散对食管癌患者生活质量和生存期影响的回顾性研究 [D]. 合肥：安徽中医药大学，2016.

[10] 李小军，冯春兰，罗海亮，等．八珍汤辅助放化疗治疗中晚期食管癌 45 例临床观察 [J]. 中医杂志，2016，57（5）：416-419.

[11] 苏菲，娄彦妮，李利亚，等．香砂六君子汤加减敷贴防治消化

道肿瘤中、高致吐性化疗后副反应的临床观察 [J]. 中国实验方剂学杂志，2021，27（23）：104–110.

[12]　中国中西医结合学会 . 中西医结合食管癌治疗方案专家共识（2021年版）[J]. 中日友好医院学报，2021，35（1）：3–7.

[13]　李汉杰，葛鹏，景瑞军，等 . 平消胶囊联合奥沙利铂治疗食管癌的临床研究 [J]. 现代药物与临床，2019，34（11）：3421–3425.

[14]　李佩文 . 六味地黄丸防止食管上皮重度增生癌变效果的观察（附211 例报告）[J]. 中日友好医院学报，1990，4（3）：170–172.

[15]　娄彦妮，张亚男，马鑫，等 . 六味地黄方对诱发食管腺癌大鼠模型预防作用研究 [J]. 辽宁中医药大学学报，2017，19（9）：25–27.

[16]　郑玉玲，王祥麒，杨曦 . 豆根管食通口服液对大鼠食管癌病理变化影响的实验研究 [J]. 中医杂志，2004（3）：217–219.

[17]　刘怀民，郑玉玲，刘晓莉，等 . 华蟾素联合化疗治疗中晚期食管癌 [J]. 中国实验方剂学杂志，2011，17（5）：235–237.

[18]　王峰，樊青霞，王洪海，等 . 消癌平注射液联合化疗治疗中晚期食管癌的疗效和安全性 [J]. 中华肿瘤杂志，2017，39（6）：453–457.

[19]　刘国旗，赵焕 . 化疗联合复方苦参注射液治疗晚期食管癌疗效观察 [J]. 实用中医药杂志，2017，33（5）：535–536.

[20]　赵培荣，田爱琴，马湘玲，等 . 山豆根对人食管癌细胞株（Eca-109）杀伤、抑制及脱氢酶类的影响 [J]. 河南肿瘤学杂志，1998，11（2）：87–89.